运动障碍疾病护理

主　编

陈德智　梁　燕　商慧芳

副主编

刘友容　黄　静　易小江　宋　伟　欧汝威

指导教授

杨　蓉

秘　书

张云锐　胡琳雪

制　图

龙泽芳

编委（排名不分先后）

陈德智	梁　燕	商慧芳	刘友容	黄　静	易小江	胡琳雪	张云锐
王雨慧	龙泽芳	杨　蕊	彭叶捷	赵　宇	何冰怡	陆晓双	刘昌龄
李亭亭	冯　薇	高明跃	王　萍	赵　萍	李　成	高　霞	庞锓珂
程杨帆	林隽羽	张斯睿	宋　伟	欧汝威	谢钰清	高　欢	呷西木初

四川大学出版社
SICHUAN UNIVERSITY PRESS

图书在版编目（CIP）数据

运动障碍疾病护理 / 陈德智，梁燕，商慧芳主编.
成都：四川大学出版社，2025.3. -- ISBN 978-7-5690-7664-6

Ⅰ. R473.74

中国国家版本馆CIP数据核字第2025XR9321号

| 书　　名：运动障碍疾病护理
| 　　　　　Yundong Zhang'ai Jibing Huli
| 主　　编：陈德智　梁　燕　商慧芳

选题策划：许　奕
责任编辑：许　奕
责任校对：倪德君
装帧设计：胜翔设计
责任印制：李金兰

出版发行：四川大学出版社有限责任公司
　　　　　地　址：成都市一环路南一段24号（610065）
　　　　　电　话：（028）85408311（发行部）、85400276（总编室）
　　　　　电子邮箱：scupress@vip.163.com
　　　　　网　址：https://press.scu.edu.cn
印前制作：四川胜翔数码印务设计有限公司
印刷装订：四川煤田地质制图印务有限责任公司

成品尺寸：185mm×260mm
印　　张：17.75
字　　数：428千字

版　　次：2025年3月 第1版
印　　次：2025年3月 第1次印刷
定　　价：89.00元

本社图书如有印装质量问题，请联系发行部调换

版权所有 ◆ 侵权必究

扫码获取数字资源

四川大学出版社
微信公众号

序

运动障碍疾病是神经内科领域中一类复杂且极具挑战性的疾病谱系，涵盖了帕金森病、肌张力障碍、亨廷顿舞蹈病、特发性震颤等。这类疾病以运动功能异常为核心表现，常伴随认知障碍、精神行为异常及自主神经功能障碍等非运动症状，对患者的生活质量、家庭及社会产生深远影响。随着人口老龄化进程的加速和疾病诊疗技术的进步，运动障碍疾病的患者群体日益庞大，而与之对应的专科护理需求尚未得到充分满足。在我国，针对运动障碍疾病护理的规范化、系统化专著仍较少，专科护士的培养亟须理论与实践的全面指导。

本书立足我国运动障碍疾病护理的现状，以提升专科护士核心能力为目标，从基础理论到临床实践，构建了一套科学、实用的知识体系。全书以神经系统的解剖与生理为基础，阐述了运动障碍疾病的病理机制与临床表现，并紧密围绕护理实践的核心需求，系统阐述了症状管理、专科检查配合、药物护理、专科疾病护理及前沿诊疗技术等内容。书中针对运动障碍疾病的护理方案进行了细致梳理，结合国内外最新指南与临床经验，将护理评估和干预措施贯穿其中，充分体现了"以患者为中心"的护理理念。

本书作为聚焦运动障碍疾病护理的专著，不仅可作为神经内科运动障碍疾病专科护士培训的教材，亦能为临床护理管理者、教育者及研究者提供参考。希望广大护理同仁能以此为工具，在实践中深化理论认知，在反思中创新护理模式，共同推动我国运动障碍疾病护理水平的提升，最终惠及万千患者及其家庭。

谨以此序，向所有参与本书编撰的专家学者、临床护理工作者致以敬意。期待本书成为一盏明灯，照亮运动障碍疾病护理的专业化之路，助力护理学科在健康中国战略中书写更加辉煌的篇章。

商慧芳

2025 年 3 月

目录

第一章　运动障碍疾病概述 ………………………………………… 1

第二章　运动障碍疾病基础 ………………………………………… 2
　第一节　神经系统解剖 …………………………………………… 2
　第二节　神经系统专科查体 ……………………………………… 8

第三章　运动障碍疾病常见症状 …………………………………… 37
　第一节　意识障碍 ………………………………………………… 37
　第二节　认知功能障碍 …………………………………………… 40
　第三节　语言障碍 ………………………………………………… 42
　第四节　肌萎缩 …………………………………………………… 45
　第五节　共济失调 ………………………………………………… 47
　第六节　步态异常 ………………………………………………… 49
　第七节　不自主运动 ……………………………………………… 50
　第八节　自主神经功能障碍 ……………………………………… 52
　第九节　睡眠障碍 ………………………………………………… 54
　第十节　神经精神障碍 …………………………………………… 55
　第十一节　颅内压异常 …………………………………………… 57

第四章　运动障碍疾病专科检查 …………………………………… 60
　第一节　血液学检查 ……………………………………………… 60
　第二节　神经系统影像学检查 …………………………………… 62
　第三节　腰椎穿刺和脑脊液检查 ………………………………… 66

第四节　基因诊断技术 ··· 68
　　第五节　神经电生理检查 ··· 69
　　第六节　步态分析 ·· 73
　　第七节　经颅黑质超声检查 ·· 74
　　第八节　嗅觉测试 ·· 76
　　第九节　心脏交感神经检查 ·· 78
　　第十节　神经心理学检查 ··· 81

第五章　运动障碍疾病的常见治疗技术 ······························ 84
　　第一节　脑深部电刺激 ·· 84
　　第二节　神经核毁损术 ·· 88
　　第三节　肉毒毒素治疗 ·· 92
　　第四节　重复经颅磁刺激 ··· 95
　　第五节　脊髓电刺激 ··· 98
　　第六节　巴氯芬泵 ··· 101

第六章　运动障碍疾病的常见评估技术 ······························ 104
　　第一节　跌倒的评估 ··· 104
　　第二节　压力性损伤的评估 ·· 107
　　第三节　营养风险筛查与评估 ······································· 111
　　第四节　吞咽障碍的评估 ··· 117
　　第五节　静脉血栓风险的评估 ······································· 120
　　第六节　衰弱的评估 ··· 124
　　第七节　肌少症的评估 ·· 128
　　第八节　流涎的评估 ··· 131

第七章　运动障碍疾病常用药物和用药依从性 ··················· 134
　　第一节　常用药物 ·· 134
　　第二节　用药依从性 ··· 144

第八章　常见运动障碍疾病及其护理 ································· 152
　　第一节　帕金森病及其护理 ·· 152
　　第二节　继发性帕金森综合征及其护理 ··························· 160
　　第三节　进行性核上性麻痹及其护理 ······························ 165
　　第四节　多系统萎缩及其护理 ······································· 169
　　第五节　皮质基底节变性及其护理 ································· 172
　　第六节　肝豆状核变性及其护理 ···································· 175
　　第七节　亨廷顿舞蹈病及其护理 ···································· 180

第八节	脑组织铁沉积神经变性病及其护理	186
第九节	特发性震颤及其护理	190
第十节	肌张力障碍及其护理	198
第十一节	抽动-秽语综合征及其护理	203
第十二节	迟发性运动障碍及其护理	206
第十三节	不宁腿综合征及其护理	212
第十四节	遗传性共济失调及其护理	216
第十五节	神经棘红细胞增多症及其护理	221
第十六节	功能性（心因性）运动障碍及其护理	224
第十七节	遗传性痉挛性截瘫及其护理	228

第九章 运动障碍疾病临床评定量表 ... 233
第一节 帕金森病常用评定量表 ... 233
第二节 肌张力障碍常用评定量表 ... 253
第三节 亨廷顿舞蹈病常用评定量表 ... 256
第四节 震颤常用评定量表 ... 260
第五节 其他常用评定量表 ... 261

参考文献 ... 265

第一章 运动障碍疾病概述

运动障碍疾病（movement disorders），既往称为"锥体外系疾病"，主要是随意运动的调节功能受损，但对肌力、感觉、小脑功能没有直接影响，是以运动增多或运动减少、执行自主运动困难为特征表现的一类神经病学综合征。运动障碍（dyskinesia）是异常的运动，可分为多种类型。运动障碍疾病可分为两类：运动减少型运动障碍疾病和运动增多型运动障碍疾病。

运动减少型运动障碍疾病常描述为"运动不能""运动减少""运动迟缓"。帕金森病和帕金森综合征最常见，也是最典型的运动减少型运动障碍疾病。

运动增多型运动障碍疾病较为多见的有肌张力障碍、亨廷顿病（舞蹈病）、抽动症、肌阵挛和震颤，较为少见的有发作性运动障碍、刻板样运动、发作性共济失调、不宁腿综合征、睡眠中肢体周期性运动、肌纤维颤搐、节律性肌收缩、偏侧面肌痉挛和过度惊吓综合征。

运动障碍疾病的治疗主要有病因治疗和症状治疗。病因治疗主要依据运动障碍的原因进行治疗，如自身免疫性运动障碍需要免疫治疗，感染因素所致运动障碍需要针对感染因素治疗，血管性疾病所致运动障碍需要针对血管性疾病进行治疗，药物所致运动障碍需要停用诱发药物等。有些遗传性因素所致运动障碍有很有效的治疗方法，需要尽早明确诊断，采用针对性治疗，如肝豆状核变性（Wilson病）的低铜饮食和驱铜治疗，发作性运动诱发的运动障碍使用小剂量卡马西平治疗，多巴反应性肌张力障碍使用小剂量左旋多巴治疗等。大部分运动障碍疾病即使致病基因明确，也尚无有效治疗方法，如亨廷顿病、脊髓小脑性共济失调等。但随着精准医学理念的不断深入、基因组学及蛋白组学技术、生物医学信息与大数据科学的发展，未来精准化的治疗值得期待。目前症状治疗包括药物治疗、肉毒毒素治疗、立体定向手术治疗、脑深部电刺激疗法、脊髓电刺激、经颅磁刺激、康复治疗等。

运动障碍疾病症状复杂，涉及多学科，治疗需要多手段，因此疾病的管理需要神经内科、神经外科、精神科、康复科、护理学科等多学科团队的共同参与，在疾病的管理过程中需要依据患者的具体情况，如疾病类型、疾病的不同阶段、共患病类型、患者的心理、就业需求、社会支持系统、经济情况等制订个体化的疾病管理方案。随着科技进步，人工智能评估、可穿戴设备监测及互联网平台数据管理等被不断引入多学科疾病管理模式中，为实现运动障碍疾病个性化多学科全程管理提供了先进的技术支持。随着国家三级诊疗制度的不断完善，专病的网络管理模式构建的进一步加强，运动障碍疾病多学科全程管理对专科护理人才提出了更高的要求。

（商慧芳）

第二章 运动障碍疾病基础

第一节 神经系统解剖

神经系统是人体最精细、结构和功能最复杂的系统，按解剖结构分为周围神经系统（peripheral nervous system）和中枢神经系统（central nervous system）两个部分。

一、周围神经系统

（一）脑神经

脑神经（cranial nerves）为与脑相连的周围神经，共12对，采用罗马数字命名。除第Ⅰ、Ⅱ对脑神经进入大脑外，其他10对脑神经均与脑干互相联系。其中第Ⅰ、Ⅱ、Ⅷ对为感觉神经，第Ⅲ、Ⅳ、Ⅵ、Ⅺ、Ⅻ对为运动神经，第Ⅴ、Ⅶ、Ⅸ、Ⅹ对为混合神经。除了第Ⅻ和第Ⅶ对脑神经核的下部受对侧大脑半球支配外，其他脑神经均受双侧大脑半球支配（表2-1）。

表2-1 12对脑神经

名称	编号	功能	颅内相连位置
嗅神经	Ⅰ	传导嗅觉	端脑
视神经	Ⅱ	传导视觉	间脑
动眼神经	Ⅲ	支配提上睑肌、上直肌、下直肌、内直肌、下斜肌、瞳孔括约肌及睫状肌	中脑
滑车神经	Ⅳ	支配上斜肌	中脑
三叉神经	Ⅴ	传导面部、鼻腔及口腔黏膜感觉，支配咀嚼肌	脑桥
展神经	Ⅵ	支配外直肌	脑桥
面神经	Ⅶ	支配面部表情肌、泪腺、唾液腺，传导舌前2/3味觉及外耳道感觉	脑桥
前庭蜗神经	Ⅷ	传导平衡觉和听觉	脑桥

续表2-1

名称	编号	功能	颅内相连位置
舌咽神经	Ⅸ	传导舌后1/3味觉和咽部感觉，支配咽肌、腮腺	延髓
迷走神经	Ⅹ	支配咽、喉肌和胸腹内脏运动	延髓
副神经	Ⅺ	支配胸锁乳突肌及斜方肌	延髓
舌下神经	Ⅻ	支配舌肌	延髓

1. 嗅神经（Ⅰ）：特殊的内脏感觉神经，主要功能是传导嗅觉。一侧或双侧嗅觉丧失，多由局部病变引起，嗅沟病变也可引起嗅觉丧失，一侧中枢病变不出现嗅觉丧失，但可有嗅幻觉发作。

2. 视神经（Ⅱ）：特殊的躯体感觉神经，主要传导视觉冲动，在视觉通路的不同部位受损可出现不同程度的视力障碍及不同类型的视野缺损。

3. 动眼神经（Ⅲ）、滑车神经（Ⅳ）、展神经（Ⅵ）：共同支配眼外肌，管理眼球运动，合称眼球运动神经，其中动眼神经还支配瞳孔括约肌和睫状肌。

4. 三叉神经（Ⅴ）：为混合性神经，含有一般躯体感觉纤维和特殊内脏运动纤维。感觉神经主管面部、口腔及头顶部的感觉，运动神经支配咀嚼肌的运动。三叉神经损伤可出现三叉神经分布区的感觉障碍，角膜反射消失，咀嚼肌瘫痪，张口时下颌偏向患侧。

5. 面神经（Ⅶ）：为混合性神经，其主要成分是运动神经，主管面部的表情运动；次要成分为中间神经，含有内脏运动纤维、特殊内脏感觉纤维和躯体感觉纤维，主管味觉和腺体（泪腺及唾液腺）的分泌，以及内耳、外耳道等处的皮肤感觉。面神经瘫痪为下运动神经元瘫痪，表现为受累侧面部表情肌瘫痪。皮质脑干束引起的面瘫为上运动神经元性瘫痪，表现为病灶对侧下面部表情肌瘫痪。面神经的分布见图2-1。

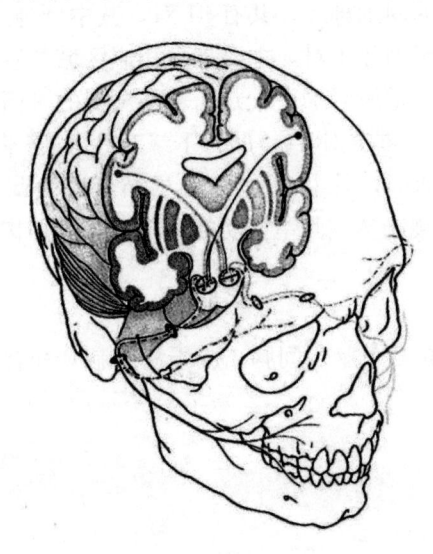

图2-1 面神经的分布

6. 前庭蜗神经（Ⅷ）：又称位听神经，是特殊躯体感觉性神经，分为蜗神经和前庭神经。蜗神经的主要功能为传导听觉，蜗神经损伤时主要表现为听力障碍和耳鸣。前庭神经的功能为反射性调节机体的平衡与机体对各种加速度的反应，前庭神经损害可导致眩晕、眼球震颤及平衡障碍。

7. 舌咽神经（Ⅸ）、迷走神经（Ⅹ）：均为混合性神经，都包含特殊内脏运动纤维、一般内脏运动纤维、一般内脏感觉纤维和躯体感觉纤维，舌咽神经还包括特殊内脏感觉纤维。两者有共同的神经核、共同的走行和共同的分布特点。舌咽神经的主要功能为传导味觉，主管腮腺的分泌，与迷走神经共同完成吞咽动作。迷走神经是行程最长、分布范围最广的脑神经，其主要功能是主管咽部的感觉与运动，控制平滑肌、心肌和腺体的活动。

舌咽神经、迷走神经彼此相邻，有共同的起始核，常同时受损，表现为声音嘶哑、吞咽困难、饮水呛咳及咽反射消失，称为延髓麻痹或真性球麻痹。一侧损伤时患者患侧咽部感觉缺失，咽反射消失，见于吉兰—巴雷综合征等。舌咽神经、迷走神经的运动核受双侧皮质脑干束支配，当一侧损害时不出现球麻痹症状，当双侧皮质延髓束损害时才出现构音障碍和吞咽困难，而咽反射存在，称为假性球麻痹，常见于双侧大脑半球的血管病、炎症性病变，甚至变性疾病。

8. 副神经（Ⅺ）：为运动神经，分为延髓支和脊髓支。脊髓支分布于胸锁乳突肌及斜方肌上部，并支配其肌肉的运动；延髓支返回至迷走神经，构成喉返神经，支配声带运动。副神经的主要功能是支配头部转动和举肩运动。其损伤可表现为胸锁乳突肌瘫痪（头无力转向对侧）和斜方肌瘫痪（肩下垂、抬肩无力）。

9. 舌下神经（Ⅻ）：主要功能是支配舌肌运动，损伤时可出现舌肌瘫痪、萎缩，伸舌偏向患侧。

（二）脊神经

脊神经是与脊髓相连的周围神经，共有31对，其中颈神经8对、胸神经12对、腰神经5对、骶神经5对、尾神经1对，主要支配相应区域的感觉和运动。

临床根据不同部位的感觉障碍水平，判断脊髓病变的平面，这对定位诊断具有重要意义。例如，乳头平对T_4，剑突对T_6，肋弓下缘对T_8，脐平对T_{10}，腹股沟对L_1。

脊神经前根支配相应肌肉，其中$C_5\sim T_2$前根结合成为臂丛，主要支配上臂、前臂和手部肌肉；$L_1\sim S_1$组成腰骶丛，其主要功能为支配下肢肌肉。

二、中枢神经系统

中枢神经系统由脑（包括大脑、间脑、脑干和小脑）和脊髓组成（图2-2）。

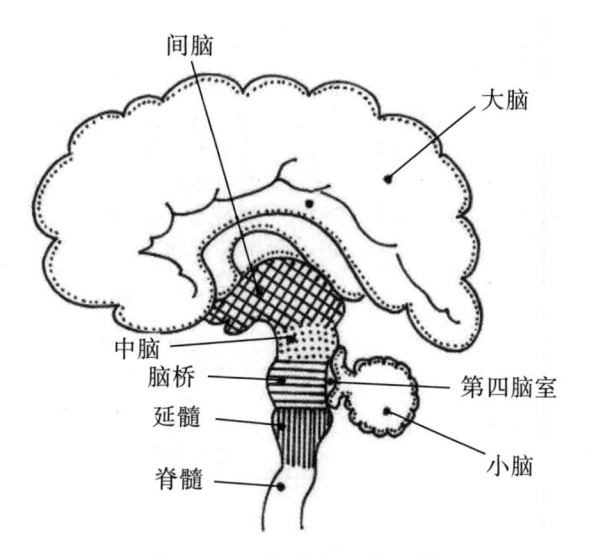

图 2-2 中枢神经系统组成

（一）大脑半球

大脑半球（cerebral hemisphere）的表面被大脑皮质覆盖，在脑表面形成脑沟和脑回，内部为白质、基底核和侧脑室。两侧大脑半球由胼胝体连接。每侧大脑半球借中央沟、大脑外侧裂和其延长线、顶枕沟和枕前切迹的连线分为额叶、顶叶、颞叶和枕叶。此外，大脑还包括岛叶和由边缘叶、杏仁核、丘脑前核、下丘脑等构成的边缘系统。

两侧大脑半球的功能不完全对称，按功能分为优势半球和非优势半球。优势半球为在语言、逻辑思维、分析综合及计算功能等方面占优势的半球，多位于左侧，只有小部分右利手和约半数左利手者可能在右侧。非优势半球多为右侧大脑半球，主要在音乐、美术、综合能力、空间、几何图形和人物面容的识别及视觉记忆功能等方面占优势。

大脑半球各叶的主要功能和受损后的局部症状见表 2-2。

表 2-2　大脑半球各叶的主要功能和受损后的局部症状

部位	主要功能	受损后的局部症状
额叶	• 额极与精神活动有关 • 额下回是运动性语言中枢 • 额中回后部是侧视和书写中枢 • 中央前回是大脑皮质的运动区	• 精神障碍：表现为痴呆和人格改变 • 运动性失语 • 失写症和额叶性共济失调，表现为病灶对侧下肢笨拙、步态蹒跚 • 瘫痪：单瘫或偏瘫
顶叶	• 皮质感觉	• 复合性感觉障碍：实体觉、两点辨别觉和皮肤定位丧失 • 体象障碍：自体认识不能和病觉缺失 • 失用、失读症

续表2-2

部位	主要功能	受损后的局部症状
颞叶	• 听觉中枢：颞上回中部和颞横回 • 感觉性语言中枢：优势半球颞上回后部 • 前部与记忆、联想、比较等高级神经活动有关	• 感觉性失语：是最重要的症状之一 • 命名性失语 • 颞叶癫痫 • 精神与记忆障碍 • 视野缺损
枕叶	• 与视觉有关	• 视野改变：偏盲 • 视幻觉
岛叶	• 与内脏感觉和运动有关	• 内脏感觉和运动障碍
边缘系统	• 参与高级神经、精神（情绪和记忆等）和内脏活动	• 情绪及记忆障碍、行为异常、幻觉、反应迟钝等精神障碍及内脏活动障碍

（二）内囊

内囊（internal capsule）是位于尾状核、豆状核及丘脑之间的白质带，形成尖端向内的"V"字形，由白质纤维组成，分为前肢、后肢和膝部，是上、下传导路集中地。

1. 完全损伤：出现"三偏"综合征，表现为病变对侧偏瘫、偏身感觉障碍及偏盲，见于严重而广泛的损害，如脑出血及脑梗死等。

2. 部分损伤：由于前肢、膝部、后肢的传导束不同，不同部位和程度的损害可导致偏瘫、偏身感觉障碍、偏盲、一侧中枢性面舌瘫等。

（三）基底神经节

基底神经节（basal ganglia）亦称基底核（basal nucleus），是位于大脑白质深部的灰质块。其主要包括尾状核、豆状核（壳核、苍白球）、屏状核及杏仁核。尾状核和豆状核总称为纹状体。其中尾状核及壳核称为新纹状体，苍白球称为旧纹状体。基底神经节是锥体外系统的中继站，它与大脑和小脑协同调节随意运动、肌张力、姿势及复杂的行为活动。

基底神经节病变主要导致运动异常（动作增多或减少）和肌张力改变（增高或降低）。

1. 新纹状体病变：出现肌张力减低-运动过多综合征，主要产生舞蹈样动作、手足徐动和偏侧投掷运动等。壳核病变可出现舞蹈样动作，表现为不重复、无规律和无目的的急骤运动；尾状核病变可出现手足徐动，表现为手指、足趾缓慢的如蚯蚓蠕动样的动作；丘脑底核病变可出现偏侧投掷运动，表现为一个肢体大幅度、有力地活动。此综合征可见于风湿性舞蹈病、遗传性舞蹈病、肝豆状核变性等。

2. 旧纹状体及黑质病变：出现肌张力增高-运动减少综合征，表现为肌张力增高、动作减少及静止性震颤，多见于帕金森病和帕金森综合征。

（四）间脑

间脑位于大脑半球与中脑之间，是脑干与大脑半球的连接站。间脑可分为丘脑、上丘脑、下丘脑和底丘脑。间脑各部分主要功能和损伤后的局部症状见表2-3。

表2-3 间脑各部分主要功能和损伤后的局部症状

部位	主要功能	损伤后的局部症状
丘脑	·前核群：与内脏活动有关 ·内侧核群：躯体和内脏感觉的整合中枢，与记忆和情感有关 ·外侧核群：与运动协调和锥体外系有关 ·后核：重要核群	·对侧的偏侧感觉障碍 ·对侧偏侧自发性疼痛 ·对侧偏瘫 ·对侧意向性震颤 ·情绪不稳
下丘脑	·维持机体内环境稳定和控制内分泌功能活动的重要组成部位 ·与摄食行为、水盐平衡、体温调节、性腺功能及睡眠有关	·中枢性尿崩症 ·体温调节障碍 ·摄食异常 ·睡眠、觉醒异常 ·生殖与性功能障碍
上丘脑	·主要有缰核、缰连合、后连合、松果体等	·此处病变常见于松果体肿瘤，由肿瘤压迫中脑四叠体而引起Parinaud综合征，表现为双眼球上视不能，也称为"落日眼"
底丘脑	·参与锥体外系的功能	·出现对侧以上肢为重的舞蹈运动，表现为连续的不能控制的投掷运动，称为偏侧投掷运动

（五）小脑

小脑（cerebellum）位于颅后窝，小脑幕下方，脑桥及延髓的背侧。上方借小脑幕与枕叶隔开，下方为小脑延髓池，腹侧为脑桥和延髓，其间为第四脑室。小脑以小脑下脚（绳状体）、中脚（脑桥臂）、上脚（结合臂）分别与延髓、脑桥及中脑相连。小脑的功能为调节肌张力、维持身体平衡，控制姿势步态和协调随意运动。小脑病变可引起共济失调、平衡障碍、构音障碍，见于肿瘤、脑血管病、遗传性变性疾病等。

（六）脑干

脑干（brain stem）向上与间脑、向下与颈段脊髓相连，由中脑、脑桥和延髓组成。脑干是生命中枢，维持大脑的意识清醒状态、调节机体肌张力和骨骼肌的运动。脑干病变后根据损害部位不同可出现典型的交叉性瘫痪，即病灶侧脑神经周围性瘫痪和对侧肢体中枢性瘫痪及感觉障碍。脑干病变多见于血管病、肿瘤和多发性硬化等。

（七）脊髓

脊髓（spinal cord）位于椎管内，为脑干向下延伸部分。脊髓共发出31对脊神经，主要分布至四肢和躯干，为四肢和躯干的初级反射中枢。脊髓的主要功能：①传导功能，传导从周围到脑的神经冲动，一方面把大脑皮质的运动兴奋性经过脊髓、脊神经传到效应器官，另一方面把肌肉、关节和皮肤的痛觉、温度觉、触觉等感觉经脊神经、脊髓、脑干传到大脑半球。②反射功能，当脊髓失去大脑控制后，仍能自主完成较为简单的骨骼肌反射和躯体内脏反射活动，如牵张反射、屈曲反射、浅反射以及膀胱反射、直肠反射等。

脊髓损害的临床表现主要为运动障碍、感觉障碍、反射异常和自主神经功能障碍。

（张云锐　龙泽芳）

第二节　神经系统专科查体

专科查体可为疾病的诊断提供重要的临床依据。检查前应取得患者的信任及合作，检查过程中注意保护患者的隐私。

一、意识障碍

意识（consciousness）是指大脑的觉醒程度，是机体对自身和周围环境的感知和理解能力，以及机体对环境刺激做出反应的能力。人意识清醒的维持依赖于正常的大脑皮质和脑干网状结构不断地将各种感觉经丘脑广泛地投射到大脑皮质（上行性网状激活系统）。当弥漫性的大脑皮质或脑干网状激活系统发生损害或功能抑制时，上述能力减退或消失，称为意识障碍（disorders of consciousness）。临床上通过患者言语、疼痛刺激、瞳孔对光反射、吞咽反射、角膜反射等来判断意识障碍的程度。

（一）以觉醒度改变为主的意识障碍

1. 嗜睡（somnolence）：早期的意识障碍，患者处于睡眠状态，能被唤醒，醒后能进行语言交流并可配合检查，停止语言刺激后又进入睡眠状态。

2. 昏睡（stupor）：患者处于熟睡状态，通过强烈刺激方可被唤醒，唤醒后能进行简单、模糊且不完整的答话，回答可能错误，当外界停止刺激后立即又进入熟睡状态。

3. 昏迷（coma）：患者意识丧失，对语言刺激无应答反应。按照意识障碍的严重程度，可分为浅昏迷、中昏迷、深昏迷。

1）浅昏迷：患者对疼痛刺激（如压迫眶上缘）可有痛苦表情或躲避反应，但无语言应答。瞳孔对光反射、咳嗽反射、吞咽反射、角膜反射等生理反射存在，病理反射可引出，生命体征稳定。

2）中昏迷：患者对疼痛刺激无反应，瞳孔对光反射、咳嗽反射、吞咽反射、角膜反射等生理反射存在，病理反射可引出，生命体征无明显改变。

3）深昏迷：患者对任何刺激无反应，自发性动作完全消失，瞳孔对光反射、咳嗽反射、吞咽反射、角膜反射等生理反射均消失，病理反射亦未引出，生命体征不稳定，如呼吸不规则、血压下降，需要升压药和呼吸支持等。

（二）以意识内容改变为主的意识障碍

1. 意识模糊（confusion）：表现为情感反应淡漠，定向力障碍，活动减少，语言缺乏连贯性，对外界刺激可有反应，但通常低于正常水平。

2. 谵妄（delirium）：一种急性的脑高级功能障碍，患者对周围环境的认识及反应能力均有下降，表现为认知、注意力、定向与记忆功能受损，思维推理迟钝，语言功能障碍，错觉、幻觉，睡眠觉醒周期紊乱等，可表现为紧张、恐惧和兴奋不安，甚至可能有冲动和攻击行为。引起谵妄的常见神经系统疾病有脑炎、脑血管病、脑外伤及高热、中毒、酸碱平衡紊乱、营养缺乏等。

（三）特殊类型的意识障碍

1. 去皮质综合征（decorticate syndrome）：又称植物状态，双侧大脑皮质广泛损害而导致皮质功能丧失。患者对外界刺激无反应，无自发性言语及有目的动作，能无意识地睁眼、闭眼或有吞咽动作，瞳孔对光反射和角膜反射以及睡眠觉醒周期均存在。去皮质强直时呈上肢屈曲、下肢伸直姿势，去大脑强直则表现为四肢均伸直。去皮质综合征常见于缺氧性脑病、脑炎、中毒和严重颅脑外伤。

2. 无动性缄默（akinetic mutism）：又称睁眼昏迷（coma vigil），由脑干上部和丘脑的网状激活系统损害引起，而大脑半球及其传导通路无损害。患者可以注视检查者和周围的人，看似觉醒，但缄默不语，不能活动。四肢肌张力低，腱反射消失，大小便失禁，无病理征。对任何刺激无意识反应，睡眠觉醒周期存在，常见于脑干梗死。预后较植物状态好，但很少恢复到正常。仅根据临床表现不易与去皮质综合征鉴别，近年的文献中很少提及这种意识障碍，患者常被归于"植物状态""微意识状态""无意志状态"。

二、高级神经活动检查

（一）语言障碍

语言障碍（language disorders）可分为失语症和构音障碍。

1. 失语症（aphasia）。失语症是因大脑的局部病变导致的语言障碍，患者听觉或视觉功能正常，能够听到言语声或看到文字，亦无口咽部肌肉瘫痪、共济失调或不自主运动，在无意识障碍的情况下，对交流符号的认识和应用发生障碍，即语言的表达和理解能力受损或丧失，不会说话或说出的话不能表达意思，听者难以理解，或自己不能理解言语或文字的意义。

1）失语症的临床类型：根据对患者自发语言、听语理解、口语复述、匹配命名、阅读及书写能力的观察和检查，失语症分为 Broca 失语、Wernicke 失语、传导性失语、命名性失语、完全性失语、失写、失读（表 2-4）。

表 2-4 失语症的评估

类型	其他名称	临床特点	病变部位	临床表现
Broca 失语	运动性或表达性失语	口语表达障碍	优势半球额下回后部（Broca 区）	能听懂但不能表达或表达不清
Wernicke 失语	感觉性或听觉性失语	口语理解严重障碍	优势半球颞上回后部	发音清晰，语言流畅，无听力障碍，但答非所问，不能理解别人和自己说的话
传导性失语	—	复述不成比例	优势半球缘上回皮质或深部白质内的弓状纤维	听、说、理解均正常，但不能复述或错误复述，找词困难，语音错误，书写障碍
命名性失语	遗忘性失语	命名不能	优势半球颞中回和（或）颞枕交界区	不能说出物件名称及人名，但能说出其用途及如何使用，他人提示物件的名称时能辨别
完全性失语	混合型失语	所有语言功能明显障碍	大脑半球较大范围	口语表达、听、理解、复述、命名、阅读、书写均严重障碍
失写	书写不能	多伴运动性或感觉性失语	额中回后部	不能书写或书写句子常有遗漏错误，但有书写能力
失读	—	常与失写共存	顶叶角回	对视觉性符号的认识能力丧失，不识文字、词句、图画，无失明

2）失语症的检查：在进行检查之前，检查者首先要了解患者的精神状态，必须在注意力、定向力以及判断力等正常的情况下才能获得可靠的结果。其次要明确患者的视力和听力是否正常。在进行运动系检查时，特别注意是否有偏瘫或运用不能等症状，有时运动障碍疾病患者可以合并失语症。检查环境要安静，时间要宽裕。检查包括口语表达、听理解、复述、命名、阅读和书写六方面。失语症的诊断流程可参照图 2-3。

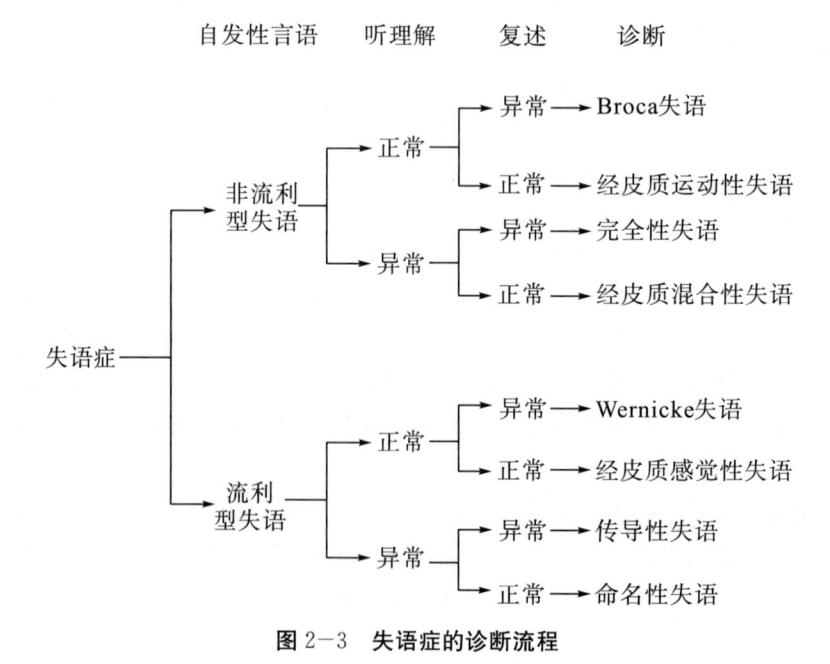

图 2-3 失语症的诊断流程

(1) 口语表达（speech expression）：在患者自发谈话或与之交谈过程中，注意患者语量、语调及发音有无异常，是否存在找词困难、刻板言语、词不达意等现象。以此为依据区分流利型及非流利型失语。

(2) 听理解（auditory comprehension）：要求患者执行简单指令如闭眼、握拳等。如患者肢体瘫痪不能配合执行指令，可用是非问题，如"你的名字是……吗？""门是开着的吗？"。听辨检查，要求患者从几种物品、图画或身体部分中指出检查者说的那个词，从而了解其对语言、字词、句子的辨别理解力。

(3) 复述（repetition）：要求患者跟读，即"我说什么，你也说什么"。复述内容包括常用词（如钢笔、苹果等）、不常用词（如峰回路转、岁月如梭等）、抽象词（如时光、世界等）、短语（切西瓜的刀）、短句（我爱我家）和长复合句（炎热的夏天终于来到了成都）等。注意患者有无准确复述，复述困难，错语复述或将原词句缩短、延长或完全不能复述等情况。

(4) 命名（naming）：让患者说出检查者所指物品、图画或身体部分的名称。不能说出时可提示物品用途，或提示名称开头字音或做出发音的口形。

(5) 阅读（reading）：嘱患者朗读书报文字或进行听词辨认，词图匹配，朗读并执行写在纸上的指令等，判定其对文字的朗读和理解能力。

(6) 书写（writing）：通过听写单词、句子，自动书写（造句、作文）和抄写单词、语句、图片等来判断患者的书写能力。

2. 构音障碍（dysarthria）：构音障碍与发音清楚而用词不正确的失语不同，是一种纯语言障碍，表现为发声困难，或发音不清，或声音、音调及语速异常。常见的5种构音障碍概括如下。

1）上运动神经元损害的构音障碍（dysarthria of upper motor neuron impairment）：单侧的上运动神经元损害，并不造成永久的构音困难。双侧上运动神经元损害，如假性球麻痹、肌萎缩侧索硬化，都会导致构音障碍。上运动神经元损害的构音障碍还常伴有吞咽困难、饮水呛咳及情感障碍。

2）下运动神经元损害的构音障碍（dysarthria of lower motor neuron impairment）：多组脑神经核或脑神经病变造成的构音障碍，此症可以由舌下神经核和舌下神经受损导致舌肌萎缩，舌运动受限，发音缓慢而含糊，不能发出"得、特、勒"等舌音。也可由于舌咽迷走神经神经核或舌咽迷走神经受损，软腭和咽喉肌麻痹，呈鼻音，可见于白喉性多神经炎，早期就出现软腭局限性损害，呈鼻音样构音障碍。喉返神经麻痹时出现声带肌麻痹，早期出现声门闭合障碍。双侧声带麻痹时声带处于固定位，此时有呼吸困难、窒息（声门关闭）。而声门闭锁肌麻痹时则声门打开，虽无呼吸困难，但不能发声。面神经核受累出现口轮匝肌麻痹，导致唇音障碍。严重时可致完全性构音不能。感染性多发性神经根炎常出现一侧或双侧面神经麻痹，也可累及舌咽迷走神经，出现软腭、咽部、声带麻痹，表现出构音障碍、吞咽困难等。

3）大脑基底节损害的构音障碍（dysarthria of basal ganglia impairment）：此种构音障碍由发音器官肌张力增高、震颤等因素导致。特点是言语徐缓，说话时节律慢、音韵紊乱、音节急促不清，像喃喃自语，并常有断辍。其多见于肝豆状核变性、手足徐动、舞蹈病等。帕金森综合征则表现为语音低、音节不连贯、语音单调及言语反复。运动障碍疾病常常伴有构音障碍,应注意鉴别。

4)小脑系统损害的构音障碍(dysarthria of cerebellar system impairment):这种构音障碍是由小脑及其相关神经通路受损导致的构音障碍,表现为语音节奏和语调的异常,发音不清楚,很难理解。患者的语音可能会显得断断续续、急促、不协调,音节之间的长度、强度和音高可能会不均衡。

吟诗样(分节性)语言是小脑系统损害时的特殊症状,说话时重音配置异常并被均匀地分隔成许多不连贯的言语阶段,很像吟诵旧体诗词那种抑扬顿挫的音调,多见于小脑蚓部受损、小脑变性病变。有10%~15%的多发性硬化患者出现此类构音障碍。吟诗样语言、意向性震颤和眼震共同构成经典的Charcot三联征。运动障碍疾病也常伴有小脑功能障碍和小脑样语言,也应注意观察和鉴别。

5)肌肉病变所致的构音障碍(dysarthria of muscle disorders)。

(1)神经肌肉接头病变(neuromuscular junction disorders):舌、唇、软腭肌肉无力最明显,此种无力可于休息后好转,疲劳后加重。表现为连续说话后逐渐语音不清,休息后又好转。此外,眼外肌,尤其是提上睑肌肌力弱,可以伴有咀嚼及咽下困难。上述症状可经注射依酚氯铵(腾喜龙,tensilon)后消失而确诊。

(2)进行性肌营养不良(progressive muscular dystrophy):面肩肱型肌营养不良患者可有口轮匝肌萎缩,偶有舌肌萎缩,故可有唇音、舌音构音障碍。

(3)萎缩性肌强直(Steinert病,dystrophia myotonica):颜面肌、口轮匝肌萎缩,软腭肌肉、舌肌麻痹,可出现构音障碍。舌肌肌强直也可导致舌音障碍,也可见于先天性肌强直。

(二)失用与失认

1. 失用(apraxia):大脑皮质的损害导致的有目的的行为障碍,患者在无运动瘫痪、感觉丧失及共济失调的情况下,不能正确地计划和完成以前能完成的有目的的行为和动作,又称运用性失用。

1)口面失用症(buccofacial or omfacial apraxia):又称颊面失用症,是指患者在无瘫痪等其他初级运动障碍的情况下,不能依据口头指令或视觉指令用口、唇、舌、喉等部位的肌肉做有目的的非言语性动作。口面失用症根据症状可分为言语失用症(apraxia of speech)、吞咽失用症(swallowing apraxia)、睁眼失用症(apraxia of lid opening)、闭眼失用症(apraxia of eyelid closure)。

(1)言语失用症:在脑损伤后,患者无明显相关肌肉无力或肌肉运动减慢,但却不能将形成和填充好的语音框架转换成以前学习过的运动参数以用来进行有目的的运动,即言语肌肉运动的位置、范围、协调性和运动序列的编程能力受损产生的运动性语言障碍。言语运用障碍评定见表2-5。

表 2-5　言语运用障碍评定

评定项目	正常顺序	元音错误	摸索
①a-u-i			
②i-u-a			
③词序（复述"爸爸、妈妈、弟弟"）			
④词复述（啪嗒、洗手、你们打球、不吐葡萄皮）			

注：在对应的选项中打√。元音顺序：①、②、③说5遍。

(2) 吞咽失用症：吞咽障碍的一种特殊类型，吞咽功能在自主吞咽时明显受损，表现为吞咽口腔期的舌、唇、下颌运动障碍，但是自动、无意识的吞咽功能相对保留。

评估方法如下：一是不给予患者语言提示，提供一份盛有饭菜的碗，观察其表现。二是给予吞咽指令，或要求患者模仿吞咽动作，观察其表现。此外还可以借助口面失用量表、电视透视检查等评估吞咽失用症。吞咽失用症与脑室周围皮质病变或大脑半球皮质病变密切相关，患者自主吞咽时可出现大脑皮质的兴奋性明显受抑制。损害通常位于皮质 Broca 区或其附近。

(3) 睁眼失用症：双侧或非优势侧大脑半球损害后提上睑肌功能受损。①短暂性启动睁眼困难；②眼轮匝肌无进行性收缩；③开始睁眼时强有力的额肌收缩；④无眼球运动异常、眼交感神经异常及眼部肌病。常见于额叶、颞叶损伤，临床上常伴发眼睑痉挛。

(4) 闭眼失用症：患者无眼肌疾病，反射性或自发性闭眼灵敏的情况下，不能随意闭眼。临床上有时可见睁眼失用症和闭眼失用症合并存在。

2) 肢体失用症（limb apraxia）：按照运动障碍的病理机制，肢体失用症可分为观念性失用症（ideational apraxia）和观念运动性失用症（ideomotor apraxia）；根据肢体失用症的症状，可分为穿衣失用症（dressing apraxia）、结构性失用症（constructional apraxia）。50%的患者损伤部位在左侧大脑半球。

(1) 观念性失用症：任务概念化障碍和不能自动地或按要求进行有目的的运动。患者不能理解该项任务的总体概念，不能在脑中保留该任务的意念，不能形成该任务所需的运动形式。临床症状多不局限于一侧，患者可完成单个简单的动作，但是不能完成一系列组合动作，或不知道要做什么，出现内容性错误、执行序列动作障碍、运用工具的知识缺乏。观念性失用症和意识障碍及痴呆有关，常见于优势半球顶叶较广泛受损。以刷牙为例，正确的顺序：往漱口杯里倒水→将牙膏挤到牙刷上→漱口→牙刷上下清洗牙齿→漱口→洗净牙刷和漱口杯。如果检查者在一旁一个动作一个动作地发出行动指令，患者完全能够完成单个动作，并最终完成刷牙指令。但是如果检查者只给出"刷牙"的命令，患者刷牙的顺序可能为：牙刷上下清洗牙齿→往漱口杯里倒水→洗净牙刷和漱口杯→将牙膏挤到牙刷上→漱口。

(2) 观念运动性失用症：运动的目标指向障碍，即知道要做什么但不知道如何做，表现为不能通过做手势的方法模仿物品用途。比如，患者不能按指令刷牙，但清晨起床后却可以自发拿起牙刷挤牙膏刷牙。观念运动性失用症通常由优势半球损伤引起，并且大多患者同时伴有 Broca 失语或传导性失语，左侧肢体失用还可能是胼胝体病变的症状。

（3）穿衣失用症：患者无肢体障碍，但自己不能穿上衣服。穿衣检查项目包括穿脱长袖夹克衫 2 次及穿脱衣裤各 2 次，双手戴手套、戴眼镜等。穿衣失用症可能与右侧大脑半球病变导致的对侧忽视、偏侧身体失认症、外部空间定向障碍等有关。

（4）结构性失用症：脑损伤患者无视力、肢体运动障碍，但存在结构性材料的运演过程障碍，病变部位多在额叶、左右顶叶，多发生于右侧大脑半球。检查方法包括临摹画几何图、小木棒测验、积木构图。多数患者可以顺利地完成某些动作，如刷牙，但是要求他用积木搭出一座房子时，则会出现问题，由于缺乏空间观念，搭出来的房子可能不成比例。临床上我们常用一些图形来让患者临摹，以明确结构性失用症的存在。

3）步态失用症（gait apraxia）：患者无肌力、肌张力障碍、感觉障碍、共济失调等症状，但步行状态下表现为站立不能保持平衡，起步困难，双足黏滞、拖曳、步幅很小。

4）其他类型失用，如拮抗性失用，主要表现为健侧手做目的性动作时，患侧手仿佛受到外力控制一样对其加以阻挠，是异己手综合征的一种常见类型。拮抗性失用多见于胼胝体梗死，也可见于发育不良、肿瘤、癫痫外科手术术后、变性疾病等。运用不能性失写症是使用铅笔或钢笔书写的知识丧失引起的书写不能，患者内在语言功能健全，需要与其他原因导致的失写症鉴别，如失语症等。

2. 失认（agnosia）：感觉到的物象与以往记忆的材料失去联络而变得不认识，即认识不能。它是指由大脑局部损害所致的一种后天性认知功能障碍。患者面对某物时，能通过其他感觉通道对它进行认识，而唯独丧失了经由某一特定的感觉通道和相应的感官认识自己所熟悉的物品、自体或视觉空间的能力。这种认识不能并非由感觉、语言、智能、记忆的障碍所致，也不是由患者不熟悉该物体所致，常由大脑半球特定的功能部位受损引起。大多数失认症的表现形式是特异性的。失认症与其他大脑功能异常一样，具有两侧大脑半球的不对称性。

1）触觉性失认症（tactile agnosia）：患者的初级感觉、触觉、温度觉、痛觉及本体感觉正常，但不能通过用手触摸的方式去感知熟悉的物体，由对侧顶叶病变引起。

2）视觉性失认症（visual agnosia）：一种仅限于视觉通道的识别缺陷，患者尽管有正常的视敏度、智力及语言等，但仍不能识别视觉呈现的物体。其包括以下几种类型。

（1）物体失认症（object agnosia）：患者不能认识自己清楚看到的普通物品，表现为，将多种物品混放在一起，患者不能挑选出其中同样的物品；将不同日常生活用品摆放在一起，患者不能选出相应的物品；将多种物品混放在一起，患者不能根据物品的形态、材料、颜色、用途等进行分类。

（2）相貌失认症（prosopagnosia）：患者常表现为看到人时不能立即认出是什么人，严重者连自己的亲人和密友也认不出；不能区别对象是男人还是女人；在镜子里不能从几个人的面孔里辨认出自己的面孔。

（3）同时失认症（simultaneously-agnosia）：又称综合失认症。患者可以了解事物的各个部位，但不能了解事物的全貌。例如，在一幅画中，两个人练习棒球，但他们无法识别谁投了球。

（4）色彩失认症（color agnosia）：患者不能认出他过去能很容易识别的颜色。临床表现：①颜色命名障碍，常见于中央后回病变，伴或不伴有右侧同向性偏盲。②颜色认识障碍，多见于左侧颞－枕区病变，但右侧病变也可引起。

(5) 视空间失认症（astereognoss）：患者不能辨别方向，不懂得观察四周，不懂得用有效的注意来进行探测。病变主要见于右半球顶颞交界处皮质。特点：①整个视觉感知有困难，患者不能把握每个细节所组成的整体。②不能利用目光对空间做系统的探测。患者不再能够回忆熟悉环境中的地形图。

3) 听觉性失认症（auditory agnosia）：在拥有完整的听力、认知能力和语言能力（阅读、写作、口语）的情况下对声音的感知和识别存在障碍，能听得到声音，但大脑不能处理听到的声音、不能识别声音，无法理解他人言语，即不是由听觉或认知功能障碍引起的听觉认知缺陷。

4) 体象病觉缺失症（body image anosognosia）：脑损伤后患者对自身空间表象的认知功能障碍，是一种综合的复杂的失认症，通常是由非优势侧顶叶功能受损所致，包括病觉失认症（anosognosia）、自身感觉失认症（self-perception agnosia）和 Gerstmann 综合征（Gerstmann syndrome）。

(1) 病觉失认症：又称 Anoton-Babinskin 综合征。患者对自身病情缺乏自知，否认躯体疾病的事实，如否认面瘫、失明的存在。

(2) 自身感觉失认症：患者不能正确地说出自己身体各部位的名称，也不能根据名称指出各个肢体所在的部位，甚至可能否认身体的某个部分（如上肢）是属于自己的。在各种自体部位失认中手指失认通常最常见。

(3) Gerstmann 综合征：以手指失认、左右不分、失写和失算为主要表现，常见于优势半球角回、缘上回病变。

3. 检查。

1) 视觉失认：常见于枕叶病变。要求患者识别照片、线条图或常用物品，辨认颜色并将同色者分类；通过看一些建筑物图片或让其画小房子等来判断其空间定位。视觉失认者一般能看到物体，但不能辨认视觉对象。

2) 听觉失认：常见于两侧听觉联络皮质、颞上回中部或优势半球颞叶皮质下白质病变。让患者辨识原来熟悉的声音如言语声音、铃声或乐曲等，听觉失认时，患者能闻及声音但不能辨别。

3) 触觉失认：常见于两侧半球顶叶角回、缘上回病变。要求患者闭目后触摸以往熟悉的物品，并说出物品的名称或用途。触觉失认者触压觉、温度觉及本体感觉正常，但通过触摸仍不能辨认原来熟悉的物品。

（三）记忆障碍

记忆是既往经验在脑内储藏和再现的心理过程，包括识记、保持、再现，可分为瞬时记忆、短时记忆和长时记忆三类。瞬时记忆是大脑对事物的瞬时印象，有效作用时间不超过 2 秒，所记的信息内容并不构成真正的记忆。瞬时记忆的信息大部分迅速消退，只有得到注意和复习的小部分信息才转入短时记忆中，短时记忆时间也很短，不超过 1 分钟，如记电话号码等。短时记忆中的信息经过反复学习、系统化，在脑内储存，进入长时记忆，可持续数分钟、数天，甚至终生。记忆障碍（dysmnesia）是指个人处于一种不能记住或回忆信息或技能的状态，有可能是病理生理或情境的原因导致的永久性或暂时性记忆障碍。

1. 记忆障碍的分类。

1）记忆减退：记忆的能力（包括识记、保持、再现）低于正常。

2）遗忘：对于识记的材料不能再认或回忆，患者的短时记忆和智力均正常。①顺行性遗忘（anterograde amnesia）：脑损伤后不能形成新的记忆，也可见于某些药物诱导。②逆行性遗忘（retrograde amnesia）：患者失去提取脑损伤前事件记忆的能力，即能学习新东西和编码新事件，但是不能回忆发生在脑损伤前的经历和事件。③进行性遗忘（progressive amnesia）：与痴呆相关，随着时间推移记忆缺失不断加重，即随大脑损害不断加重，记忆损害进行性加重。

3）错构：对于过去经历过的事情，在发生的时间、地点或者是人物上出现了一个错误的记忆，并自以为是，信以为真，患者对于张冠李戴的事情常常有生动的描述，并且伴有一个相应的情感体验。错构主要见于脑外伤、慢性酒精中毒性精神障碍、动脉硬化症等。

4）虚构：以想象的、没有经历过的一些事情填补个人记忆的缺损，常常就是在严重记忆障碍的基础上产生的，患者不能记住其内容，因此内容是多变的，并且容易受到环境和交谈者的影响，可以利用交谈者提供的各种素材结合记忆的一些残余，构成虚幻的故事。虚构主要见于多种原因引起的痴呆，是器质性精神障碍的一种特征性症状。

2. 检查方法。

1）数字广泛记忆测验：检查者以每秒1个数的速度念出3~12位随机数字，要求患者按照相同顺序重复。正常成人可正确复述5~9位。

2）关联词组记忆测验：检查者提供相关词组（如手－足、牛－羊）和无关词组（如猪－花、汽车－房屋）10对。检查者先将每组词朗读一遍，嘱患者复述一遍并尽量记住，当检查者说出每个词组中任一个时，要求患者说出相应的另一个，统计正确回答数、错答数及忘记数，可重复检测3次，求均数。正常成人正确回答数：相关词8~10对，无关词7对以上。

3）故事记忆测验：检查者叙述一个简单故事，在肯定患者听清楚后再与之讨论其他事情约5分钟，之后，让患者复述故事。正常成人能正确复述其主要内容。

4）图形记忆测验：将15张简单图形的卡片分别呈现给患者约5秒，移去后要求患者将看过的图形默画在一张白纸上，检查者将默画错误的图形记分，15张图形错误分越高，记忆力越差。正常成人15张图形错误总分小于4分。图形记忆测验记分方法见表2-6。

表2-6　图形记忆测验记分方法

测试结果	记分
主要图形保留，容易辨认的错误不超过2处	0分
主要图形保留，容易辨认的错误超过2处	1分

续表2-6

测试结果	记分
省略或增加而导致主要图形错误	2分
图形出现旋转或倒置	3分

5) 经历事件记忆测验：请患者回忆近、远期经历的生活和历史事件，请家属对患者生活事件回忆的正确性进行核实。

6) 成套记忆测验：国内常用临床记忆量表（clinical memory scale）和韦氏记忆量表中国修订版来系统检测患者的记忆水平。

(1) 临床记忆量表：量表包括5个分测验。①联想学习：包括各6对容易（存在逻辑联系）和困难（无内在逻辑联系）成对词，测试中检查者以不同顺序呈现和测试3遍，用以检测学习记忆不同成对词的能力。②指向记忆：用录音机播放24个词，其中包括分属于一种类别的名词，但额外混入了12个不需要识记的干扰词类（如水果类混入常见副食名词），患者需要按引导语识记其中同属于某一类别的12个词。③图像自由回忆：两组，每组有15张刺激图片，由电脑自动以序列方式呈现，内容为日杂用品类物品。④无意义图形再认：由电脑向患者呈现5种形式的无意义图形刺激，即曲线封闭、直线封闭、曲线直线、曲线不封闭和直线不封闭。每种图形各4张，均呈现1秒、间隔1秒，之后混入同类型的图片20张，目标刺激和混入刺激合计共40张，以电脑程序随机呈现，要求患者再次确认。⑤人像特点联系回忆：采用勾画人面像6张，呈现时间9秒/每张、每2张间时间间隔3秒，呈现的同时检查者说出这个人的姓名、工作和喜好，重复说2遍，6张依次呈现，然后按另一顺序要求患者在看到每张人像时说出其姓名、工作和喜好。

(2) 韦氏记忆量表中国修订版：①长期记忆测验，经历、定向、计数；②短时记忆测验，再认、记图、再生、联想、触摸测验、理解；③瞬时记忆测验，背数。

(四) 智能障碍

智能（intelligence）指认识客观事物并运用知识解决实际问题的能力，包括抽象智能（理解和运用概念、符号的能力）、机械智能（理解、创造和运用机械的能力）及社会智能（社会环境中采取恰当行为的适应能力）三部分。

1. 智能障碍的分类：精神发育迟滞和痴呆等。

精神发育迟滞又称为精神发育不全，是一组由生物、心理和社会因素所致的广泛性发育障碍。临床特征是智力发育迟缓和社会适应困难，可同时伴有其他精神障碍或躯体疾病，通常起病于18岁以前。

痴呆是一种以获得性认知功能损害为核心，并导致患者日常生活能力、学习能力、工作能力和社会交往能力明显减退的综合征。患者的认知功能损害涉及记忆、学习、定向力、理解、判断、计算、语言、视空间功能、分析及解决问题能力等，在病程某一阶段常伴有精神、行为和人格异常。

2. 检查方法。

1) 一般智能检查：对于无明显脑损害表现的患者行一般智能检查，询问患者日常生活、社交及工作能力有无变化，大致了解基本智能情况，如有必要，可对其计算力、抽象力、判断力、信息力及结构性能力进行选择性检查。

2) 成套智能测验：对怀疑有智能障碍者，为了准确评价其障碍严重程度并利于随诊观察，建议采用智能量表评定。常见的智能量表有韦氏智力量表（Wechsler intelligence scale）、比奈－西蒙智力量表（Binet－Simon intelligence scale）等。简易精神状态量表（mini－mental state examination，MMSE）目前在国际上普遍使用，为认知功能障碍筛查工具之一。

三、脑神经系统检查

1. 嗅神经（olfactory nerve）检查：可通过在床旁使用简单的牙膏、香皂等物品检查嗅觉，两侧分开检查，也可使用嗅觉试剂盒精确检查。单侧或双侧嗅觉丧失多见于嗅神经和鼻本身病变，颅前窝骨折，嗅沟脑膜瘤压迫嗅球、嗅束可引起单侧嗅觉减退或缺失，癔症多引起嗅觉过敏。

2. 视神经（optic nerve）检查：主要检查视力、视野和眼底等。视力反映了视网膜中央黄斑部的视觉功能。检查时先询问患者自觉视力如何，再分别检查双眼视力。粗测时可以让患者在一定距离内阅读书报并和正常人对比。如有视力减退可用视力表检查其程度。若视力严重减退，无法用视力表检查，可让其在一定距离内识别检查者的手指数或看有无手动。若手动亦看不清，则用手电筒检测其有无光感。根据视力障碍的程度，分别以视力表、手指数、指动和光感等依次表示。小儿或不合作的患者不能配合检查时可利用视反射来检查。婴幼儿还可利用其有无固定注视或追随注视的能力，或有无对光反应来间接判定其有无视力障碍。视野可以床旁检查也可用视野测定计检查。眼底可床旁使用眼底镜检查，也可使用仪器进行眼底拍照。

3. 动眼神经、滑车神经和展神经（oculomotor, trochlear and abducent nerve）检查：动眼神经、滑车神经和展神经共同支配眼球运动，故同时检查。

1) 眼睑：注意观察两侧眼裂是否对称一致，有无增大或变窄，上睑有无下垂等。①睑变小：提示一侧上睑下垂或对侧面瘫。②双侧眼裂增大：常见于甲状腺功能亢进（甲亢）或双侧突眼。③上睑下垂：真性上睑下垂见于动眼神经麻痹、重症肌无力和肌营养不良等。因颈交感神经麻痹所致者称为假性上睑下垂，因为用力时仍可完全上抬，可资鉴别。

2) 眼球：

(1) 眼球位置。

观察有无眼球突出或内陷：单侧突眼提示眶内或颅内病变，双侧突眼常缘于恶性突眼症、良性颅内压增高等。Horner综合征常引发眼球内陷。

注意观察眼球有无斜视、同向偏斜等：共同性斜视多因屈光不正或弱视引起。瘫痪性斜视由眼外肌瘫痪所致拮抗肌过强造成，检查眼球运动时可鉴别。双眼向一侧痉挛性共同凝视见于癫痫、前庭病变和各种原因致核上性眼肌麻痹等。双眼陈挛性地向上注视称为动眼危象。

（2）眼球运动：眼球运动检查时注意是否有眼球运动受限及受限方向、程度等，确定有无复视及复视的方位、实像与虚像的位置关系等。

（3）瞳孔及瞳孔对光反射检查：注意其大小、形状、位置及对称性等。普通光线下正常成人瞳孔直径 2~5mm。小于 2mm 为瞳孔缩小，大于 5mm 为瞳孔扩大。单侧瞳孔缩小常见于动眼神经刺激性病变或交感神经通路被破坏，双侧瞳孔缩小常见于吗啡或镇静药中毒、脑桥病变，动眼神经麻痹或颈交感神经通路受刺激常引起单侧瞳孔扩大，阿托品中毒或深度昏迷可引起双侧瞳孔扩大。瞳孔检查还需检查瞳孔对光反射、调节反射和集合反射。

（4）眼震检查：患者头部保持不动，眼球随检查者手指所示方向垂直、水平运动数次，观察眼球是否出现一系列有规律的快速往返运动，记录眼震的方向、幅度、节律、频率及持续时间等。

4. 三叉神经（trigeminal nerve）检查：三叉神经是混合性神经，感觉纤维支配面部感觉，运动纤维支配颞肌、咬肌、翼内肌、翼外肌及鼓膜张肌。

1）面部感觉检查：用针、棉絮和盛冷、热水的玻璃试管分别测试面部三叉神经分布区皮肤痛觉、触觉及温度觉，注意两侧、内外对比，评价有无感觉减退、消失，感觉过敏等。还需区分三叉神经感觉障碍是周围性还是核性，后者感觉障碍呈葱皮样分离性。

2）运动功能检查：三叉神经支配咀嚼肌群。首先观察有无咬肌萎缩，再用双手压紧双侧颞肌、咬肌，先嘱患者做咀嚼动作，体会左右颞肌、咬肌收缩力量强弱，是否对称等，然后嘱患者张口，以上、下门齿中缝为标准，判断下颌有无偏斜，如下颌偏斜则提示该侧翼肌瘫痪，健侧翼肌正常收缩将下颌推向患侧。

5. 面神经（Facial nerve）检查：面神经是混合性神经，以支配面部表情肌运动为主，尚有部分味觉纤维支配舌前 2/3 味觉，因此面神经检查主要包括面肌运动功能检查及味觉检查。

1）面肌运动功能检查：先观察患者两侧额纹、眼裂、鼻唇沟和口角是否对称，再嘱患者做蹙额、皱眉、睁眼、闭眼、示齿、鼓腮、吹口哨等动作，观察有无瘫痪、是否对称。周围性面瘫导致眼裂上、下面部表情肌均瘫痪，表现为患侧额纹变浅，皱眉不能，闭眼无力或不全，患侧鼻唇沟变浅，鼓腮、吹口哨时患侧漏气，示齿时口角歪向健侧。中枢性面瘫患者只有睑裂以下面部表情肌瘫痪。

2）味觉检查：嘱患者伸舌，用棉签分别蘸取糖、盐、奎宁和醋酸溶液，涂于患者舌前一侧，患者不能讲话、缩舌和吞咽，指出预先写在纸上的甜、咸、苦、酸四字之一。味觉检查应在舌两侧对比测试，每次试用一种溶液前需温水漱口再进行测试。

6. 前庭蜗神经（vestibulocochlear nerve）检查。

1）听力检查：测定耳蜗神经的功能。体格检查时可先用粗略的方法了解患者的听力。检测方法：在静室内嘱患者闭目坐于椅子上，并用手指堵塞一侧耳道，检查者持手表或以拇指与示指互相摩擦，自 1m 以外逐渐移近患者耳部，直到患者听到声音为止，测量距离，用同样方法检查另一只耳。比较两耳的测试结果并与正常人的听力进行对照。正常人一般在1m处可闻及机械表声或捻指声。也可使用音叉等测定有无听力减退或耳聋,并初步鉴别其为感音性还是传导性。精测方法是使用电测听设备进行测试,对明确诊断更有价值。听力减退见于耳蜗病变、听神经局部损害或全身血管硬化导致内听动脉闭塞等。

2) 前庭功能检查:询问患者有无眩晕、平衡失调,检查有无自发性眼震。通过外耳道灌注冷热水试验或旋转试验,观察眼震反应是否减弱或消失。

7. 舌咽神经、迷走神经(glossopharyngeal nerve, vagus nerve)检查:通常一起检查。可用棉签轻触两侧软腭和咽后壁,观察感觉。舌后1/3的味觉的检查方法同面神经的味觉检查,减退提示舌咽神经损害。观察软腭的上抬动度是否双侧对称,用压舌板分别触及咽喉左右侧后壁时可引起恶心、呃逆反射。但双侧咽反射消失在正常人群中并不少见,因此不一定有临床意义。若患者发声嘶哑,应做声带检查;若只有声音嘶哑,喉反射及软腭上抬动作都正常,应检查有无压迫喉返神经的病变如纵隔淋巴瘤、主动脉动脉瘤。

8. 副神经、舌下神经(accessory nerve, hypoglossal nerve)检查:都是单一的运动神经,副神经核发自第1~4节颈髓前角细胞群外侧的副神经核,该核发出纤维穿出脊髓,经枕骨大孔入颅,然后从颈静脉孔出颅,支配胸锁乳突肌和斜方肌。舌神经起自舌下神经核,该神经出延髓后经舌下神经管出颅,支配同侧的舌内诸肌,其中又以颏舌肌在临床上最为重要,伸舌运动主要是颏舌肌起作用。

四、运动系统检查

(一)肌容积、肌张力、肌力

1. 肌容积(muscle volume):检查肌肉的外形、体积,有无萎缩、肥大及其部位、范围和分布,确定是全身性、偏侧性、对称性还是局灶性。肌萎缩会引起肌张力降低,有时也可表现为肌肉肥大。

2. 肌张力(muscle tone):在患者放松状态下,检查者被动运动患者肢体,感受肌肉紧张度以及整个被动运动过程中的阻力是否均匀一致。首先需确认患者无关节疾病。肌张力降低为被动运动肢体所遇到的阻力减退,常见于下运动神经元疾病、脑卒中早期、急性脊髓损伤的休克期等。肌张力增高有两种类型:一种是折刀样肌张力增高,见于锥体束损害;另一种是铅管样肌张力增高,见于锥体外系病变。

3. 肌力(muscle strength/power):患者主动运动时肌肉收缩的力量。如果随意肌收缩减弱或消失,称为瘫痪。不同的病变部位导致的瘫痪形式不同。

1) 肌力评定(muscle strength test):通过手法或器械来评定相关肌肉或肌群收缩力量的大小。临床常用阻力抵抗来判断肌力,检查肌力采用两种方法:①嘱患者随意活动各关节,观察活动的速度、幅度和耐久度,并施以阻力与其对抗;②让患者维持某种姿势,检查者施力使其改变。肌力分级法见表2-7。

表 2-7 肌力分级法

分级	表现
0级	完全瘫痪，肌肉无收缩
1级	肌肉可收缩，但不能产生动作
2级	肢体能在床面上移动，但不能抬起
3级	肢体能抗地心引力而抬离床面，但不能抗阻力
4级	能抗阻力运动，但未达正常
5级	正常肌力

肌力异常可能是肌肉本身的功能异常，也可能是支配该肌肉的神经功能异常，在评定肌力的同时应检查肌容积、肌张力、腱反射，以及有无病理反射等。

2）瘫痪：按病变部位和瘫痪的性质可分为上运动神经元性瘫痪（upper motor neuron weakness，UMN）、下运动神经元性瘫痪（lower motor neuron weakness，LMN），按瘫痪的程度分为完全性瘫痪（肌力完全丧失）、不完全性瘫痪（肌力减弱），按瘫痪的形式可分为偏瘫、交叉性瘫、四肢瘫、截瘫、单瘫等。

（1）上、下运动神经元性瘫痪：运动系统由两级运动神经元组成。第一级运动神经元位于大脑皮质中央前回，第二级运动神经元位于脑干脑神经核和脊髓前角。凡是第二级运动神经元以上部位的传导束或第一级运动神经元病变引起的瘫痪称为上运动神经元性瘫痪，又称痉挛性瘫痪、硬瘫或中枢性瘫痪。第二级运动神经元和该神经元发出的神经纤维病变所引起的瘫痪称为下运动神经元性瘫痪，又称弛缓性瘫痪、软瘫或周围性瘫痪。上运动神经元性瘫痪和下运动神经元性瘫痪的比较见表 2-8。

表 2-8 上运动神经元性瘫痪和下运动神经元性瘫痪的比较

体征	上运动神经元性瘫痪	下运动神经元性瘫痪
瘫痪分布	整个肢体为主	肌群为主
肌张力	增高，呈痉挛性瘫痪	减低，呈弛缓性瘫痪
腱反射	增强	减低或消失
病理反射	阳性	阴性
肌萎缩	无或轻度失用性萎缩	明显
肌束颤动	无	有
皮肤营养障碍	多无	常有
肌电图	神经传导正常，无失神经电位	神经传导异常，有失神经电位

（2）瘫痪的类型、特点、病变部位及疾病见表 3-9。

表 2-9 瘫痪的类型、特点、病变部位及疾病

类型	特点	病变部位及疾病
单瘫	单个肢体的运动不能或无力	大脑半球、脊髓前角细胞、周围神经和肌肉等部位
偏瘫	一侧中枢性面舌瘫和肢体瘫痪	一侧内囊出血、梗死或大脑半球病变等
交叉性瘫痪	病灶侧脑神经麻痹和对侧肢体的瘫痪	中脑病变时表现为病灶侧动眼神经麻痹，对侧肢体瘫痪；脑桥病变时表现为病灶侧外展神经、面神经麻痹和对侧肢体瘫痪；延脑病变时表现为病灶侧舌下神经麻痹和对侧肢体瘫痪 常见于脑干肿瘤、炎症和血管性病变
截瘫	双下肢瘫痪	胸腰段脊髓的炎症、外伤、肿瘤等引起的横贯性脊髓损害
四肢瘫	四肢不能运动或肌力减退	高颈段脊髓病变（如外伤、肿瘤、炎症等）、周围神经病变（如吉兰-巴雷综合征等）、神经肌肉接头（如重症肌无力）及肌肉病变

（二）共济运动（motor coordination）

1. 一般检查：观察患者日常生活随意动作是否协调，如吃饭、穿衣、系纽扣、书写、站立、步态等有无动作性震颤、协调障碍。

2. 指鼻试验：嘱患者一侧上肢外展伸直，用示指指尖触摸前方距自己0.5m处检查者的示指，再触摸自己鼻尖，采取不同方向、不同速度，在睁眼、闭眼状态下反复进行，两侧对比。小脑半球病变时，患侧指鼻不准，接近目标时动作迟缓或出现动作性震颤，常有辨距不良。感觉性共济失调患者睁眼时，指鼻动作较稳准，闭眼时很难完成。

3. 跟-膝-胫试验：患者取仰卧位，抬高一侧下肢，屈膝后用脚跟触及对侧膝盖，再沿胫骨前缘下滑至踝部。小脑损害时抬腿触膝有辨距不良及意向性震颤，下滑时摇晃不稳。感觉性共济失调患者闭眼时脚跟难以触到膝盖。

4. 快速轮替试验：嘱患者伸直手掌并以前臂做快速旋前旋后动作，或一手用手掌、手背连续交替拍打对侧手掌。小脑性共济失调患者动作笨拙、节律不匀。

5. 反跳试验：嘱患者用力屈肘，检查者握其腕部向相反方向用力，然后突然松手，正常人因为对抗肌的拮抗作用可立即制止前臂屈曲，但小脑病变患者因为缺少这种拮抗作用，行此项检查时屈曲前臂常反击至自己的身体。

6. 闭目难立征：嘱患者脚跟并拢站立，闭目，双手向前平伸，若患者睁眼时出现身体摇晃或倾斜，提示小脑病变。如睁眼时能站稳，而闭目时站立不稳，则为Romberg征（+），提示深感觉受累。

后索病变致感觉性共济失调患者睁眼站立稳，闭目不稳；小脑病变患者睁眼闭眼均站立不稳，小脑半球病变患者向患侧位倾倒，小脑蚓部病变患者向前、后倾倒；前庭迷路病变患者需闭眼一段时间后才出现身体摇晃或向两侧倾倒，且逐渐加剧。

7. 起坐试验：患者取仰卧位，双手交叉置于胸前，不依靠双手支撑而坐起。正常人此时会躯干屈曲，双腿下压。小脑病变患者在屈曲躯干时双下肢向上抬高，起坐困难，称为联合屈曲征阳性。

（三）不自主运动

不自主运动（involuntary movement）指患者在意识清醒的情况下，出现不受主观控制的无目的的异常运动，是由基底节及其相关环路病变引起的，是运动障碍疾病最常见的症状。大多数不自主运动的症状在入睡后消失。

1. 常见临床表现。

1) 震颤（tremor）：主动肌与拮抗肌交替收缩引起的人体某一部位有节律的震荡样运动。当评估时，第一步区分震颤是在静息、维持姿势时发生，还是在运动时发生。观察患者静息状态下的情况，然后让患者向前平举上肢，从这个位置再用示指指鼻尖。两手平举时可以看到姿势性震颤。

（1）姿势性震颤：当肢体维持某一姿势时出现不由自主的震颤，既可以是生理性的，也可以是病理性的。①生理性姿势性震颤：双手向前伸直出现的8~12Hz的震颤，有时是生理性的，可因恐慌或焦虑或剥夺睡眠后加剧，也可见于使用某些治疗药物（如锂剂、三环类抗抑郁药、丙戊酸钠和支气管扩张药）后。此外，酗酒、酒精或毒品戒断的患者也可出现。②病理性姿势性震颤：可见于特发性震颤（essential tremor），是最常见的姿势性震颤类型，患者常有家族史。姿势性震颤也可见于其他神经科疾病如Wilson病或小脑病变。

（2）运动性震颤：当嘱患者做随意运动时，出现震颤。例如，让患者将一个纸杯中的水倒入另一个纸杯中，倒水的过程中患者上肢出现震颤。运动性震颤可见于小脑、中脑、丘脑等部位的病变。当嘱患者做随意运动时，肢体接近目标时，出现震颤或震颤加重，为意向性震颤（intention tremor）。例如，患者上臂伸展，然后用手指指尖指自己的鼻尖，可见手臂在运动过程中出现震颤，越接近目标震颤越明显。意向性震颤见于小脑上脚病变，伴有其他小脑症状和体征，见于Wilson病、小脑病变，也可见于使用镇静药、抗惊厥药或酒精中毒患者。因为震颤常较粗大，所以会导致严重的功能障碍。

（3）静止性震颤：患者安静时出现震颤，活动时反而减轻。这种类型的震颤是帕金森病的核心特点，评估时可见4~6Hz的节律样震荡样运动。帕金森病患者因为同时有肌强直，所以体检时呈齿轮样肌张力增高。

2) 舞蹈样运动（chorea）：面、舌、肢体、躯干等的骨骼肌的不自主运动，多由尾状核和壳核的病变引起，表现为挤眉、弄眼、噘嘴、吐舌、肢体舞动与扭曲、步行时跌撞等无规律的面部、肢体及躯干的扭曲样症状，多伴肌张力降低。步态不稳且不规律，随意运动或情绪激动时加重，安静时减轻，症状不严重时睡眠时消失。常见于Sydenham舞蹈病、妊娠舞蹈病、亨廷顿舞蹈病、良性遗传性舞蹈病、其他遗传性舞蹈病、代谢性舞蹈病等。局限于身体一侧的舞蹈病称为偏侧舞蹈病（hemichorea），常见于脑卒中、肿瘤、糖尿病等。

3) 手足徐动（athetosis）：肢体、手指的肌张力忽高忽低，导致肢体、手指缓慢交替进行的屈曲样动作，如腕过屈时手指过伸，前臂倾向旋前，缓慢交替为手指屈曲。拇指多屈至其他手指之上，特别是手指逐个相继屈曲，故也称为指划动作。手足徐动患者由于过多的自发动作使受累部位不能维持在某一姿势或位置，随意运动严重扭曲，出现奇怪的姿势和动作，可伴有异常舌运动的怪相、发音不清等。手足徐动见于多种神经系统变性疾病，也可见于肝性脑病，吩噻嗪类、氟哌啶醇等药物也可导致手足徐动。

4）扭转痉挛：也称为变形性肌张力障碍，主要表现为主动肌和拮抗肌收缩不协调或过度收缩导致的异常重复、刻板样动作或异常姿势。可以表现为单纯一个部位受累的局灶型肌张力障碍，如单纯头颈部的扭转的痉挛性斜颈；也可以表现为身体连续两个部位受累的节段型肌张力障碍，如累及颅面和颈部的颅颈部肌张力障碍；还可以表现为身体多个不连续部位受累的多灶型肌张力障碍、躯干加身体两个其他部位受累的全身型肌张力障碍。本症可为遗传性、获得性和特发性的肌张力障碍。

5）偏侧投掷（hemiballismus）：一侧肢体猛烈的投掷样不自主动作。肢体近端运动幅度大、力量强，常为对侧丘脑底核损害所致，纹状体至丘脑底核传导路径的病变也可导致，可见于脑梗死、脑出血，甚至糖尿病。

2. 不自主运动的检查：临床上不自主运动的检查主要依靠对患者静息、维持某种姿势及运动的仔细观察，以此来判断不自主运动的分类，结合其他检查，最终找到不自主运动的病因。

（四）姿势与步态

步态是指人行走、站立的运动形式与姿态。观察患者卧、坐、立、行的姿势，注意起步、抬足、落足、步幅、步频、方向、停步和协调动作的情况。常见的异常步态如下：

1. 小脑性共济失调步态（gait of cerebellar ataxia）：表现为步态不稳，跨步不规则。躯干摇摆，患者可能倾倒向一侧，称为"醉汉步态"。单纯小脑性共济失调患者进行跟尖串联试验（tandem-walking）检查时，完成困难，Romberg征（－）。

2. 感觉性共济失调步态（gait of sensory ataxia）：患者表现为行走时有踩棉花感，试图仔细看地面和双腿，寻找落脚点及外周支撑。失去视觉提示时，步态异常加重，闭眼或夜间不能行走。下肢的震动觉、关节觉、位置觉损害，Romberg征（＋）。感觉性共济失调步态常见于亚急性联合变性、脊髓痨、脊髓小脑变性疾病、慢性酒精中毒等。

3. 跨阈步态（steppage gait）：因足下垂，迈步时需过度抬高下肢，落脚时脚尖常先触地，也称为"公鸡步态"。下运动神经元损害或腓总神经损害导致胫前肌和腓肠肌无力时出现跨阈步态。

4. 偏瘫步态（hemiplegic gait）：偏瘫步态患者首要的特征性表现是一侧身体的姿势异常，即病侧上肢屈曲、下肢伸直。行走时下肢移动僵硬，为避免脚刮到地面，常呈划圈状，故又称"划圈步态"。

5. 肌张力障碍步态（dystonic gait）：以扭转痉挛、手足徐动等不自主运动和张力减退为特征，多见于新纹状体病变。步行时肢体有大幅度不规则不自主运动，下肢突然外甩，行走时足内翻畸形，上肢不自主背伸、屈曲、躯干扭转等。步态检查常可检查出原本不明显的肢体运动及姿势异常。

6. 帕金森病步态（Parkinsonian gait）：常见于帕金森病患者。早期可表现为上肢肘关节、下肢膝关节和躯干屈曲，上肢连带运动减少，步幅缩小，步速减慢。随着疾病进展可以出现冻结步态，患者表现为行走时起步困难、转身困难或要到达目的地时停步困难，脚好像粘在地上。也有患者表现为慌张步态，即患者行走时呈小碎步，重心向前，步速越来越快，有时呈"奔跑状"，前面如果没有障碍物，患者有可能出现意外。

7. 肌病步态（waddling-myopathic gait）：肌病步态也叫作蹒跚步态，是由下肢骨盆带肌及下肢近端肌无力引起的。行走时两腿交替性支撑体重，髋部明显向旁顶出，躯干弯向体重支撑侧。然而，无力的臀部肌肉不能承受受压的髋部，髋部向外摇摆，另一侧骨盆下垂。

8. 倾倒步态（toppling gait）：患者行走时表现为摇晃欲坠，见于脑干损害。进行性核上性麻痹患者颈部肌张力障碍，伴垂直凝视麻痹，双眼不能下视，容易向后倾倒，步态犹豫，常发生不可预料的摔倒。

9. 正常颅内压脑积水步态（gait disorder in normal-pressure hydrocephalus）：主要特征是患者既有宽基底共济失调步态，又合并下肢肌张力增高所致的帕金森病步态，碎步，缓慢。许多患者仰卧时能迈步，但真正行走时却举步艰难。

10. 额叶步态（gait of frontal lobe disorder）：也称额叶共济失调步态或失用性步态（apraxic gait）。额叶病变可导致严重的站立和行走障碍，尤其是额叶内侧面受损及与基底节的联系受损时。患者行走时两脚分开，呈小步、迟疑步态，患者通常描述为"在冰上行走"。行走时起步困难，病变严重的患者脚似乎粘在了地面上。值得注意的是，此类患者肌力、感觉和共济运动均无异常。

五、感觉系统检查

感觉是作用于各个感受器的各种形式刺激在人脑中的直接反应。感觉包括两大类：特殊感觉（视觉、听觉、味觉、嗅觉）和一般感觉（浅感觉、深感觉、复合感觉）。感觉障碍是神经系统疾病常见的症状和体征，对神经系统损伤的定位诊断有重要意义。浅感觉是指来自皮肤和黏膜的痛觉、温度觉及触觉。深感觉是指来自肌腱、肌肉、骨膜和关节的运动觉、位置觉和振动觉。复合感觉又称皮质感觉，是指大脑顶叶皮质对深浅感觉分析、比较、整合而形成的实体觉、图形觉、两点辨别觉、定位觉等。

（一）感觉障碍的症状

1. 刺激性症状：由于感觉路径受到刺激或兴奋性增高而出现的感觉过敏、感觉倒错、感觉过度、感觉异常和各种疼痛等。

2. 抑制性症状：由于感觉路径受破坏而出现的感觉减退或缺失。

（二）感觉障碍的定位

不同部位受损的临床症状不同，临床常见的感觉障碍有单一周围神经型感觉障碍、末梢型感觉障碍、后根型感觉障碍、脊髓型感觉障碍、脑干型感觉障碍、丘脑型感觉障碍、内囊型感觉障碍、皮质型感觉障碍。

（三）感觉系统检查

检查感觉系统时，患者必须意识清楚，且愿意主动配合检查。

1. 浅感觉。

1）痛觉检查：通常用大头针的针尖以均匀的力量轻刺患者皮肤（不能用皮下穿刺针，因其有可能刺破皮肤引起出血），让患者立即陈述具体的感受。为了避免主观或暗示作用，患者应闭目接受测试。测试时注意两侧对称部位的比较，检查后记录感觉（正常、过敏、减退、消失和范围）。针尖轻刺患者皮肤见图2-4。

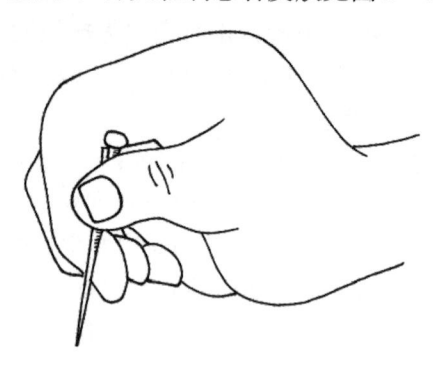

图2-4 针尖轻刺患者皮肤

2）触觉检查（图2-5）：用棉签轻触患者的皮肤或黏膜，让患者安静地平躺，闭眼，嘱其每感受到一次刺激做一个手势。正常人对轻触感很灵敏。触觉障碍常见于后索病变。

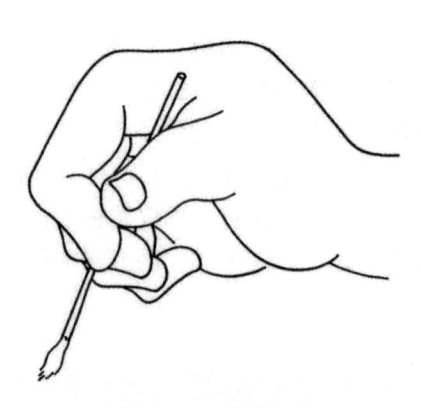

图2-5 触觉检查

3）温度觉检查（图2-6）：检查者分别用盛冷水（5~10℃）和热水（40~50℃）的玻璃试管接触患者皮肤，让患者回答自己的感受（冷或热）。正常人能明确辨别冷热的感觉。温度觉障碍常见于脊髓丘脑侧束损伤。

冷　　热

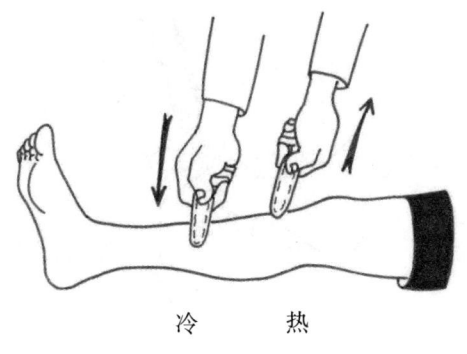

图 2-6　温度觉检查

2. 深感觉。

1）运动觉检查：嘱患者闭目，检查者轻轻捏住患者指、趾的两侧，向上、向下移动 5°左右，嘱其说出移动的方向（图 2-7）。如果患者判断移动方向有困难，可加大活动的幅度。如果患者感受不到移动，可再试较大的关节，如腕关节、肘关节、踝关节和膝关节等。

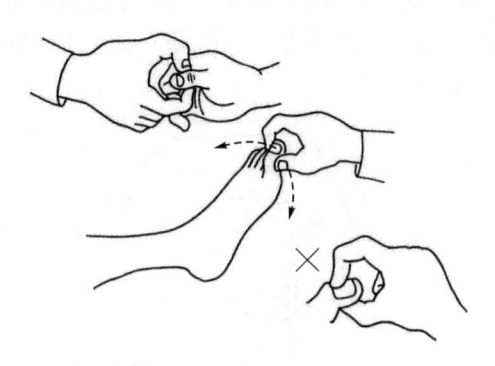

图 2-7　运动觉检查

注：×表示错误的方法。

2）位置觉检查：嘱患者闭目，检查者移动患者肢体至特定位置，嘱患者报告肢体所放位置，或用对侧肢体模仿移动的位置。

3）震动觉检查（图 2-8）：将振动的音叉柄（128Hz）置于患者骨隆起处，如足趾、内外踝、胫骨、髌骨、髂棘、肋骨、脊椎棘突、手指、锁骨和胸骨等部位，询问有无振动的感觉。检查时要上下对比、左右对比。振动觉障碍见于脊髓后索损害。此外，正常老年人下肢的振动觉减退或消失是常见的生理现象。

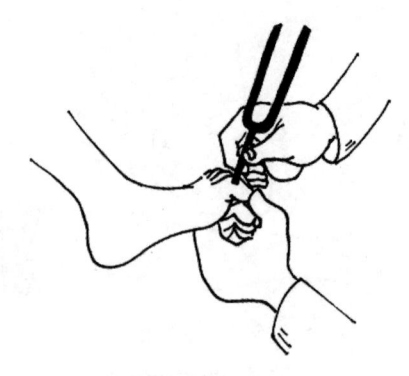

图 2-8　振动觉检查

3. 复合感觉。

1）定位觉检查：检查者用手指轻触患者皮肤某处，让患者用手指出被触位置。皮肤定位觉障碍见于皮质病变。

2）两点辨别觉检查（图 2-9）：嘱患者闭目，用分开的双脚规或大头针刺激两点皮肤，如患者有两点感觉，再将两点距离缩短，直到患者感觉为一点为止。身体各部位的两点辨别觉灵敏度不同，以舌尖、鼻端、手指最灵敏，四肢近端和躯干最差。触觉正常而两点辨别觉障碍，见于额叶病变。

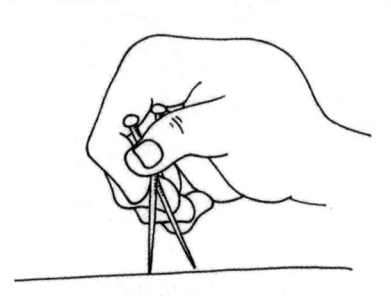

图 2-9　两点辨别觉检查

3）图形觉检查（图 2-10）：嘱患者闭目，检查者用竹签或笔杆在患者皮肤上画一几何图形（圆形、方形、三角形等）或数字，看患者能否辨别。如不能辨别，提示为丘脑水平以上的病变。

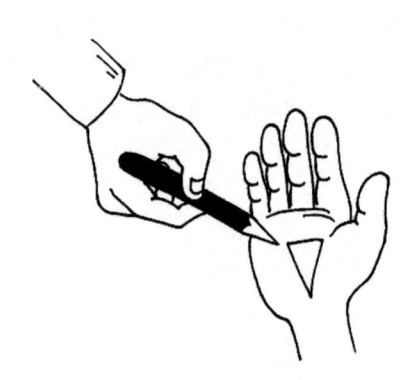

图 2-10　图形觉检查

4）实体觉检查（图 2-11）：嘱患者闭目，将物体如铅笔、橡皮、钥匙等置于患者手中，让其触摸后说出物体的名称。检查时应先测患侧。实体觉缺失时，患者不能辨别出是何物体，可见于皮质病变。

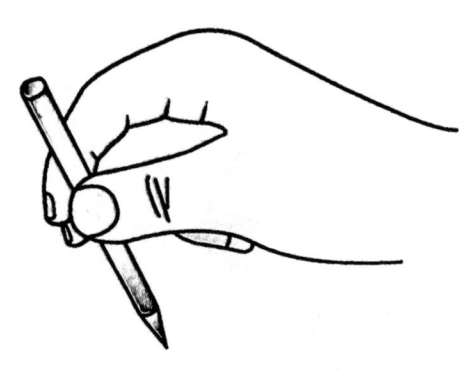

图 2-11 实体觉检查

六、神经反射检查

反射是最简单、最基本的神经活动，它是机体对刺激的非自主反应。

（一）反射的分类

1. 生理反射：正常人应具有的反射，包括深反射和浅反射。

1）深反射：刺激肌腱、骨膜的本体感受器所引起的肌肉收缩称为腱反射或肌肉牵张反射，其反射弧是由感觉神经元和运动神经元直接连接组成的单突触反射弧。

2）浅反射：刺激皮肤、黏膜引起的肌肉快速收缩反应。浅反射的反射弧比较复杂，除了脊髓节段型的反射弧外，还有传入冲动到达大脑皮质（中央前、后回），而后传出冲动随锥体束下传至脊髓前角细胞。因此，中枢神经系统病变及周围神经系统病变均可导致浅反射减弱或消失。

2. 病理反射：在正常情况下不出现，当锥体束损害时才出现的各种异常反射，是一种原始反射的释放。1岁半以内的婴儿，由于锥体束发育不完全，可出现病理反射。临床上常见的病理反射包括 Babinski 征、Chaddock 征、Pussep 征、Oppenheim 征、Gordon 征、Schaeffer 征、Gonda 征等。病理反射是锥体束损害的确切指征，常与腱反射亢进、浅反射消失同时存在。

脊髓完全横贯性损害可导致脊髓自动反射，它是 Babinski 征的增强反应，又称防御反应或回缩反应。表现为刺激下肢任何部位均可出现双侧 Babinski 征和双下肢回缩（膝屈曲、踝背曲）。若反应更为强烈，还可合并大小便排空、射精、下肢出汗、竖毛及皮肤发红，称为总体反射。

（二）反射检查

在神经系统检查中，反射检查的结果比较客观。患者需保持平静和松弛，以利于反射的引出。

1. 深反射检查。

1）肱二头肌反射检查（图2-12）：患者取坐位或仰卧位，肘部半屈。检查者将左手拇指或中指置于患者肱二头肌肌腱上，右手持叩诊锤叩击手指。反射活动表现为肱二头肌收缩，前臂屈曲。

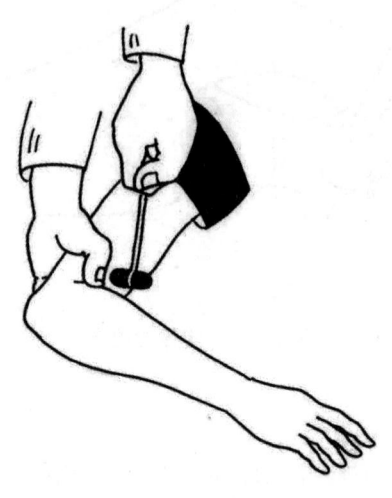

图2-12 肱二头肌反射检查

2）肱三头肌反射检查（图2-13）：患者取坐位或仰卧位，肘部半屈。检查者以左手托住其肘关节，右手持叩诊锤叩击鹰嘴上方的肱三头肌肌腱。反射活动表现为肱三头肌收缩，前臂伸展。

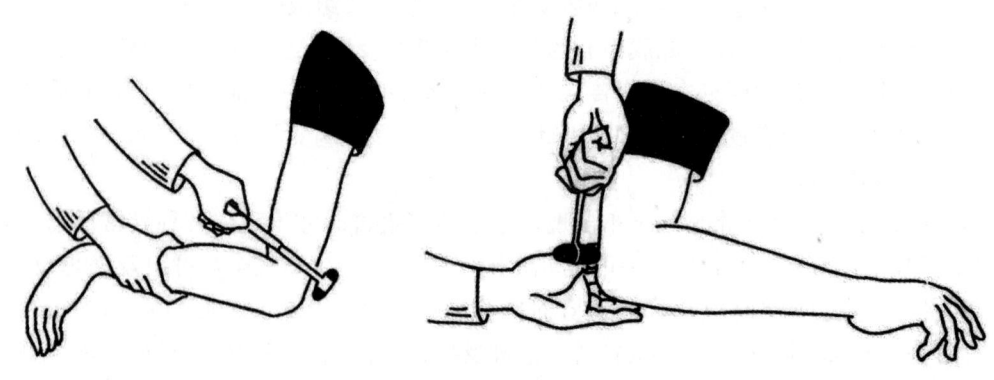

图2-13 肱三头肌反射检查

3）桡反射检查（图2-14）：患者取坐位或仰卧位，肘部半屈半旋前位。检查者用叩诊锤叩击其桡骨下端。反射活动表现为肱桡肌收缩，肘关节屈曲，前臂旋前，有时伴有手指屈曲动作。

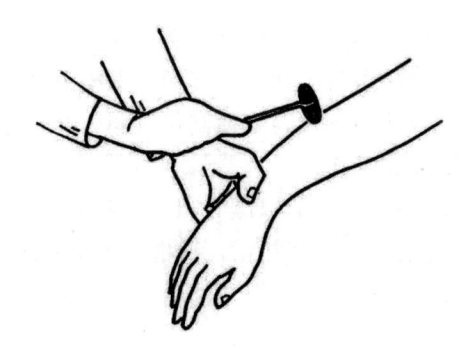

图 2-14　桡反射检查

4）膝反射检查（图 2-15）：患者取坐位时膝关节屈曲 90°，小腿自然下垂；患者取卧位时检查者左手托其腘窝使膝关节成 120°屈曲，叩诊锤叩击膝盖下方的股四头肌肌腱。反射活动表现为股四头肌收缩，小腿伸展。

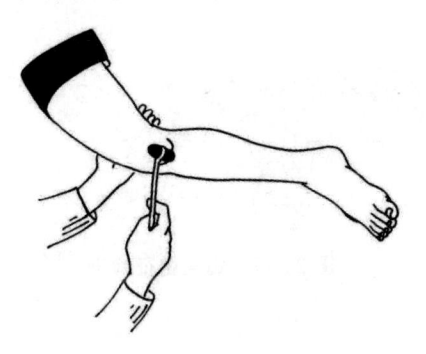

图 2-15　膝反射检查

5）跟腱反射检查（图 2-16）：患者取仰卧位或俯卧位，屈膝 90°。检查者左手使其足背屈，右手持叩诊锤叩击跟腱。反射活动表现为腓肠肌和比目鱼肌收缩，足跖屈。

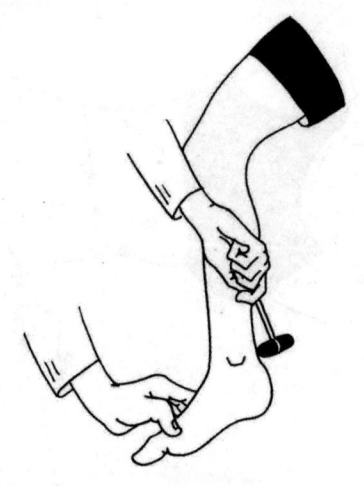

图 2-16　跟腱反射检查

6）阵挛检查：阵挛是腱反射亢进的表现，正常时不出现，主要见于锥体束病变的患者。①髌阵挛：患者仰卧，下肢伸直。检查者以一手的拇指和示指按住其髌骨上缘，另一手扶着膝关节下方，突然而迅速地将髌骨向下推移，并继续保持适当的推力。阳性反应为股四头肌有节律地收缩使髌骨急速上下移动。②踝阵挛：患者仰卧。检查者以左手托其小腿，右手托其足底快速向上用力，使其足背屈，并继续保持适当的推力。阳性反应为踝关节节律性地往复伸屈动作。

7）霍夫曼征（Hoffimann sign）检查（图 2-17）：嘱患者手指微屈。检查者左手握其腕部使略背屈，右手示指、中指夹住患者中指，拇指快速向下弹刮患者中指指盖。阳性反应为拇指屈曲、内收和其他各指屈曲，常见于腱反射亢进者或腱反射活跃的正常人。

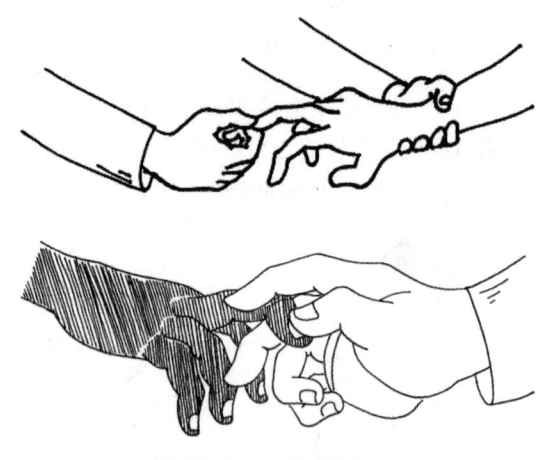

图 2-17 霍夫曼征检查

2. 浅反射检查。

1）腹壁反射检查（图 2-18）：患者仰卧，双膝半屈，腹肌松弛。检查者用钝针或棉签沿肋缘平脐和腹股沟上，由外向内轻而快速地划过腹壁皮肤。反射活动表现为上、中、下腹壁肌肉收缩。经产妇和肥胖者可引不出。

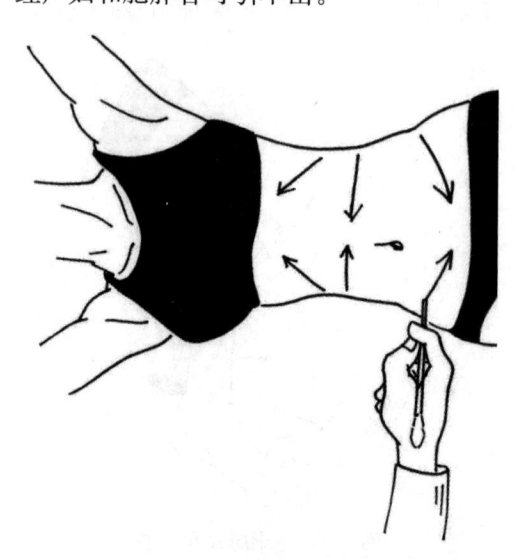

图 2-18 腹壁反射检查

2）提睾反射检查：男性患者仰卧，双下肢微分开。检查者用棉签在患者股内侧近腹股沟处，由上而下或由下而上轻划皮肤。反射活动表现为同侧提睾肌收缩，睾丸上提。年老体弱患者此反射可引不出。

3) 肛门反射检查：患者取胸膝卧位或侧卧位。检查者用棉签轻划患者肛门周围皮肤。反射活动表现为肛门外括约肌收缩。

3. 病理反射检查。

1) Babinski征（Babinski sign）检查（图2-19）：检查者用棉签轻划患者足底外侧，由脚跟向前至小趾跟部转向内侧。正常（阴性）反应为所有足趾跖屈，阳性反应为拇趾背屈，其余各趾呈扇形展开。

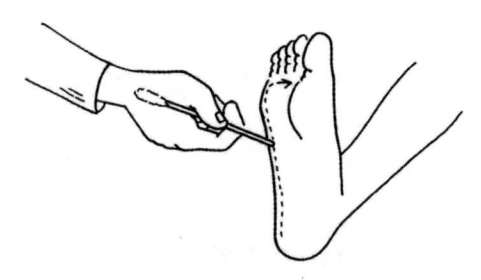

图2-19 Babinski征检查

2) Chaddock征（Chaddock sign）检查（图2-20）：检查者用棉签自患者外踝下方向前划至足背外侧。阳性反应同Babinski征。

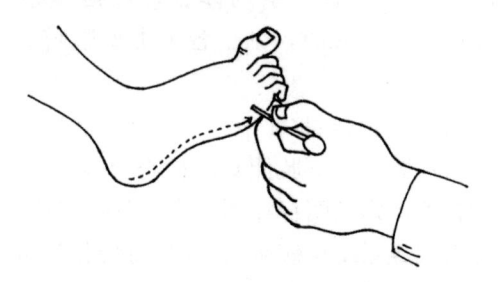

图2-20 Chaddock征检查

3) Oppenheim征（Oppenheim sign）检查（图2-21）：检查者拇指和示指用力沿患者胫骨前缘自上而下推移至踝上方。阳性反应同Babinski征。

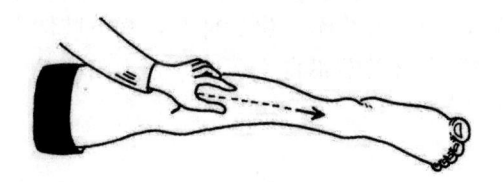

图2-21 Oppenheim征检查

4) Gordon征（Gordon sign）检查（图2-22）：检查者用手挤压患者腓肠肌。阳性反应同Babinski征。

挤压

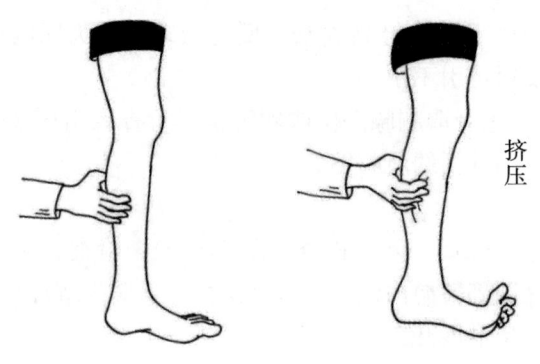

图 2-22 Gordon 征检查

5) Schaeffer 征（Schaeffer sign）检查：检查者用手捏压患者跟腱。阳性反应同 Babinski 征。

6) Pussep 征（Pussep sign）检查：检查者用棉签自后向前轻划患者足背外缘。阳性反应同 Babinski 征。

7) Gonda 征（Gonda sign）检查：检查者紧压患者外侧两趾使之向下，数秒钟后突然放松。阳性反应为踇趾背屈。

七、脑膜刺激征

脑膜刺激征是脑膜病变引起的一系列体征，包括颈强直、Kernig 征（Kernig sign）、Brudzinski 征（Brudzinski sign），见于各种类型脑膜炎、蛛网膜下腔出血、颅内压增高等。

1. 颈强直检查：颈强直是脑膜刺激征中重要的客观体征。其主要表现为不同程度的肌强直。检查方法：患者仰卧，双下肢伸直。检查者轻托患者枕部并使其头部前屈。如颈有抵抗，不能触及胸骨柄，则表明存在颈强直。颈强直程度可用下颌与胸骨柄间的距离表示。如果要确认是由神经系统疾病所致，需先将颈部疾病排除在外。

2. Kernig 征检查（图 2-23A）：又称屈髋伸膝试验。检查方法：患者仰卧。检查者托起患者一侧大腿，使髋关节、膝关节各屈曲成约 90°角，然后一手固定其膝关节，另一手握住脚跟，将小腿慢慢上抬，使其被动伸展膝关节，如患者大腿与小腿间夹角不到 135°就产生明显阻力，并伴有大腿后侧及腘窝部疼痛，则为阳性。

3. Brudzinski 征检查（图 2-23B）：患者仰卧，双下肢伸直。检查者托其枕部并使其头部前屈。如患者双侧髋、膝关节不自主屈曲，则为阳性。

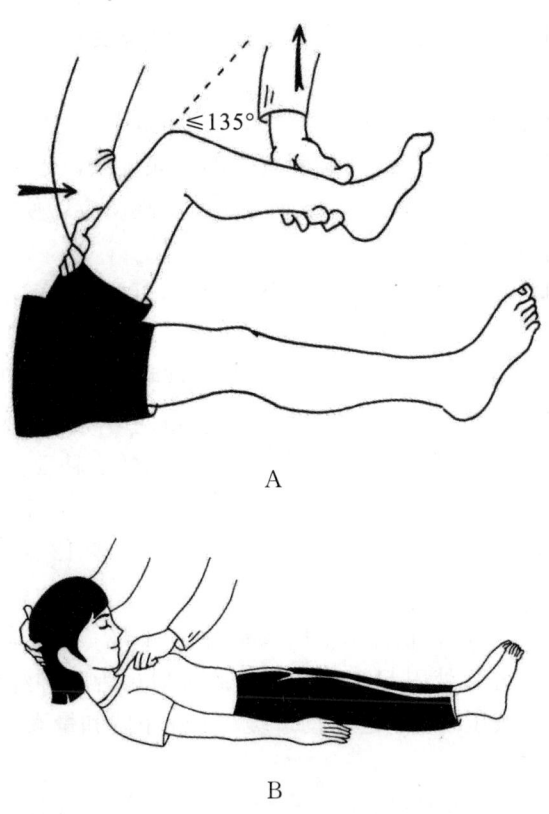

图 2-23　Kernig 征和 Brudzinski 征
注：A，Kernig 征；B，Brudzinski 征。

八、自主神经系统检查

（一）一般检查

1. 皮肤黏膜：注意皮肤有无苍白、潮红、发绀、色素沉着、损失等，是否光滑、变硬、增厚、变薄、脱屑、潮湿等，是发热还是冰凉，是否有皮肤水肿、压力性损伤、溃疡等。

2. 毛发和指甲：观察有无多毛、少毛，脱发，指（趾）甲变形松脆，失去正常光泽等。

3. 出汗：有无全身或局部出汗过多、少汗或无汗等。

4. 括约肌功能：注意有无排尿、排便障碍，如有，其性质、特点等如何，有无尿急、尿频、尿潴留、尿失禁等。

5. 性功能：有无阳痿或月经失调，有无性功能减退或亢进等。

（二）自主神经反射检查

1. 卧立位试验：重点观察体位、呼吸改变时患者的血压和心率反应。嘱患者平卧10分钟，计数1分钟脉搏和测血压，连续2次，再迅速转换为直立位，持续5分钟后再计数1分钟脉搏和测血压,连续2次。正常人由卧位变直立位时,心率每分钟增加8~20次,血压下降不超过10mmHg。

2. 发汗试验(碘淀粉法):观察出汗障碍的分布范围。先将碘1.5g、蓖麻油10mL和96%乙醇配成的碘液涂满全身或与病变有关的节段皮肤,干后再涂上淀粉,同时皮下注射毛果芸香碱10g,使患者发汗,汗液与淀粉、碘反应后使出汗处皮肤呈蓝黑色,可显示交感神经功能障碍的范围。

3. 皮肤划痕试验:交感神经兴奋时血管收缩,皮肤变白,副交感神经兴奋时血管扩张,皮肤颜色变红。检查者用棉签或钝针在患者皮肤上划线,8~20秒后出现一条白线,半分钟后变为红色则为正常反应。如划线后白线持续存在,提示交感神经兴奋性增高;若红线明显增宽、隆起,则提示副交感神经兴奋性增高或交感神经麻痹。

4. 眼心反射:由眼球或眼眶受到机械性刺激引起的一种反射,这种反射导致心率降低或心律异常。检查者用示指和中指轻压患者眼球20~30秒,正常人脉搏可减少10~12次/分钟。迷走神经功能亢进者反射加强,脉搏减少12次/分钟以上;麻痹者反射减少或消失。

5. 颈动脉窦反射:在环状软骨水平的颈动脉压力下,心率减慢。检查者用示指和中指压迫一侧颈总动脉分叉处引起心率减慢,此反射由舌咽神经传入,由迷走神经传出,颈动脉窦过敏患者按压时可引起心动过缓、血压下降和晕厥,必须慎行。

(张云锐　杨蕊　龙泽芳)

第三章 运动障碍疾病常见症状

第一节 意识障碍

一、概述

意识障碍是多种原因引起的一种严重的脑功能紊乱,见于多种神经系统疾病,也可见于以运动障碍为突出表现的自身免疫性脑炎或副肿瘤综合征等。患者可以嗜睡、昏睡,也可以昏迷。运动障碍疾病患者发生意外事件导致脑外伤,或晚期合并严重感染时,也可出现不同程度的意识障碍。

二、护理评估

1. 病史评估:仔细询问患者意识障碍出现的时间和其他伴随症状,是否存在脑损伤或其他意外事件,是否服用毒物或接触过有毒的化学药物,有无一氧化碳中毒等。

2. 病情评估:格拉斯哥昏迷量表(Glasgow coma scale,GCS)、全无反应性量表(full outline of un-responsiveness,FOUR)、修订昏迷恢复量表(coma recovery scale revised,CRS-R)是常用的意识评估量表。

1) GCS(表3-1):包括观察患者对刺激做出的反应、言语情况和自发睁眼情况等3个方面的内容。总分是3~15分,分数越高,表明意识状态越好。该量表应用广泛,简便易行,对预后判定有重要价值,但评估植物状态缺乏特异度。

表3-1 GCS

睁眼反应	自动睁眼 4分	呼唤睁眼 3分	刺痛睁眼 2分	不能睁眼 1分		
语言反应	回答正确 5分	回答错误 4分	语无伦次 3分	只能发音 2分	不能发音 1分	
运动反应	遵嘱运动 6分	刺痛定位 5分	躲避刺痛 4分	刺痛肢曲 3分	刺痛肢伸 2分	不能活动 1分
总分:					评分时间:	
					评估者签名:	

注:15分为正常,13~14分为轻度意识障碍,9~12分为中度意识障碍,8分以下为重度意识障碍。贾建平,陈生弟. 神经病学[M]. 北京:人民卫生出版社,2016。

2) FOUR（表 3-2）：包括眼部反应、运动反应、脑干反射及呼吸模式，总分为 0~16 分，分数越低，表明残疾和死亡的风险越大。FOUR 适用于因呼吸机辅助呼吸或气管切开无法语言沟通的患者，弥补 GCS 量表的不足。

表 3-2 FOUR

检查内容	临床表现	评分
眼部反应	睁眼或被动睁眼后，能随指令追踪或眨眼	4
	睁眼，但不能追踪	3
	闭眼，但有较强的声音刺激时睁眼	2
	闭眼，但有疼痛刺激时睁眼	1
	闭眼，对刺激无反应	0
运动反应	能完成竖拇指、握拳、"V"字手势指令	4
	对疼痛有定位反应	3
	疼痛时有肢体屈曲反应	2
	疼痛时有肢体过伸反应	1
	疼痛时无反应，肌痉挛	0
脑干反射	瞳孔和角膜反射灵敏	4
	一个瞳孔散大并固定	3
	瞳孔或角膜反射消失	2
	瞳孔和角膜反射均消失	1
	瞳孔和角膜反射及呛咳反射均消失	0
呼吸模式	未插管，规律呼吸模式	4
	未插管，潮式呼吸	3
	未插管，呼吸节奏不规律	2
	呼吸频率高于呼吸机设置	1
	呼吸频率等于呼吸机设置，或无呼吸	0

注：陈勇才，丁翠平，李文芝，等. 振幅整合脑电图联合全面无反应性量表预测非创伤性脑损伤价值研究 [J]. 深圳中西医结合杂志，2022，32（22）：69-72.

3) CRS-R（表 3-3）：该量表共有 23 个项目，总分为 0~23 分。通过对觉醒水平、运动、交流、视觉、语言、听觉等多种感官的反应进行评分，判断个体的意识水平。该量表适用于鉴别微小意识，并能评估预后。

表 3-3 CRS-R

	日期								
	星期								
	听觉功能量表								
4-对指令有稳定的反应									

续表3-3

	日期									
	星期									
3-可重复执行指令										
2-声源定位										
1-对声音有眨眼反应（惊吓反应）										
0-无										
	视觉功能量表									
5-识别物体										
4-物体定位，够向物体										
3-眼球追踪性移动										
2-视觉对象定位（>2秒）										
1-对威胁有眨眼反应（惊吓反应）										
0-无										
	运动功能量表									
6-会使用对象										
5-自主性运动反应										
4-能摆弄物体										
3-对伤害性刺激定位										
2-回撤屈曲										
1-异常姿势（屈曲/伸展）										
0-无										
	口部运动/言语功能量表									
3-言语表达可理解										
2-发声/口部运动										
1-反射性口部运动										
0-无										
	交流评分量表									
2-交流完全准确										
1-交流不完全准确										
0-无										
	觉醒水平评分量表									
3-能注意										
2-无刺激下睁眼										
1-刺激下睁眼										
0-无睁眼										
测试者										

注：参考 Giacino J T, Kalmar K, Whyte J. The JFK coma recovery scale-revised: measurement characteristics and diagnostic utility [J]. Arch Phys Med Rehabil, 2004, 85 (12)。

三、护理诊断

1. 意识障碍：与神经系统原发疾病、脑组织受损有关。
2. 自理能力下降/缺陷：与自主活动减少/消失有关。

四、护理要点

1. 密切观察患者病情变化，及时处理异常生命体征。
2. 维持呼吸道通畅：通过气道湿化、协助排痰、经口鼻吸痰等措施保持呼吸道通畅。
3. 生活护理：保持口腔清洁，根据患者痰液情况、口腔状况选择适合患者的漱口液。加强大小便的护理，保持会阴部位皮肤清洁。通过被动活动，预防关节挛缩。
4. 并发症的预防：在征得家属同意后可保护性约束烦躁的患者，以防止跌倒、坠床；预防口腔感染、肺部感染、尿路感染及压力性损伤；预防水和电解质紊乱及营养失调。

（王萍　梁燕）

第二节　认知功能障碍

一、概述

认知功能障碍是指各种原因导致的不同程度的一个或多个认知域功能损害。认知功能障碍见于多种神经系统疾病，如以运动障碍为突出表现的帕金森病痴呆（Parkinson's disease dementia，PDD），在运动障碍疾病中，帕金森病痴呆的发生率为 24%～31%，临床特征包括注意力受损、执行力受损、视空间障碍、中度记忆力受损；路易体痴呆（Lewy body dementia）的患者波动性认知功能障碍、视幻觉出现一年后再出现帕金森样运动症状或者与帕金森样运动症状同时出现；大约 40% 的亨廷顿舞蹈病患者在出现运动障碍前有轻度认知功能障碍，早期记忆力下降不明显，随着病程进展而进行性加重为痴呆；进行性核上性麻痹的认知功能障碍特征表现为语言流畅性、语言抽象推理、语言记忆、处理速度、计划能力和定势转移能力障碍，执行功能障碍，记忆障碍和视空间受损等；约 50% 的皮质基底节变性患者发病时主诉存在认知功能障碍，可表现为记忆任务延迟以及学习任务受损。

二、护理评估

1. 病史评估：详细询问患者出现认知功能障碍的时间，具体表现，诊疗经过及转归，日常生活能力、社会功能是否受到影响，影响的程度，是否伴有精神和行为症状等。观察患者外表行为、谈吐举止及思维方式。

2. 病情评估。

1）日常生活自理能力评估：日常生活活动能力（activity of daily living，ADL）评估内容主要包括躯体的日常生活活动能力（physical self-maintenance scale，PSMS）和工具性日常生活活动能力（instrumental activities of daily living scale，IADL）。ADL共14项，包括如厕、进食、穿衣、梳洗、行走、洗澡、打电话、购物、备餐、做家务、洗衣、使用交通工具、服药、自理能力。

2）认知功能评估：认知功能评估工具包含多个认知领域检测项目，能较全面地了解患者的认知状态及认知特征。可以选择简易智能精神状态评估量表（MMSE）和蒙特利尔认知评估量表（MoCA）进行初步筛查，对阳性者进行针对性标准化测验与系统评估。临床常用的评估量表如下：

（1）MMSE：用于痴呆的筛查，主要包括定向力、记忆力、注意力和计算力及语言能力的评估。

（2）MoCA：用于轻度认知功能障碍的筛查，主要包括视空间与执行功能、命名能力、记忆力、注意力、定向力、语言能力的评估。

3）记忆功能评估：临床记忆功能评估主要集中于情景记忆，包括听觉词语学习测验、韦氏记忆量表逻辑记忆分测验等。检查内容包括瞬时回忆、短时延迟回忆、长时延迟回忆和长时延迟再认检查。

4）注意/执行功能评估：注意/执行功能评估是鉴别皮质性痴呆和皮质下痴呆的重要依据。注意的评估工具包括简易注意测验、韦氏记忆量表逻辑记忆分测验、日常注意测验、注意力变化测验和连线测验等。执行功能评估分别针对抽象概括能力、精神灵活性、信息处理速度、判断力、推理和转换能力、对干扰的抵制能力和解决问题能力等进行测验。

5）语言功能评估：用于存在认知功能障碍患者语言功能的评估，尤其建议用于对进行性非流利型失语、少词性进行性失语、句子复述困难的语言障碍患者进行详细的语言功能评估。

6）视空间和结构功能评估：常用的视空间和结构功能评估包括气球划销测验、钟划销测验、本顿（Benton）面孔再认测验、复杂图形测验、画钟测验、积木测验等。

7）运用功能评估：①按照检查者指令进行手势命名、物品命名、手势判断与辨认；②按照检查者指令做手势表演；③请患者模仿检查者动作，如刷牙、吹口哨等；④将所需物品及材料置于患者面前的桌上，请患者递物品等。

8）非认知功能评估：应根据患者和知情者提供的信息进行情绪、行为及社会功能的综合评估。

三、护理诊断

1. 记忆功能障碍：与认知功能障碍所致记忆能力减退有关。
2. 定向功能障碍：与记忆力、定向力等减退、受损有关。
3. 突发性、渐进性意识模糊：与记忆力、定向力等减退、受损有关。
4. 思维过程改变：与视觉空间障碍、执行能力缺失、情绪异常及精神症状等有关。

四、护理要点

1. 定期评估患者的记忆功能，及时发现记忆功能的变化。

2. 康复训练：认知功能下降患者尽早进行康复训练，降低患者从轻度认知功能障碍转化为痴呆的风险。根据患者的具体情况，制订个性化记忆康复训练方案，如认知刺激训练、学习训练、体育锻炼、音乐疗法、数独训练等。鼓励患者回忆过去的生活经历、参加力所能及的社交活动，帮助其改善和维持记忆功能。

3. 生活护理：提供安全、舒适的居住环境，提供有辨识度（颜色辨识）或有标志物的活动空间，以帮助患者准确、方便地辨别方向。规律安排患者的作息，合理地安排一日三餐，保证充足的睡眠。

4. 安全护理：有条件的家庭建议专人照护。为照护者提供预防走失等相关风险管理知识和信息。让患者佩戴信息卡，内容包括姓名、年龄、家庭住址、疾病名称、紧急联系人及联系电话（至少2个）。

5. 心理护理：引导患者自主思考并主动与人交谈，鼓励患者多动脑、多思考、多与人交流。鼓励家人多陪伴、安慰、支持、鼓励患者，维护患者的自尊，用足够的耐心和爱心照料患者，切忌使用刺激性的言语。

（庞锓珂　陈德智）

第三节　语言障碍

一、概述

语言障碍包括失语、构音障碍。失语可见于多种运动障碍疾病，如有40％皮质基底节变性患者出现失语，疾病早期，患者可出现命名性失语，随着病程进展可逐渐发展为非流利型失语、词汇缺乏或缄默；尼曼匹克病患者也可以随着疾病进展从非流利型失语发展成完全性运动性失语。构音障碍在运动障碍疾病中也很常见，如帕金森病，因肌强直使言语缓慢、单调和不清楚；舞蹈病、肝豆状核变性引起舌、面、软腭以及呼吸的不随意运动影响发音的清晰度和流畅度。进行性核上性麻痹患者可表现为言语反复、语音低、语音单调、音节快而不连贯。喉部肌张力障碍如痉挛性发音障碍，导致频繁发音阻断，痉挛性发音困难早期可出现发音震颤。多系统萎缩患者可出现小脑语言或混合发音低微和不规则颤音。

二、护理评估

1. 病史评估：详细询问患者出现语言障碍的时间、原因、病程及相关症状。了解患者既往有无语言障碍、脑部疾病等相关病史。评估患者有无语言表达和理解能力的减退或丧失，是否伴有吞咽困难、呼吸困难等。

2. 病情评估：

1）语言理解能力评估。

(1) 听觉理解：评估患者理解口语的能力，如对简单指令的反应、对日常对话的理解程度。

(2) 阅读理解：评估患者对书面文字的理解能力，包括对单词、短语和段落的理解。

2）语言表达。

(1) 自发语言：评估患者在日常交流中自发表达的流利程度、词汇使用情况、句子结构和语法正确性。

(2) 复述能力：让患者复述句子或段落，评估其复述的准确性和流利度。

(3) 命名能力：通过图片或实物让患者命名，评估其准确使用词汇的能力。

(4) 写作能力：评估患者书写单词、短语和句子的能力。

3）语言流利度。

(1) 言语流利性：评估患者的语速、停顿频率、语音流畅度等。

(2) 语法结构：评估患者的句子结构是否正确、语法是否准确。

4）语言重复：让患者重复检查者说出的单词或短语，评估其语言重复能力。

5）词汇与词义。

(1) 词汇量：评估患者在表达和理解中使用的词汇范围。

(2) 词义判断：通过词汇与其定义的匹配，评估患者对词义的理解。

6）语音与语调。

(1) 发音清晰度：评估患者的发音是否清晰、是否有语音错误。

(2) 语调和节奏：评估患者的语调是否符合语境、节奏是否自然。

7）社会交际能力评估。

(1) 对话能力：评估患者参与对话的能力，包括开始、维持和结束对话的能力。

(2) 非言语沟通：评估患者使用手势、表情等非言语手段进行沟通的能力。

8）标准化测试工具：波士顿失语症严重程度评估量表（Boston diagnostic aphasia examination，BDAE）用于全面评估失语症患者的语言功能，包括理解、表达、重复、命名和阅读等。西方失语症评估（Western aphasia battery，WAB）包括听觉理解、复述、命名、阅读、书写和非言语能力的全面评估。失语症检查表（aphasia screening test，AST）用于初步筛查失语症的存在与类型。阿彻失语症评估（aphasia assessment battery，AAB）用于系统评估语言理解与表达。

9）神经心理学评估。

(1) 认知功能测试：测试注意力、记忆力、执行功能等，以评估失语对其他认知功能的影响。

(2) 情感与行为评估：评估失语症患者的情绪状态，如焦虑、抑郁等。

10）影像学检查：通过脑部 CT 或 MRI 了解大脑受损的部位和程度，从而帮助评估语言障碍的原因和程度。

三、护理诊断

语言沟通障碍：与疾病导致的语言障碍有关。

四、护理要点

1. 积极治疗原发病。

2. 通过康复训练改善语言沟通功能。康复训练是目前语言障碍常用的治疗方法之一，主要包括以下方面。

1）语言治疗：通过与语言治疗师互动，患者可以练习词汇、语法和句子结构。治疗师会使用各种练习来帮助患者恢复语言能力，如命名物品、重复句子和参与对话。

2）言语运动训练。

（1）口面部及发音器官训练：可以采取感觉刺激、压力、牵拉与抵抗的方式。

（2）口肌运动训练：舌运动训练、唇运动训练和下颌运动训练。对着镜子做舌头前伸后缩、左右摆动，以及卷舌、舌顶上颚、抗阻等舌运动训练，可使用辅助工具如吸舌器等；噘嘴、鼓腮、圆唇、抗阻等唇运动训练；下颌张口闭口、左右侧移、抗阻等下颌运动训练。严重者在康复治疗师协助下完成。

3）认知言语治疗：在构音障碍中，共济失调型和运动减退型均存在重音、语调和停顿不当与不协调。可以根据患者具体情况进行发音启动、持续发音、音量控制等训练。

4）呼吸训练：呼吸气流的量和呼吸气流的控制是正确发音的基础，注意呼吸控制可降低咽喉部的肌紧张，同时把紧张转移到腹肌和膈肌，而腹肌和膈肌能够承受这种压力和紧张性并且不影响发音。

5）交流辅助工具：失语、重度构音障碍的患者由于脑部损伤、言语运动功能严重损害，即使经过语言训练，言语交流也是难以进行的，为使这部分患者能进行社会交流，语言治疗师可根据每个患者的具体情况和未来交流的实际要求，选择替代言语交流的一些方法并予以训练。目前国内常使用图像、文字或电子设备来帮助患者表达自己。这些工具包括图卡、交流板或专门的交流设备。

6）社交互动训练：通过模拟社交情境或角色扮演，帮助患者练习在实际环境中使用语言。这种训练有助于提升沟通能力和自信心。

7）家庭和支持系统参与：鼓励家庭成员参与康复过程，提供支持和练习机会。这有助于患者在日常生活中继续练习和应用语言技能。

（何冰怡　梁燕）

第四节 肌萎缩

一、概述

肌萎缩（myatrophy）是指横纹肌营养障碍导致肌肉体积缩小，肌纤维减少或消失，或两者同时存在，是神经、肌肉疾病的一种常见症状。慢性进行性舞蹈病、遗传性共济失调、线粒体功能障碍导致的复杂运动障碍疾病可出现肌萎缩。运动障碍疾病在晚期可出现失用性肌萎缩。

二、护理评估

1. 病史评估：仔细询问肌萎缩出现的时间及伴随症状，既往病史、家族史；评估患者运动功能、肌力、关节活动范围、吞咽功能、呼吸功能、营养状况。

2. 病情评估：

1）临床体检。

（1）肌肉力量测试：通过手动肌力测试（manual muscle testing，MMT）或仪器测量，评估患者肌肉的力量水平。

（2）肌肉体积测量：观察和测量肌肉的体积、形状和对称性，评估肌萎缩的程度。

2）功能性评估。

（1）日常活动能力评估：通过问卷或观察，评估患者在日常生活中的功能表现，如行走、站立、抓握等活动能力。

（2）运动功能测试：步态分析、平衡测试、手部功能测试等。评估肌萎缩对运动功能的影响。

3）影像学检查。

（1）肌肉超声：通过超声波检查肌肉组织的结构和厚度，评估肌萎缩的程度。

（2）MRI：用于详细观察肌肉组织的变化，评估肌肉和神经的损伤情况。

4）电生理学检查。

（1）肌电图（EMG）：记录肌肉的电活动，评估肌肉功能和神经支配情况，帮助诊断肌萎缩的原因。

（2）神经传导速度测试：评估神经传导速度，以确定是否存在神经病变引起的肌萎缩。

5）实验室检查。

（1）血液检查：评估肌肉损伤的标志物，如肌酸激酶（CK），以帮助诊断和监测肌萎缩。

（2）基因检测：在怀疑遗传性肌萎缩的情况下，进行基因检测以确定是否存在相关基因突变。

（3）肌肉活检术（muscle biopsy）：临床诊断或鉴别神经肌肉疾病的主要方法，取出身体某些部位的肌肉（黄豆粒大小）进行显微镜或电镜下检查，检出的阳性率有时与取材部位有关。

6）患者自我评估和问卷：

（1）肌肉功能评估问卷（muscle function assessment questionnaire），用于了解患者的自我感受和症状进展。

（2）生活质量评估，评估肌萎缩对患者生活质量的影响。

这些评估方法通常结合使用，以全面了解肌萎缩的严重程度、进展情况及其对患者生活的影响。

三、护理诊断

1. 自理能力受限：与肢体产生不同程度的肌无力有关。
2. 语言交流障碍：与构音障碍、讲话含糊不清有关。
3. 营养不良：低于机体需要量，与延髓麻痹产生的吞咽困难、咀嚼无力、舌肌萎缩有关。
4. 有发生跌倒的风险。

四、护理要点

1. 在充分评估患者肌萎缩的基础上，注意对原发病的观察，监测生命体征，如有异常及时汇报医生及遵医嘱处理。

2. 营养管理。

1）营养状况评估：评估患者的进食及吞咽情况，结合实验室检查（血清白蛋白等），评估患者是否存在营养不良和是否存在营养不良高风险，以确定营养不良的类型和严重程度，在营养师指导下为患者提供个性化的饮食方案，改变饮食结构，增加营养摄入，再结合患者吞咽困难的程度，选择合理的营养途径。

2）吞咽功能正常的患者需要补充高蛋白、高能量的食物，提供神经细胞和骨骼肌细胞重建所必需的物质，以增长肌肉、增强肌力，同时也需进食富含维生素、易消化的食物。

3. 心理护理：多与患者进行有效的沟通，使其了解肌萎缩的原因、发展及预后的一般情况，保持平静的心态，避免情绪低落，减轻精神压力，主动配合治疗，树立战胜疾病的信心。

4. 康复训练：肌萎缩引发肢体运动障碍的患者经过正规的康复训练可以明显减少或减轻瘫痪的后遗症。

1）制订个性化的康复计划，对萎缩肌肉的肌力、收缩协调性进行康复训练。

2）肢体活动障碍患者保持肢体功能位，病情稳定后鼓励早活动，活动量要循序渐进。教会患者使用各种辅助训练用具，指导患者进行各种日常生活功能训练。

3）训练患者生活自理，如进食、穿衣、如厕等，有计划地进行肌力训练，恢复相应功能，以增进患者自我照顾的能力和信心。

5. 危险因素的防范：有效及动态地进行患者病情的护理评估。患者由于肌萎缩、肌无力而长期卧床，易并发肺炎、压力性损伤、尿路感染、深静脉血栓形成、管道脱落等。根据患者评估结果悬挂警示标识，落实安全措施，并做好健康指导，发现相关并发症及时通知医生，做好相应处理，保证患者安全。

6. 健康教育：做好患者和家属的健康宣教，指导患者出院后做好各种功能锻炼和疾病预防，遵医嘱按时服用药物，定时复查。

（陆晓双）

第五节　共济失调

一、概述

共济失调（ataxia）是指肌力正常的情况下运动的协调障碍，通常涉及步态不稳、四肢动作不协调等。共济失调包括感觉性共济失调、前庭性共济失调、小脑性共济失调、额叶性共济失调等类型，可见于多种神经系统疾病，也可见于运动障碍疾病，如脊髓小脑性共济失调（spinocerebellar ataxia，SCA）、多系统萎缩（multiple system atrophy，MSA）、亨廷顿舞蹈病、维生素 B_1（硫胺素）缺乏症等。

二、护理评估

1. 病史评估：了解共济失调症状的起始时间、进展速度以及是否与其他事件（如感染、中毒、外伤）相关。询问是否有家族成员患有类似症状或遗传性疾病（如脊髓小脑性共济失调），既往是否有包括脑卒中、脑炎、脑外伤、肿瘤等神经系统疾病史，以及药物使用史（如抗癫痫药、抗生素）和酗酒史。
2. 病情评估：评估步态、姿势控制、协调性、眼球运动、肌张力与肌力、反射、语言与言语、认知功能。
3. 评估工具：共济失调评定量表（scale for the assessment and rating of ataxia，SARA）用于量化评估共济失调的严重程度，涵盖步态、姿势、协调性等多个方面。小脑评分量表（international cooperative ataxia rating scale，ICARS）用于全面评估和量化小脑功能障碍的程度。

三、护理诊断

1. 运动障碍：与小脑功能异常有关。
2. 构音障碍：与中枢或外周神经系统损害有关。

四、护理要点

积极开展康复训练，能更好地恢复患者的机体功能，促进患者生活质量的提升。患者可通过以下方式进行康复训练。

1. 姿势控制训练：①患者取卧位，予以头部动作恢复、桥式运动、双下肢直腿抬高、卧位蹬车、坐卧位转移等训练。强调头部动作每到中线位置需停顿5秒。桥式运动过程中指导患者达到正确体位后辅助维持10秒。双下肢直腿抬高、卧位蹬车训练必须左右运动对称。休息时多采取左侧卧位，增加左侧本体感觉输入。坐卧转移，由右侧卧位缓慢起身。②患者取坐位，予以正确坐姿训练、平衡坐垫坐位训练、坐站转移训练。强调治疗师在每次纠正患者姿势之后，辅助患者维持正确姿势10秒。若患者躯干逐渐倾斜，间歇性刺激（如拍打）患者左侧竖脊肌并予以姿势调整。

2. 平衡生物反馈训练系统：采用Biodex平衡生物反馈训练系统，进行静态平衡训练、动态平衡训练、平衡反应训练等。治疗师根据患者具体情况，每次选择2~3种训练模式，每次训练15~20分钟，每天2次。

3. 步行训练：于训练前告知患者双眼向前看，身体站直，上肢及下肢协调运动，起步时脚尖尽量抬高，先脚跟着地，然后再脚尖着地，跨步幅度尽量大。沿10m直线往返进行步行训练，每次训练持续15分钟，每天2次，每周5天。

4. Frenkel训练：用于治疗失去本体感受的感觉性共济失调患者和小脑性共济失调患者。Frenkel训练每次20分钟，每天2次。①卧位训练：左右脚单独屈伸运动到左右脚交替屈伸运动。②坐位训练：治疗师从前、后、左、右方向推患者躯干，以诱发其平衡反应；坐站体位转换训练；按指示用单足脚尖点击地面标志点。③立位训练：先双足分开，再双足并拢分别行前、后、左、右重心转移运动，使身体保持平衡；对抗外界干扰力使身体保持平衡；训练单足站立保持平衡，在平衡杠内晃动身体，通过双手抓握保持平衡。④步行前训练：按循序渐进原则进行步行前训练，训练横走、前进、后退、原地转圈、走横"8"字等项目。⑤上肢训练：指鼻训练；拼图训练；木钉盘训练；先单手，后双手，做拣固定物训练；做抓滚动物训练。

5. 减重步态训练：每天1次，每次30分钟，每周5天。采用下肢康复机器人进行减重步态训练，采用无机械臂辅助模式，最开始的减重量为体重的50%，步行速度为1.2km/h。减重量和步行速度根据患者行走的稳定性调整。从第5周开始患者仅在保护带的保护下进行全负重步行训练，最终训练步行速度达到3.5km/h。

6. 动态矫正衣结合训练：动态矫正衣是一种康复治疗辅助工具，可以纠正异常姿势，通过压力提供持续性的感觉输入，提高平衡能力和姿势稳定性。动态矫正衣每天穿戴2次，每次1小时。

7. 坚持循序渐进的原则，逐渐增加训练量及训练难度，延长训练时间，促使患者各项功能良好恢复。

8. 强化日常体育锻炼，结合患者特点，制订体育锻炼方案，促进患者免疫力的提高，提升肢体协调性，降低治疗后遗症的发生率，最大限度地改善患者病情，提升患者的生活质量。

9. 日常生活活动训练：指导患者进行日常生活活动，提高自理能力。教导患者如何正确使用辅助器具，增强独立性。

（高霞　梁燕）

第六节 步态异常

一、概述

步态异常（gait abnormality）是指在行走时所表现出与正常完全不同的某种特殊步态，这种异常可能涉及步伐的频率、节奏、方向、平衡、姿势或步幅的变化。步态异常可见于多种神经系统疾病，也可见于运动障碍疾病如帕金森病、共济失调等。步态异常不仅影响患者的日常活动能力，还可能增加跌倒和受伤的风险。因此，正确识别和评估步态异常对于制订有效的治疗和康复计划至关重要。

二、护理评估

1. 病史评估：询问患者步态异常出现的时间、进展情况、有无跌倒史、跌倒次数、是否使用助行器。询问患者是否在行走时或静止时感到疼痛，明确疼痛的部位、强度、性质、持续时间，有无触发因素等。

2. 病情评估：

1）对患者的自然步态进行多角度观察，观察患者全身姿势和步态，包括步行节律、稳定性、流畅性、对称性、重心偏移、手臂摆动、诸关节姿态与角度；行走时患者神态与表情，是否使用辅助装置（矫形器、助行器）。在观察自然步态的基础上，可以要求患者加快步速，减少足接触面（踮脚或脚跟步行）或步宽（两足沿中线步行），以凸显异常；也可以通过增大接触面或给予支撑（足矫形垫或矫形器），以改善异常，从而协助评估。

2）步态评估。起立行走测试（timed up and go，TUG）：评估患者从坐位起身、行走一定距离后返回坐位的速度和稳定性。6分钟步行测试：测量患者在6分钟内的步行距离，评估其耐力和步态稳定性。

3）计算机三维步态分析：提供3个平面运动的客观数据，是步态评估方面的"金标准"，包括步态周期、运动学参数、动力学参数、肌电活动参数和能量代谢参数等。

三、护理诊断

1. 跌倒风险：与步态异常、行动不便有关。
2. 失用综合征（废用综合征）：与步态异常引起的活动量减少有关。
3. 自理能力下降：与行走姿势异常、感觉系统及运动系统不协调有关。
4. 疼痛：与肌肉关节过度使用、关节磨损、代偿性姿势神经压迫等有关。

四、护理要点

1. 康复护理：

1）在康复治疗师指导下完成平衡功能训练、关节活动度训练、重心转移训练、下肢关节控制训练、下肢步行能力训练、控制双肩步行训练、良肢位摆放、肌力强化训练、步态训练和日常生活活动训练等。每天1次，每次1~2小时，每周6天。

2）Lokomat全自动机器人步态训练：每次训练前、中、后监测患者的血压和心率（腕式血压计），每周训练3~5次，每次训练除准备时间外，运动平板步行时间为30~35分钟。平板速度以保证步态质量及患者的舒适与适应为前提。患者仰卧在机器人上方，用束缚带固定躯干、膝关节和脚背，调整站立角度为90°，根据患者具体情况设定步长、步频、步速及步行时间等步态参数。

3）基于虚拟现实技术（VR）的下肢康复系统：该康复系统由采集设备、虚拟镜子等组成。虚拟镜子上可以看到一个实体模型、一个半透明模型。实体模型为患者本身，半透明模型表示"虚拟导师"。患者观察实体模型和"虚拟导师"的动作差异进行调整。一般每周3~5次，每次30~120分钟。

2. 生活护理：评估步态异常对患者日常活动如穿衣、进食、如厕、洗澡等的影响。观察患者在日常生活中是否需要帮助，是否能独立完成基本活动。评估患者是否使用助行器具，如拐杖、助行器、轮椅等，并观察其使用技巧和效果。根据患者的具体情况给予个体化的指导。

3. 疼痛管理：根据患者的疼痛部位、性质、强度及持续时间，给予不同的治疗方法，如冷热疗法、超声波治疗、电刺激治疗、药物治疗等。通过手法按摩放松肌肉缓解疼痛。适度的拉伸和力量训练有助于缓解由肌肉紧张或关节僵硬引起的疼痛。帮助患者改变对疼痛的负面认知，学会用积极的方式应对和管理疼痛。通过冥想、深呼吸、渐进性肌肉放松等技术，帮助患者放松身体和心理，减轻疼痛。维持均衡的营养摄入，尤其是富含抗炎作用的食物，如富含Omega-3脂肪酸的鱼类和富含抗氧化剂的水果和蔬菜。养成良好的睡眠习惯有助于身体恢复和疼痛管理。向患者解释疼痛的原因、疼痛管理方法以及如何预防疼痛加重。鼓励患者记录疼痛日记，了解哪些活动或行为能缓解疼痛，学会简单的疼痛缓解技术。

（高霞　梁燕）

第七节　不自主运动

一、概述

不自主运动（involuntary movement）是指不受自身控制、无目的的异常运动，见于多种神经系统疾病，也可见于以不自主运动为突出表现的帕金森病、舞蹈病等，是运动障碍疾病的常见症状。不自主运动包括震颤、舞蹈样动作、手足徐动、扭转痉挛、肌阵挛、抽动症、肌痉挛等。患者有时仅存在一种不自主运动，有时也可同时存在多种不自主运动。因此，护理需有不同的针对性。

二、护理评估

1. 病史评估：询问病史，了解患者出现不自主运动的时间、频率、持续时间、进展情况以及是否存在诱发因素，有无影响日常生活、工作、社交等方面，是否出现意外伤害，诊断及用药经过，有无家族史等。

2. 病情评估。

1）运动观察：观察不自主运动的类型（如震颤、舞蹈病、肌阵挛、扭转痉挛等）、频率、节律、范围和持续时间。记录不自主运动在不同情况下的变化，如静息状态、姿势保持、动作时等。

2）神经系统检查：评估患者的肌张力有无异常。检查深反射和浅反射，观察有无异常反射现象。评估触觉、痛觉、温度觉、位置觉和振动觉等感觉功能。观察患者的步态是否稳定、协调，姿势有无异常。观察患者面部表情、舌头和四肢的肌肉活动，注意是否有不自主的面部肌肉抽动或肢体运动。

3）量化评估。

（1）震颤量表（tremor rating scale）：用于评估震颤的严重程度和对患者生活的影响。

（2）舞蹈病评估量表（unified Huntington's disease rating scale，UHDRS）：专门用于评估亨廷顿舞蹈病的病情进展，包括运动、认知和行为方面的评估。

（3）肌阵挛量表（myoclonus rating scale）：用于量化肌阵挛的频率和严重程度。

（4）扭转痉挛量表（Burke-Fahn-Marsden dystonia rating scale）：用于评估扭转痉挛的分布、严重程度和对功能的影响。

（5）异动症评估量表（abnormal involuntary movement scale，AIMS）：用于评估由药物（如抗精神病药物）引起的迟发性运动障碍。

（6）日常生活评估：评估患者的日常生活活动能力如穿衣、进食、如厕、购物等。了解不自主运动对患者职业活动的影响，评估是否需要进行职业康复或调整工作任务。评估患者在社交、家庭角色等方面的功能，了解不自主运动对社会交往的影响。

三、护理诊断

1. 受伤的危险：与患者不能控制的肢体不自主运动有关。
2. 舒适度改变：与肢体不自主运动、肌痉挛、肌张力增高或降低有关。
3. 自我形象紊乱：与肢体不能控制运动有关。
4. 自理能力下降：与控制不住运动有关。
5. 营养失调的风险：与不自主运动影响进食有关。

四、护理要点

1. 安全管理：清理房间内的障碍物，确保患者活动的环境宽敞、安全，避免跌倒和受伤。建议使用防滑垫、防撞护栏等。在患者床边设置护栏，特别是在夜间或无陪护时。此外，家具和其他物品边角处有适当的软垫保护。预防患者意外伤害。

2. 运动与康复：鼓励患者进行适当的主动运动，帮助保持肌肉力量和关节活动度。在不自主运动不严重时，适度的锻炼可以改善运动控制。对于不能自行运动的患者，护士应定期帮助患者进行被动运动，避免肌萎缩和关节僵硬。如果有条件，可以配合物理治疗师进行个性化的康复训练，包括协调性训练、平衡训练等。

3. 饮食与营养护理：不自主运动可能导致吞咽困难或误咽。因此，进食时应尽量采取坐姿或半卧位，并选择易于吞咽的食物，避免坚硬、易噎的食物。对于存在体重下降或营养不良风险的患者，可以根据需要提供高热量、高蛋白质的饮食，或考虑营养补充剂。

4. 皮肤护理：行动受限或长期卧床的患者要预防压力性损伤。

5. 心理支持：护士应给予充分的关怀和支持，帮助患者减轻心理压力。鼓励患者参与社交活动，保持良好的人际关系，提升生活质量。

6. 用药管理：患者需按时按量服用治疗不自主运动的药物，如抗震颤药物等。密切观察药物的疗效和不良反应。部分药物可能引发或加重不自主运动，护士应密切监测，并及时报告给医生以调整治疗方案。

7. 沟通与教育：向患者及家属普及不自主运动的相关知识，帮助他们了解病情、护理要点及应对策略。不自主运动可能影响患者的言语或表达能力。护士应耐心倾听，使用简单明了的语言，并给予充足的反应时间。

（彭叶捷　梁燕）

第八节　自主神经功能障碍

一、概述

自主神经功能障碍（autonomic dysfunction），可见于帕金森病、多系统萎缩、路易体痴呆、自身免疫性自主神经病变等。自主神经功能障碍也是某些运动障碍疾病常见的非运动症状。

1. 心血管系统功能障碍：直立性低血压（体位性低血压）是最常见的心血管系统功能障碍的症状之一，表现为与体位变化相关的头晕、眩晕、黑蒙、疲乏气短、思维混乱，严重时出现晕厥。但并非所有患者都会出现典型的症状，部分患者可能仅描述为视物模糊或立位时思维不清、头痛，或者仅在起床走动时有昏沉感。

2. 消化系统功能障碍：流涎、吞咽困难、胃轻瘫、小肠细菌过度生长及便秘等。

3. 泌尿系统功能障碍：表现为尿急、尿频、夜尿增多和尿失禁，部分患者可出现轻微的尿路梗阻，表现为排尿费力、淋漓不尽等，严重者可表现为尿潴留。

4. 汗腺功能障碍：出汗过多或出汗不足。

5. 体温调节功能障碍：感觉过冷或过热。

二、护理评估

1. 病史评估：评估患者日常生活中有无出现自主神经功能障碍的症状，是否存在糖尿病、神经系统疾病或使用影响自主神经系统的药物，症状是否对日常生活产生影响。

2. 病情评估：通过立卧位血压测量、24小时动态血压监测、Valsalva动作测试、深呼吸心率变异性测试、直立倾斜试验、定量汗液生成反射测试（QSART）、热敏定量汗液测试、泌尿系统超声检查、尿动力学检查、残余尿测量、球囊逼出试验、肛门直肠测压、结肠传输试验、排粪造影等，评估患者的心率、血压、出汗、皮肤颜色和温度等。

采用自主神经功能障碍量表（scale for outcomes in Parkinson's disease–autonomic，SCOPA-AUT）对多项自主神经功能障碍症状进行评估。

三、护理诊断

1. 排便模式的改变：与膀胱功能障碍、肠道功能障碍有关。
2. 受伤的风险：与直立性低血压有关。
3. 感染的风险：与长期排尿障碍导致的尿潴留有关。
4. 舒适度改变：与流涎、二便障碍、排汗异常、体温异常等有关。

四、护理要点

1. 生活护理：定期监测血压和心率，特别是在体位变化时（如从卧位变为立位），以便及时调整药物或采取其他治疗措施来控制直立性低血压。建议高盐饮食（在医生允许的情况下，8g/d）以帮助维持血压，同时限制糖分和脂肪的摄入，以控制糖尿病或其他代谢问题。避免过量摄入咖啡因和酒精，这些可能加重症状。便秘患者保证膳食纤维及水分的摄入，膳食纤维至少摄入25g/d，饮水量1.5～2.0L/d，但限制液体摄入的患者（如心力衰竭和慢性肾病患者）除外，养成良好的排便习惯。

2. 康复锻炼：指导患者在起床或站立时缓慢地改变体位，以减少直立性低血压的风险。可以鼓励患者在起床时先坐在床边几分钟，然后再站起来。凯格尔训练是指患者有意识地进行自我控制，延迟排尿时间，增加排尿间隔，能够有效锻炼盆底肌肉，提高控尿能力。鼓励适量的有氧运动和体力锻炼，如太极拳、步行、游泳等，有助于改善心血管功能和整体健康。卧床患者可使用躺式自行车等工具协助锻炼。腿部运动（如深蹲、屈膝和交叉腿）可有效减少下肢静脉淤积并促进血液回心，增加静脉回流和改善血压。

3. 用药护理：根据医生的建议，使用适当的药物来控制血压、心率或其他症状，如抗抑郁药、抗胆碱药物、降血糖药物、升压药或降压药等。

4. 心理护理：帮助患者应对自主神经功能障碍带来的生活质量影响。教育患者及家属，使其了解病情，掌握应对策略，以减轻他们的焦虑和压力。

5. 健康指导：帮助患者制订规律饮水、排尿和排便计划，避免便秘或尿潴留。必要时需要使用药物或其他干预措施来管理这些问题。教育患者和家属如何识别和应对紧急情况，如严重的直立性低血压、急性胃肠症状等。

（彭叶捷　梁燕）

第九节　睡眠障碍

一、概述

睡眠障碍（sleep disorder）是一类影响正常睡眠模式或质量的疾病，见于多种神经系统疾病。睡眠障碍包括失眠、睡眠相关呼吸障碍、中枢源性过度睡眠、昼夜生物节律睡眠障碍、异态睡眠状态、睡眠相关运动障碍、不宁腿综合征、日间过度嗜睡等。有些睡眠障碍如快动眼期睡眠行为障碍（RBD），甚至是某些运动障碍疾病的前驱期症状或常见非运动症状之一。

二、护理评估

1. 病史评估：评估患者的睡眠模式、睡眠质量、困扰时间和频率，以及是否有入睡困难、早醒、夜间醒来、嗜睡等症状，是否有梦游、夜惊、打鼾等睡眠相关的行为。评估患者的生活方式，包括饮食、运动、饮酒、咖啡因摄入和药物使用等，评估是否存在焦虑、抑郁、压力等情绪问题。

2. 病情评估

1）Epworth 嗜睡量表（Epworth sleepiness scale，ESS）：用于评估患者在不同情境下白天的嗜睡程度，帮助识别过度嗜睡问题。

2）匹兹堡睡眠质量指数量表（Pittsburgh sleep quality index，PSQI）：评估过去一个月的睡眠质量及其影响。

3）失眠严重指数（insomnia severity index，ISI）：用于评估失眠的严重程度。

4）STOP-Bang 量表：用于筛查阻塞性睡眠呼吸暂停（OSA），通过评估打鼾、疲劳、气道阻塞等症状来评估呼吸暂停的风险。

5）多导睡眠监测（polysomnography，PSG）：常用于评估睡眠呼吸暂停、嗜睡症、周期性肢体运动障碍、睡眠行为障碍等，通过记录睡眠期间的脑电图（EEG）、心电图（ECG）、眼动（EOG）、肌电图（EMG）、呼吸模式、氧饱和度等，评估睡眠周期、呼吸暂停、腿部运动等，是最全面的睡眠评估。

6）便携式睡眠监测：测量呼吸流量、心率、氧饱和度、胸部和腹部的呼吸运动等，常适用于轻到中度的睡眠呼吸暂停筛查。

7）多次小睡潜伏期测试（multiple sleep latency test，MSLT）：主要用于评估白天的过度嗜睡，诊断嗜睡症。正常情况下进入睡眠的时间较长，患有嗜睡症的患者则通常会迅速入睡并很快进入快动眼期。

三、护理诊断

睡眠形态紊乱：与生理、心理、环境以及疾病等因素引起睡眠障碍有关。

四、护理要点

1. 创造良好的睡眠环境及条件：为患者提供舒适的睡眠环境，如适宜的温度、光线、床褥厚度，避免在睡眠时间实施影响患者睡眠质量的护理操作。

2. 睡眠卫生教育：指导患者养成良好的睡眠习惯，建立规律的活动和休息时间表。督促患者每天早晨无论睡眠状态如何都要在指定的时间起床，增加白天活动量，尽量减少日间睡眠时间。避免睡前运动、吸烟、摄入含酒精或咖啡因的饮品。建议患者采用一些促进睡眠的措施，如睡前排尽小便、入睡前温水洗脚或饮用热牛奶。

3. 睡眠行为干预：减少停留在床上的时间，以巩固睡眠周期。与患者讨论晚上可以开展哪些活动，以避免过早上床而无法入睡。鼓励患者为早上计划一些活动，以避免赖床。患者如果白天明显犯困，则建议其规划好驾驶、工作等，避免发生危险。

4. 合理使用助眠药物：指导患者正确使用助眠药物，使其了解药物作用、使用时间、起效时间、维持时间、不良反应及正确服药的方法，解除患者的焦虑情绪。告诫患者在没有医嘱的情况下不能自行服药、停药或改变服药剂量。与此同时，护士还要观察患者服药后的睡眠情况，及时与医生沟通，以便调整助眠药物的使用剂量。

5. 睡眠日记：记录每天的睡眠时间、入睡时间、醒来时间、夜间觉醒的次数、感觉睡眠质量等。睡眠日记通常记录1~2周，帮助医生了解患者的实际睡眠习惯。

（彭叶捷　梁燕）

第十节　神经精神障碍

一、概述

神经精神障碍（neuropsychiatric disorders）是指由神经系统的结构或功能异常导致的影响大脑功能和心理状态的疾病。运动障碍疾病易伴发各类神经精神障碍，如帕金森病及多系统萎缩等疾病虽然以运动症状为核心表现，但可以伴随各种各样的非运动症状，神经精神障碍也是其中常见的非运动症状之一，不仅影响患者的生活质量，也严重干扰患者家人的生活。有时神经精神障碍甚至是某些运动障碍疾病的核心临床表现。常见的神经精神障碍包括抑郁、焦虑、淡漠、幻觉、注意力缺陷、错觉、痴呆、强迫行为、睡眠障碍、冲动控制障碍等。

二、护理评估

1. 病史评估：评估患者神经精神障碍的临床表现、持续时间、严重程度及对社会功能的影响，评估自杀意念、频次、自伤自残及焦虑共病情况，评估患者有无不可控制的赌博行为、暴饮暴食、强迫性购物、刻板运动等冲动控制障碍，评估患者家庭、社会的支持情况及照顾者能力与需求。

2. 病情评估：

1）评估患者的外貌、行为、情绪、思维过程和内容、注意力、记忆力、判断力、洞察力等，了解其精神状态，帮助确定其是否存在社交行为或情绪调节问题。

2）量表评估：简易精神状态量表（MMSE）用于评估痴呆、认知功能障碍的严重程度。蒙特利尔认知评估量表（MoCA）可以更灵敏地检测轻度认知功能障碍，尤其在阿尔茨海默病早期阶段。韦氏成人智力量表（WAIS）用于全面评估智力和认知功能。贝克抑郁量表（BDI）和汉密尔顿抑郁量表（HAM-D）用于评估抑郁症的严重程度。焦虑也可以通过广泛性焦虑障碍评定量表（GAD-7）或汉密尔顿焦虑量表（HAM-A）进行评估。精神病评估量表如阳性和阴性症状量表（PANSS），用于评估精神分裂症患者的症状。创伤后应激障碍筛查工具（PTSD screening tools）如 PTSD 检查清单（PCL），可用于评估创伤后应激症状的严重程度。

三、护理诊断

1. 生活自理能力缺陷：与不协调性兴奋、木僵有关。
2. 暴力行为的风险：与情绪不稳定、伴精神运动性兴奋有关。
3. 受伤的风险：与行为异常有关。
4. 自杀、自伤的风险：与本能行为异常有关。
5. 睡眠形态紊乱：与极度活动过多、伴交感神经亢进有关。
6. 社会功能障碍：与极度兴奋、有暴力行为有关。

四、护理要点

1. 心理护理：

1）为患者提供情绪支持，帮助他们表达和处理负面情绪，如抑郁、焦虑、孤独或无助感。护士需要表现出同理心、尊重和耐心，帮助患者建立信任关系。

2）向患者及家属解释疾病的性质、预期的治疗效果及恢复过程。帮助患者理解其症状，减轻恐惧或羞耻感，提高对疾病的接受程度。

3）协助心理治疗师实施行为疗法，帮助患者识别和改变负性思维模式，促进更积极的情绪和行为转变，尤其是对于有强迫症、焦虑或抑郁的患者。

2. 生活护理：对于行为障碍症状明显、不能自理的患者，协助完成日常生活护理，包括个人卫生、营养支持、日常生活辅助等，做好如厕、进食、个人卫生等生活护理。指导患者充分休息，避免疲劳。可以选择清晨、休息后或者行为障碍症状较轻时进行活动。根据自身情况调节运动量，以不感到疲劳为原则。提供适当的居家护理服务。

3. 营养管理：为患者提供均衡饮食，尤其是对有体重变化、食欲不振或暴饮暴食症状的患者，定期评估营养状态，必要时与营养师合作。

4. 药物管理：应严格按照医嘱服药，不随意更改药物用量或停药。护士需监测药物的不良反应，并向医生报告所有不良反应。

5. 安全管理：

1）病区环境应满足患者居住需要，室内陈设简单、方便、适用，无危险物品，病房每天进行安全排查，排除病房安全隐患。及时制止行为人格改变的患者的违反社会道德的行为，将其安排在单人间。对于痴呆患者要加强生活护理，防止各种并发症的发生。

2）对于存在冲动行为、攻击行为或自我伤害倾向的患者，护士应实施预防性策略，如环境调整、减少刺激、监控行为变化、必要的约束等。

3）必要时可采用安全措施，避免患者伤害自己或他人。患者的生活环境安全舒适，尤其是在精神状态不稳定或有自杀风险时。应移除环境中的危险物品（如锐器、毒物等），保证患者处于一个不会威胁到自己或他人安全的环境中。

4）为精神障碍患者提供稳定且减少刺激的环境，过多的外部刺激可能加剧患者的焦虑、幻觉或精神错乱等症状。

5）对于有自杀或自伤风险的患者，护士应特别警惕，密切观察行为变化，并及时采取干预措施，如增加监控、实施心理危机干预等。

6）在急性精神症状发作时，如出现严重的幻觉、妄想、行为失控等，护士需及时联系医生，患者可能需要短期住院治疗或紧急药物干预，以确保患者和他人的安全。

7）对于赌博行为、强迫性购物患者应指导家属做好财务监管，避免财产损失。

6. 健康指导：帮助患者及家属了解神经精神障碍的特点、治疗方法及预防复发的策略，指导家属如何理解、支持并参与患者的康复过程。同时，帮助家属应对照顾患者带来的压力，提供必要的心理支持和资源。指导患者如何在日常生活中保持健康的生活方式，如保持规律的作息、避免压力过大、按时服药等，避免可能引发症状的因素。

（赵宇　陈德智）

第十一节　颅内压异常

一、概述

颅内压异常（intracranial pressure abnormalities）是指颅内内容物对颅腔内壁的压力异常升高或降低。当颅脑损伤、炎症、脑肿瘤及脑卒中引起运动障碍疾病时，可因基础疾病导致脑水肿，引起颅内高压；也可因运动障碍疾病意外造成颅脑损伤，引起脑水肿，进而引起颅内高压或脑脊液外漏造成颅内低压。当患者入量不足，脑脊液减少或脑内血液量减少时，导致颅内内容物总体积减小而使颅内压下降。

二、护理评估

1. 病史评估：了解患者有无引起颅内压异常的相关病史，如头部外伤、颅内感染、入量不足等。评估患者有无颅内压异常的临床表现及严重程度。

2. 病情评估：

1）头痛的部位、性质、程度、持续时间及变化，有无诱因及加重因素，是否影响患者休息和睡眠。

2）有无意识障碍、复视、视力障碍等。

3）是否呕吐并影响进食，有无水和电解质紊乱及营养不良的表现。

4）是否因肢体功能障碍而影响自理能力。

5）有无生命体征的改变，是否出现库欣反应，即呼吸、脉搏减慢，血压升高。

6）脑脊液的压力。

三、护理诊断

1. 舒适度的改变：与头痛有关。

2. 脑组织灌注异常：与颅内压增高、降低有关。

四、护理措施

1. 观察患者意识水平的变化，使用 GCS 等标准化工具定期评估。观察患者对言语和刺激的反应，评估其意识状态和认知功能。监测瞳孔的大小和对光反射。记录头痛的性质、位置、严重程度和变化情况。颅内压升高常引起头痛，头痛可能是持续性、加重性或突然发作的。颅内压降低可能导致持续性或剧烈的头痛，通常在坐立或站立时加重，卧床时缓解。观察是否出现恶心和呕吐，特别是未经预警的剧烈呕吐。定期监测血压、心率变化，观察呼吸模式和频率，监测体温、尿量和尿液颜色变化。颅内压降低的患者可能在改变体位（如从卧位到站立位）时症状加重。

2. 生活护理：

1）颅内高压时床头抬高 15°～30°，以利于颅内静脉回流，减轻脑水肿；避免头颈过度屈曲或旋转，以防止静脉回流受阻。颅内低压时，建议卧床休息，予头低足高位或平卧位，避免过度活动。

2）保持大便通畅，预防肺部感染。

3）颅内高压患者应控制液体摄入，不能进食者，成人每天补液量不超过 2000mL。颅内低压患者针对病因进行治疗，大量饮水，5000mL/d。

3. 药物管理：颅内高压时使用甘露醇或高渗盐水快速降低颅内压。颅内低压时予静脉补液（生理盐水 3500～4000mL/d、5%葡萄糖注射液 2800～3000mL/d）。控制疼痛和焦虑，减少脑代谢率，进而降低颅内压。当患者无法经口进食时，可以考虑肠内或肠外营养支持，摄入足够的能量和营养。

4. 环境管理：保持环境安静，避免不必要的噪声和光线，减少对患者的干扰。如果需要吸引气道分泌物，应尽量减少吸引的次数和时间，以免引起颅内压升高。

5. 心理护理：为患者提供疾病和治疗的详细信息，帮助患者及家属了解病情，减轻焦虑和恐惧。为患者提供心理支持，帮助应对疾病带来的心理压力。

6. 并发症的预防：对于使用呼吸机的患者，需采取适当措施预防呼吸道感染。定期变换体位，使卧床患者做好皮肤护理，预防压力性损伤。

（赵宇　陈德智）

第四章 运动障碍疾病专科检查

第一节 血液学检查

一、概述

运动障碍疾病血液学检查的目的如下。

1. 鉴别诊断：某些代谢性疾病、感染、炎症性疾病和中毒等可以表现出类似运动障碍的症状。血液学检查可以帮助排除这些情况，如甲状腺功能异常、肝肾功能不全或电解质紊乱可能引起运动障碍样表现。在一些情况下，血液学检查可以检测到特定的生物标志物，这些标志物可以帮助识别某种特定的运动障碍疾病，如肝豆状核变性的铜蓝蛋白水平降低或血清铜水平异常可以通过血液学检查来发现。

2. 评估遗传性疾病：某些运动障碍疾病（如舞蹈病、某些类型的遗传性共济失调）有明确的基因突变。血液基因检测可以帮助确定患者是否携带导致这些疾病的基因突变，从而确诊或评估患病风险。

3. 监测病情和治疗效果：血液学检查可以用于监测患者对某些药物的反应，如使用左旋多巴治疗帕金森病的患者可能需要监测血液中的药物水平，以调整剂量并避免不良反应。对于一些自身免疫性或炎症性运动障碍（如多发性硬化）患者，血液学检查可以测量炎症和免疫标志物，以监测疾病活动性和治疗效果。

4. 检测代谢异常：某些代谢性疾病（如乳酸中毒、脂质代谢紊乱）可以引起运动障碍。血液学检查有助于发现这些代谢异常，并指导进一步的治疗。

5. 评估营养和维生素水平：维生素 B_{12}、维生素 D 或叶酸缺乏可能导致神经系统症状，包括运动障碍。血液学检查可以评估这些营养素的水平，帮助诊断和纠正相关的营养素缺乏。

6. 辅助诊断：在某些情况下，血液学检查可以与其他检查（如影像学检查、脑脊液检查、神经电生理检查）结合使用，以综合评估患者的病情。

二、适应证

1. 未明确诊断的可疑运动障碍疾病。
2. 有运动障碍疾病家族史者。

三、注意事项及护理配合

1. 血液学检查前避免过度空腹造成低血糖，避免情绪激动、剧烈运动、进食油腻食物后采血。

2. 青年女性患者尽量避免生理期采血，以免影响血液学检查的有效性及准确性。

3. 血液学检查后观察患者有无低血糖、晕厥、穿刺部位出血等表现。

4. 采血后应伸直手臂持续按压棉花头5分钟以上，棉签与血管走行方向垂直。若正在接受抗凝治疗或存在其他凝血机制问题，按压时间需适当延长至10分钟或更长。采血24小时内勿揉搓采血进针处，采血侧肢体避免剧烈运动（如提重物、游泳、打球等），避免加速血液流动，以免引起血肿、皮下淤青等不良反应。一旦发生血肿、淤青，采血后24小时以内只能局部冷敷肿胀部位，3天后热敷可加速皮下出血的吸收。

四、常见运动障碍疾病的血液学检查特点

1. 帕金森病：帕金森病的血液学检查通常无异常。如果血清铜蓝蛋白水平降低，结合血清铜水平降低，需要考虑肝豆状核变性所致的遗传性帕金森综合征。有时会进行甲状腺功能测试、维生素D和维生素B_{12}水平检测，以排除其他可以导致类似帕金森症状的疾病。研究中可能会评估α-突触核蛋白水平，尽管这还不是临床常规检测的一部分。

2. 小舞蹈病：又称Sydenham舞蹈病，血液学检查可以发现抗链球菌溶血素"O"滴度增加，血沉加快，C反应蛋白升高。

3. 肝豆状核变性：亦称威尔逊病（Willson's disease），血液学检查可以发现血清铜蓝蛋白水平降低，血清铜水平常降低。当然有时血清铜蓝蛋白水平降低，并非肝豆状核变性，而是低铜蓝蛋白血症；有时血清铜蓝蛋白水平极低，测不出，需要考虑无铜蓝蛋白血症。

4. 肌张力障碍：一般的血液学检查常无特殊表现，肝豆状核变性患者也可以表现为肌张力障碍，血清铜蓝蛋白水平降低。口周不自主运动和舌肌张力障碍的患者需要注意外周血红细胞形态学检查，如发现棘红细胞比例增高，提示神经-棘红细胞舞蹈病。

5. 原发性震颤（ET）：也称特发性震颤，一般的血液学检查通常正常，需要检查甲状腺素排除由甲亢引起的震颤。

6. 亨廷顿舞蹈病，也称亨廷顿病：常染色体显性遗传的神经变性疾病，白种人发病率最高，我国罕见。没有特定的血液学异常，但可进行常规检查以排除其他疾病。血液中的DNA分析是确诊的"金标准"，用于检测*HTT*基因的CAG重复扩展。CAG重复次数越多，发病年龄越早，症状越严重。

7. 抽动-秽语综合征：又称Tourette综合征，一般的血液学检查通常无特殊发现，有时患儿可以有抗链球菌溶血素"O"滴度增加。

8. 迟发性运动障碍：一种特殊而持久的锥体外系反应，主要见于长期服用大剂量抗精神病药的患者，使用3个月以上出现，减量或停服后最易发生。一般的血液学检查通常无特殊发现。

9. 僵人综合征：较罕见且病因不明的神经系统疾病。常规的血液学检查通常无异常。但外周血免疫抗体（如 GAD65、Amphiphysin、GlyR、DDPX、GABAAR）的检查呈阳性，可支持诊断，有时需进一步判断有无肿瘤的可能。

10. 不宁腿综合征（RLS）：原发性 RLS 血液学常规检查无特殊表现，但继发性 RLS 患者可以发现缺铁性贫血或者肾功能受损等。

11. 因副肿瘤或自身免疫性脑炎所致的复杂运动障碍，可检查血液自身免疫相关抗体和副肿瘤综合征相关抗体。

（何冰怡　梁燕）

第二节　神经系统影像学检查

一、概述

神经系统影像学检查在运动障碍疾病的诊断、管理和研究中起着至关重要的作用。

1. 明确诊断。

1）识别特定病变：神经系统影像学检查可以识别和定位大脑中的特定病变，如脑梗死、肿瘤、脑萎缩或白质损害。这有助于诊断可能引起运动障碍的疾病，如帕金森病、多系统萎缩（MSA）、进行性核上性麻痹（PSP）等。

2）鉴别诊断：通过影像学检查，可以区分不同类型的运动障碍疾病，如帕金森病和 MSA 的影像学表现不同。

2. 评估疾病进展。

1）监测大脑结构变化：神经系统影像学检查可以监测疾病的进展情况，如脑萎缩的程度、基底节区域的变化等。这对于评估疾病的进展速度和制订治疗计划非常重要。

2）量化疾病负担：通过定量分析影像学数据，可以客观评估疾病的严重程度，如计算灰质或白质的体积变化、检测神经通路的退化情况等。

3. 指导治疗。

1）手术规划：对于需要手术治疗的患者（如帕金森病患者的脑深部电刺激手术），神经影像学检查有助于确定手术目标区域，精确定位电极的植入部位。

2）评估治疗效果：神经系统影像学检查可以帮助评估治疗效果，如在帕金森病的药物或手术治疗后，可以通过神经系统影像学检查评估大脑中的结构变化。

4. 研究和临床试验。

1）研究病理生理机制：通过功能性影像学［如功能性磁共振成像（fMRI）、正电子发射体层扫描（PET）］，研究人员可以研究运动障碍疾病的病理生理机制，如大脑的代谢活动、血流变化和神经通路的功能。

2）在临床试验中，神经系统影像学检查可以用于评估新药物或新疗法的效果。

5. 功能性评估：功能影像学如 fMRI 和 PET 可以评估脑部在不同任务或休息状态

下的功能活动，帮助理解运动障碍疾病中功能性异常的部位和程度。

6. 患者教育和沟通：影像学检查结果可以帮助医生向患者和家属解释疾病的本质和进展情况，提供更直观的解释。

二、计算机体层摄影技术

计算机体层摄影（computeried tomography，CT）利用不同组织对 X 线的吸收系数不同，通过计算机处理，在结果图像上可以分辨出骨质、脑脊液、血液和脑白质、灰质的不同密度。对 X 线吸收高于脑实质者，表现为增白的高密度阴影，如钙化和出血等；对 X 线吸收低于脑实质者，表现为灰黑色的低密度影，如坏死、水肿、脓肿和囊肿等。

1. 适应证：
1）体内有金属物的患者不能做 MRI 时，可以做 CT。
2）若检查时需要持续心电监护和使用生命支持仪器，则更应选用 CT 而非 MRI。
3）如果怀疑患者为钙化或有急性出血可能，优先选择 CT。

2. 禁忌证：
1）严重心、肝、肾功能衰竭。
2）含碘对比剂过敏者不能做增强 CT。

3. 注意事项及护理配合。
1）检查前配合：
（1）提供既往疾病史、手术史、外伤史、过敏史及携带原有病历或 X 线片、CT、MR、B 超等有关资料。
（2）对于不能合作的患者，如意识不清或躁动的患者，予适当镇静后方能检查，危重患者检查时相关科室医护人员应陪同。
（3）除去检查部位体表金属及高密度物品，如耳环、发夹、项链、含金属的衣物、纽扣、皮带、手机、钱包及钥匙等，以避免造成伪影干扰。
（4）听从技术人员的指导，按要求摆好体位，保持体位不动直至检查完毕。检查中如有不适或发生异常情况，请及时通知技术人员。
（5）增强扫描应有家属陪同，告知相关注意事项及可能发生的不良反应后，患者在知情同意书上签字同意后方可进行检查。
2）检查后配合：
（1）行增强扫描后，应留观 10~15 分钟，无不良反应方可由护士拔去针头后再离开。
（2）注意穿刺点压迫止血，观察有无迟发不良反应等，如有不适，应及时处理。
（3）增强扫描后要多喝水，以利于造影剂排出。

三、磁共振成像

磁共振成像（MRI）是一种无创、相对快速而没有辐射的检查方法。近年来，随着技术的进步，结构性 MRI、功能性 MRI 为运动障碍疾病的诊断提供了可视化和定量化的检查结果。

1. 适应证：MRI 适合大多数神经系统疾病患者。
2. 绝对禁忌证：
1) 安装有心脏起搏器的患者。
2) 体内置有脉冲刺激发生器的患者。
3) 体内有中枢神经系统金属止血夹的患者。
4) 内植人工内耳的患者。
5) 植入药物注射泵的患者。
6) 植入带金属气管导管的患者。
3. 相对禁忌证：
1) 骨科植入器材、骨钉与人工关节。
2) 嵌入皮肤的金属异物或者体内有弹片。
3) 血管内有支架。
4) 假牙、助听器、外科手术网丝和铜丝等。
5) 妊娠患者：一般认为妊娠并不是 MRI 的绝对禁忌证，但妊娠第一个月内仍是相对禁忌证。依病情是否有迫切需要考虑患者是否接受检查，检查前由产科医生、放射诊断科医生和妊娠患者详细讨论病情后再作决定。另外，妊娠患者不宜注射造影剂。
4. 注意事项及护理配合。
1) 检查前：消除患者紧张、恐惧心理，使其保持良好的心理状态。为使诊断更准确详细，外院做过相关检查者可带齐外院检查资料以备参考、对比。告知患者及家属根据不同的检查部位，所需的时间亦有长短，每个部位扫描时间为 10~45 分钟。告知患者及家属根据不同检查部位需采取不同体位，身体各部位保持不动状态。对于检查时间超过 30 分钟者告知检查前 20 分钟需排空小便。对于不自主运动增多的患者，由于不自主运动不受控制，为保障影像质量，常常需要提前注射镇静药物，因此护士需要观察患者是否有不适，以及不自主运动缓解的程度，是否能配合 MRI。如病变复杂需增强扫描，患者需提前 15 分钟进入候诊检查大厅，做好扫描前的准备。个别年老体弱的患者或化疗后的患者因血管出现硬化，弹性下降，脆性增大，易产生造影剂外渗，需告知注射过程中如出现注射部位疼痛应及时告诉医护人员，以便及时处理。
2) 检查后：行增强扫描后，留观 10~15 分钟，如无不良反应可由护士拔去针头后再离开。注意对穿刺点的压迫止血，观察有无迟发不良反应，如有不适应及时处理。增强扫描患者检查后多喝开水，以促进造影剂尽快排出。造影剂黏性大、渗透压高，极个别患者注射后可能会出现轻度恶心、呕吐、胸闷、头晕等症状。一般是一过性反应，会很快恢复正常。造影剂外渗可用湿热敷方法，如 50％硫酸镁 5mL＋地塞米松 10mg 浸湿纱布块，覆盖外渗部位，60 分钟更换。20％甘露醇冷湿敷，与 33％硫酸镁热湿敷相比，能明显缩短肿胀消退时间。地塞米松 5mg＋2％普鲁卡因 2mL 局部封闭，配合 50％硫酸镁湿敷等方法。渗出量大且渗出部位有严重压迫感时，需行外科手术处理。

四、放射性核素显像

放射性核素显像（radionuclide imaging，RI）是一类医学影像技术，利用放射性示踪剂（放射性核素）对人体器官、组织或疾病进行成像。放射性核素显像在运动障碍疾病的诊断、鉴别诊断和疾病进展监测中广泛应用。

1. 常用技术。

1）正电子发射体层扫描（PET）：PET 使用放射性示踪剂（如 FDG、DOPA、Raclopride 等）来研究脑部代谢、神经递质受体的功能及神经元活性。

2）PET 的脑淀粉样蛋白显像：一种用于检测大脑中淀粉样蛋白沉积的影像学方法。可以早期发现阿尔茨海默病的病理特征。对于帕金森病患者，PET 的脑淀粉样蛋白显像可以帮助区分是纯粹的帕金森病痴呆还是合并阿尔茨海默病的混合性痴呆。如果 PET 的脑淀粉样蛋白显像显示大量淀粉样蛋白沉积，这可能表明患者不仅患有帕金森病，还存在阿尔茨海默病的病理特征。

3）Tau 显像：Tau 显像是使用 PET 来检测和成像大脑中异常 Tau 蛋白沉积的一种先进的影像学方法。Tau 蛋白与阿尔茨海默病和其他神经退行性疾病（如额颞叶痴呆、进行性核上性麻痹等）密切相关。在运动障碍疾病中，Tau 显像可以帮助识别 PSP 患者脑干和基底节中 Tau 蛋白的异常积累。通过 PET 扫描，能够观察到这些区域的 Tau 蛋白浓度增高，有助于确诊 PSP，并与其他运动障碍疾病（如帕金森病）进行鉴别。Tau 显像可以检测 CBD 患者大脑皮质和基底节中 Tau 蛋白的分布，支持疾病的早期诊断，并帮助与其他类似症状的运动障碍疾病（如帕金森病、阿尔茨海默病）区分开来。Tau 显像可以帮助识别额叶和颞叶中的 Tau 蛋白积聚，支持 FTD 的诊断，并为进一步了解疾病的复杂性和异质性提供影像学证据。

4）多巴胺转运体（DAT）显像：DAT 显像在运动障碍疾病中广泛应用，特别是在帕金森病及其相关疾病的诊断、鉴别诊断和疾病进展监测中发挥了重要作用。DAT 显像可以检测患者大脑中多巴胺转运体的密度，帮助识别纹状体的多巴胺能神经元损伤。DLB 患者的 DAT 显像结果表现为纹状体区域的 DAT 密度降低。DAT 显像有助于 MSA 的早期诊断和与帕金森病的鉴别。

5）甲基碘代苄胍（MIBG）心脏显像：使用放射性核素 ^{123}I 标记的 MIBG 进行心脏显像，评估交感神经功能。帕金森病与路易体痴呆这两种疾病的患者通常表现为心脏 MIBG 摄取降低，而多系统萎缩患者通常心脏 MIBG 摄取正常。因此，这一技术可以帮助鉴别这些运动障碍疾病。

2. 适应证：

1）帕金森病及帕金森综合征。

2）阿尔茨海默病。

3）路易体痴呆。

4）癫痫。

5）其他神经退行性疾病。

3. 禁忌证：

1) 妊娠。

2) 哺乳期女性。

3) 对放射性示踪剂过敏者。

4) 严重肾功能不全者。

4. 注意事项及护理配合。

1) 药物停用：某些药物可能干扰显像结果，如抗抑郁药、多巴胺能药物、抗精神病药可能影响 DAT 显像结果。患者可能需要在检查前一段时间停用这些药物，具体时间需遵循医生指导。

2) 饮食禁忌：对于 PET 显像，特别是 ^{18}F FDG-PET，患者通常需要在检查前 4~6 小时禁食，以减少体内葡萄糖代谢对结果的干扰。

（刘友容）

第三节 腰椎穿刺和脑脊液检查

一、概述

腰椎穿刺（lumbar puncture，LP）是针对神经系统疾病的一项重要检查，它通过在腰椎区域穿刺脊髓腔，抽取脑脊液（CSF）或注入药物。腰椎穿刺在运动障碍疾病中的作用主要体现在诊断和治疗两个方面。复杂性运动障碍疾病常由免疫和肿瘤导致的自身免疫或副肿瘤相关疾病所致，因此需要行脑脊液自身免疫或副肿瘤相关抗体检查，明确诊断。它可以帮助确认或排除多发性硬化、感染性疾病和正常压力脑积水等，通过脑脊液分析获得有价值的诊断信息。同时，该技术也可用于药物注射和脑脊液引流，以缓解症状和改善患者的生活质量。

二、适应证

1. 收集脑脊液做各种检查，辅助诊断以下疾病：中枢神经系统感染、蛛网膜下腔出血、免疫性炎性疾病、脱髓鞘疾病和脑膜癌等。

2. 怀疑颅内压异常。

3. 动态观察脑脊液变化以助判断病情、预后及指导治疗。

4. 注入放射性核素行脑、脊髓扫描。

5. 注入液体或放出脑脊液以维持、调整颅内压平衡，或注入药物治疗相应疾病。

三、禁忌证

1. 颅内压明显升高，或已有脑疝迹象，特别是怀疑后颅窝存在占位性病变。

2. 穿刺部位有感染灶、脊髓结核或开放性损伤。

3. 明显出血倾向或病情危重不宜搬动。

4. 脊髓压迫症患者的脊髓功能处于即将丧失的临界状态。

四、检查配合及护理

1. 知情同意及用物准备：穿刺前应由医生向患者和家属说明腰椎穿刺的目的和可能发生的不良反应，并签署知情同意书。备好腰椎穿刺包全套（腰椎穿刺包、测压管、2%利多卡因、5mL注射器、0.5%碘伏或0.2%安尔碘、棉签、口罩、帽子、手套等）。

2. 术前指导：术前用通俗易懂的语言告知患者及家属穿刺的步骤和知识，使患者及家属对此项手术有一个基本的认识，消除患者及家属的疑虑，积极缓解患者的紧张情绪，以便于其更好地配合手术。指导患者做放松肌肉的训练及穿刺时体位的训练。穿刺前提醒患者要排空大小便，指导患者取正确的腰椎穿刺体位，一般常取左侧屈曲卧位，尽量低头，双手抱膝屈颈并将头颈与腰部处于同一水平，躯干与床面垂直，以增宽椎间隙。腰椎穿刺点通常是双侧髂嵴最高点连线，中点的 $L_{3\sim4}$ 椎间隙（不伤及脊髓）。

3. 操作配合：常规消毒皮肤后，佩戴无菌手套、铺孔巾，用5mL注射器抽取2%利多卡因1~2mL，先在穿刺点处注射0.5cm的皮丘，然后垂直进针，进行皮下浸润麻醉，回抽无血液后注射麻醉药，边退针、边回抽、边注射麻醉药。左手拇指按紧穿刺部位，右手持9号穿刺针（成人用），针头斜面向上，垂直刺入，当有两次落空感后，缓慢拔出针芯，即可见脑脊液流出。让患者伸直颈部和双腿，深呼吸并全身放松，将测压管与穿刺针相连接，脑脊液进入测压管后可见液面随呼吸轻微波动，测量初压（取脑脊液之前）。如果压力不高，可缓慢放出脑脊液送检，并测定终压。正常成人脑脊液压力卧位时为 0.78~1.76kPa（80~180mmH$_2$O），高于 1.96kPa（200mmH$_2$O）应视为颅内压增高，低于 0.68kPa（70mmH$_2$O）应视为颅内压降低。

压力过高时应停止放液，防止脑疝的形成。插入针芯，拔出穿刺针，用0.5%碘伏溶液消毒穿刺部位的皮肤，局部用无菌纱布覆盖，胶布固定。手术过程中，指导患者应尽量放松，分散患者的注意力，密切观察患者的反应。

4. 术后指导：手术结束后嘱患者去枕平卧4~6小时。低颅内压头痛是腰椎穿刺术后最常见的并发症。告知患者不宜抬高头部，咳嗽、站立和打喷嚏都可使头痛加重，如果患者出现头痛应立即通知医护人员。密切观察疼痛的部位，疼痛一般在额部、枕部，有时伴有颈部、背部的疼痛。平卧位有助于缓解头痛，也可适当增加饮水量，必要时可遵医嘱输入生理盐水500~1000mL。

5. 并发症的观察。

1) 低颅内压综合征：侧卧位腰椎穿刺脑脊液压力在60~80mmH$_2$O以下，较为常见。患者于坐起后头痛明显加剧，平卧或头低位时头痛即可减轻或缓解。多因穿刺针过粗、穿刺技术不熟练、过度引流脑脊液或术后起床过早等，使脑脊液自脊膜穿刺孔不断外流，故应使用较细的无创针穿刺，术后至少去枕平卧4~6小时。一旦出现低颅内压症状，宜多饮水和卧床休息，严重者可每天滴注生理盐水1000~1500mL。

2) 脑疝形成：在颅内压增高时，若腰椎穿刺放脑脊液过多过快，可在穿刺当时或术后数小时内发生脑疝,造成意识障碍,呼吸骤停甚至死亡。因此,必须严格掌握腰椎穿刺指征,怀疑后颅窝占位性病变者应先做影像学检查明确,有颅内高压征兆者可先使用脱水剂后再做腰椎穿刺。如腰椎穿刺证实压力升高,应不放或少放脑脊液,并即刻给予脱水、利尿剂治疗以降低颅内压。

3)神经根痛:如针尖刺伤马尾神经,会引起暂时性神经根痛,一般不需要特殊处理。

4)其他:少见的并发症,如感染、出血等。对于强直性脊柱炎或严重的局部钙化等,不当的操作可能造成脊神经根的损害甚至诱发脊髓损害。以上问题应在术前做充分评估,必要时行腰椎影像学检查和外科处理。

(刘友容)

第四节 基因诊断技术

一、概述

基因诊断技术(DNA diagnostic technique)也称分子生物学诊断技术,是用 DNA 或 RNA 作为诊断材料,应用分子生物学技术,检查基因的结构及其表达功能来诊断疾病的方法。基因检测是确认亨廷顿舞蹈病的"金标准",可以识别与帕金森病相关的遗传变异,如 *SNCA*、*LRRK2*、*PINK1*、*PRKN* 和 *DJ-1* 基因的突变,有助于评估个体的遗传风险,尤其是家族性帕金森病患者。基因诊断技术在运动障碍疾病中的应用越来越广泛,不仅可以帮助识别遗传性疾病的致病基因、评估遗传风险,还为个体化治疗提供基础。

二、常用方法

1. 全基因组测序(WGS):提供完整的基因组序列,能够检测到所有可能的突变,包括罕见突变。

2. 全外显子测序(WES):测序所有编码区的基因(外显子),可以检测与疾病相关的突变,成本相对较低,比全基因组测序更具针对性。

3. 靶向基因测序:集中在已知的相关基因或突变位点上测序,适用于特定疾病的遗传检测,成本较低,结果更具针对性,适合大规模筛查。

4. 基因芯片(genotyping):检测特定的已知突变或基因型,用于大规模筛查和流行病学研究,高通量,成本低,适用于遗传易感性研究。

三、适应证

1. 遗传性疾病的诊断:已知有家族史患者有疑似遗传病症状,如亨廷顿舞蹈病、家族性帕金森病等。

2. 疾病筛查和早期检测：高风险人群筛查、产前筛查。

3. 个体化治疗：药物治疗指导、靶向治疗。

4. 遗传咨询：基因检测结果可以帮助家族成员了解遗传风险，并提供针对性遗传咨询服务。

四、禁忌证

1. 基因检测可能导致心理负担，尤其是对结果的解读和后续处理有困难时。对于有严重心理问题的个体，基因检测可能需要慎重考虑。

2. 基因信息的隐私问题，特别是结果可能被用于非医疗目的（如保险公司），需要考虑患者的隐私权和数据保护。

3. 不适用于所有疾病，检测结果有假阴性或假阳性可能。

4. 费用高昂：基因检测费用较高，患者可能需要考虑是否符合经济条件或保险覆盖范围。

五、注意事项

基因诊断材料来源广泛。机体各种有核细胞都可以作为基因诊断材料。运动障碍疾病患者基因诊断中常用样本来源于脑脊液及静脉血。

1. 减少样本污染，严格无菌操作，采集无菌标本时应注意对局部及周围皮肤的消毒。如使用消毒液消毒皮肤，需作用一定时间，待皮肤及周围干燥后再采样。第一管标本最好不要收集，收集第二管标本送检。采集后的标本必须用无菌容器盛装。

2. 成人静脉血采集在3mL以上，样本根据实际情况决定是否需要离心进行血浆、白细胞分离。脑脊液采集1.2mL以上，储存及运输温度在4℃。

3. 每份样本应当有唯一标识，注明样本类型、样本采集时间、样本接收时间、报告时间，需注明样本状态（如已分离的DNA或已裂解白细胞等）。

4. 及时送检。

（陆晓双　梁燕）

第五节　神经电生理检查

一、概述

神经电生理检查（neurophysiological testing）是用专用的仪器如电生理仪器、微电极等记录或测定器官组织、神经和细胞离子通道等的膜电位改变、传导速度和离子通道活动的方法，在运动障碍疾病中应用广泛，主要用于评估神经系统功能、帮助诊断、监测功能等。

二、肌电图（EMG）、神经传导速度（NCV）及诱发电位（EP）

EMG 可以帮助评估肌肉的电活动，检测肌肉和周围神经的功能。

NCV 用于测量外周神经的传导速度，可以帮助诊断和评估与外周神经病变相关的运动障碍，如慢性炎症性脱髓鞘性多发性神经病（CIDP）。

EP 包括体感诱发电位（SSEP）和视觉诱发电位（VEP），用于评估中枢感觉通路的功能。这些检查可以帮助检测多发性硬化等运动障碍疾病中的中枢神经系统病变。

1. 适应证。

1）肌肉无力或萎缩：用于评估肌肉无力、萎缩的原因。

2）神经损伤：帮助诊断神经损伤的部位和程度。

3）感觉异常：评估感觉异常的原因，如麻木、刺痛等。

4）抽搐和痉挛：用于评估抽搐和痉挛的原因，如肌阵挛、抽搐性疾病等。

5）运动神经元疾病：用于诊断运动神经元疾病及其进展。

2. 禁忌证：

1）感染或皮肤破损患者。

2）严重的心脏疾病患者。

3）对电击敏感患者。

4）血友病、有出血倾向或其他遗传性凝血功能障碍患者。

5）开放性骨折和（或）伤口未愈合患者以及使用外固定支架患者。

6）生命体征不稳定及无法合作的患者。

7）有明确晕针史的患者。

3. 注意事项及护理配合。

1）检查前的准备：检查前应详细询问病史并且充分对患者解释、取得配合。评估患者是否有传染病史。必须提前告知检查医生患者现患的急慢性传染病（包括乙肝、艾滋病等）。提前告知患者检查当日应保持皮肤清洁，可洗澡及洗头，但勿擦发胶和头油。嘱患者检查当日着宽松的衣裤，以便在检查时方便暴露四肢，便于医生操作和放置电极。患者不能空腹检查，检查前应进食。通常没有特定的饮食要求，但最好在检查前避免咖啡因等可能影响肌肉活动的食物。避免佩戴任何首饰、携带手机。保持肢体温度（尤其是末端），天气寒冷时可局部加温，对于肢端循环差的患者，可提前给予温水浸泡，水温适宜，不超过 40℃，避免烫伤患者，保证肢体末端温度维持在 32℃ 以上。某些药物可能会影响 EMG 的结果。检查前最好告知医生所用的所有药物。检查前保持肌肉休息，避免剧烈运动。避免检查前过度疲劳或剧烈活动。

2）检查中的配合：告知患者应保持肢体放松状态，尽量避免精神紧张。检查过程中可能需要患者配合做一些动作，如收缩或放松肌肉，遵循医生的指示。检查过程中注意观察患者的情绪，避免过度紧张，以免晕针。如出现晕针，应拔出针，让患者去枕平卧半小时以上。

3）检查后的注意事项：评估患者的基本情况，查看受检部位的皮肤、有无出血等，询问患者检查中有无晕针，并给予相应的皮肤护理及心理疏导。

三、脑电图（EEG）

EEG用于记录脑电波活动，帮助评估大脑功能。虽然EEG在运动障碍疾病中的应用不如其他检查常见，但对于伴有癫痫发作的疾病，EEG可以提供有价值的信息。

1. 适应证：

1) 帕金森病：EEG可以用于检测帕金森病患者的非典型症状，尤其是在疾病的进展过程中，如认知功能障碍或癫痫发作。

2) 肌阵挛性癫痫：EEG有助于诊断肌阵挛发作的癫痫类型，帮助区分肌阵挛性癫痫和其他运动障碍。

3) 舞蹈病或扭转痉挛：EEG可以帮助评估与这些运动障碍相关的脑电活动异常，尤其是在存在癫痫的情况下。

4) 肌张力障碍：EEG在某些情况下可以帮助确定与肌张力障碍相关的神经异常，特别是当患者有不明原因的发作或意识障碍时。

5) 癫痫伴随的运动障碍：当患者表现出运动障碍并怀疑合并癫痫时，EEG可以用于诊断和区分不同类型的发作。

2. 禁忌证：EEG通常被认为是安全的，几乎没有绝对禁忌证，但以下情况需要注意。

1) 如果电极放置部位有皮肤感染、开放性伤口或严重皮肤问题，可能需要推迟检查或选择其他检查方法。

2) 植入性电子设备：如果患者有植入性电子设备如心脏起搏器，尽管EEG通常不会对这些设备产生影响，但仍需告知医生以评估潜在风险。

3. 注意事项及护理配合。

1) 检查前的准备：检查前应洗净头发，避免使用发胶、摩丝等护发产品，以确保电极能良好接触头皮，保证信号质量。某些药物可能会影响EEG的结果，检查前应告知医生所有正在使用的药物，可能需要调整药物。为了避免异常脑电活动的干扰，检查前应保证充足的睡眠，避免过度疲劳。检查前正常进食，通常没有特定的饮食要求，但应避免检查前摄入可能影响中枢神经系统的物质，如咖啡因或大量糖分。

2) 检查中的配合：进入视频脑电图监测病房后，请将手机、电脑、电子游戏机等电子设备关闭，以免设备电磁波干扰检查的准确性。患者及家属减少一切不必要的活动，尽量保持安静休息状态，离床1m以内，减少活动。监测过程中尽量保持患者全身一直处于摄像范围内。检查时避免穿化纤衣服，以免产生静电干扰，建议穿纯棉、宽松的衣服。检查时需要患者保持放松，在特定情况下，医生可能会要求患者进行诱发测试，如过度换气或闭眼，这些测试可能会诱发脑电活动变化。

四、经颅磁刺激（TMS）

TMS是一种非侵入性神经调节技术，通过产生磁场来刺激大脑皮质神经元，广泛应用于各种神经系统疾病的诊断和治疗。在运动障碍疾病中TMS用于评估皮质脊髓通路的功能，是运动神经元疾病中常用的无创评估工具。在帕金森病等运动障碍疾病中，

TMS 可以用来研究运动皮质的兴奋性变化，帮助理解疾病的病理生理机制。

1. 适应证：

1）帕金森病。

2）肌张力障碍。

3）运动神经元疾病。

4）震颤。

5）扭转痉挛和舞蹈病。

2. 禁忌证：

1）植入性金属装置。

2）癫痫史。

3）妊娠。

4）颅内病变。

5）不能配合的患者。

3. 注意事项及护理配合。

1）检查前的准备：在进行 TMS 前，医生通常会进行详细的病史询问和体格检查，以排除禁忌证，并决定适当的刺激参数。某些药物可能会影响 TMS 的效果，如抗癫痫药、抗精神病药等。检查前应告知医生所有正在使用的药物。

2）检查中的配合：TMS 可能会产生轻微不适，如头皮刺痛或敲击感，患者应尽量放松，避免紧张。在某些情况下，尤其是高强度刺激下，TMS 可能诱发癫痫发作，因此对于有癫痫风险的患者应采取预防措施，如降低刺激强度或缩短刺激时间。

3）检查后的注意事项：TMS 后应对患者进行短期观察，确保没有严重的不良反应或意外情况发生。少数患者可能会出现头痛、头晕、颈部不适等症状，通常是轻微和短暂的，如果不适持续，应及时告知医生。

五、其他神经电生理检查

1. 深部脑电图（DBS-EEG）：在实施深部脑刺激（DBS）治疗的帕金森病患者中，DBS-EEG 用于评估脑深部结构（如基底神经节）的电活动。通过记录和分析电活动，帮助优化 DBS 的参数设置，从而改善治疗效果。

2. 肌电图-诱发电位联合检查：通过 EMG 与诱发电位的联合使用，可以评估肌张力异常（如肌张力障碍）的发生机制，提供治疗指导。

3. 皮质电位地图（cortical mapping）：通过 TMS 或直接电刺激进行皮质电位地图绘制，帮助定位与运动控制相关的脑区，特别是在需要手术干预（如脑肿瘤或癫痫灶切除）的情况下。

（陆晓双　梁燕）

第六节 步态分析

一、概述

步态分析是指对人体在行走或运动过程中的步态（走路方式）进行系统评估和分析的过程。通过观察和测量个体在步行时的各种运动参数，帮助理解其运动模式、识别异常步态以及评估与各种疾病或受伤相关的功能障碍。步态分析在运动障碍疾病中的应用非常广泛，通过评估患者的步态特征，可以帮助诊断、监测和评估治疗效果，指导物理治疗和康复训练，优化治疗效果，识别跌倒高风险个体，特别是老年人，帮助制定预防跌倒的措施。

二、技术方法

1. 视觉观察：通过专科培养的临床医生或物理治疗师对步态进行肉眼观察，这是最基本的步态分析方法。
2. 视频分析：使用摄像机拍摄行走过程，并通过软件进行慢动作回放和分析，帮助识别细微的步态异常。
3. 力板分析：通过安装在地面上的力板，测量足底压力分布、步态中的地面反作用力等参数，分析支撑相中的动态特征。
4. 运动捕捉系统：通过在身体上安装反光标记，使用红外摄像机捕捉并记录行走时的身体运动轨迹，进行三维步态分析。
5. 惯性传感器：使用可穿戴设备中的加速度计、陀螺仪等传感器，实时记录步态数据，分析步态的空间和时间特征。

三、适应证与禁忌证

1. 适应证。
1) 帕金森病：步态分析用于评估帕金森病患者的步态特征，如步幅缩短、步速减慢、冻结步态等，帮助诊断和监测疾病进展。
2) 肌张力障碍：用于评估肌张力障碍患者的步态异常，如步态节律不规则、姿势异常等，帮助制订个体化治疗方案。
3) 舞蹈病和扭转痉挛：步态分析用于研究和评估这些疾病的特征性不自主运动及其对步态的影响。
4) 运动神经元疾病：步态分析可以评估运动神经元疾病患者的行走能力和步态变化，监测疾病进展。
5) 脑卒中后遗症：评估脑卒中患者的步态功能障碍，帮助制订康复计划和评估治疗效果。
6) 老年性步态异常：在老年人中，步态分析用于评估与衰老相关的步态变化，帮助预防跌倒。

2. 禁忌证。

1）严重平衡障碍。

2）急性骨折或严重关节炎。

3）精神状态不稳定。

4）急性疾病状态。

四、注意事项与护理配合

在进行步态分析前，应对患者进行全面的病史和体格检查，确保其适合进行步态分析，特别是评估平衡和行走能力。为防止跌倒，步态分析环境应安全，在需要时提供辅助设备（如行走器）或有人陪同。使用步态分析设备时，设备正确校准，以获取准确的测量数据。在步态分析过程中，监控患者的状态，及时识别和处理任何不适或异常情况。为了获得可靠的数据，建议进行多次步态测量，特别是在患者的步态表现可能不稳定或存在波动的情况下。

（刘昌龄　梁燕）

第七节　经颅黑质超声检查

一、概述

经颅黑质超声检查（transcranial sonography of the substantia nigra，TCS-SN）是一种利用超声波技术通过颅骨对脑部结构进行成像的检查方法。该技术用于评估大脑深部结构，特别是黑质（substantia nigra），这是一个与运动控制和帕金森病等运动障碍疾病相关的重要脑区。TCS-SN利用高频超声波通过颅骨的窗口（如颞部窗口）发射并接收反射波。由于超声波在不同组织中传播速度不同，回声强度和反射特征可以帮助描绘出脑部结构的图像。通过探测黑质的回声特征，观察其厚度、形态及其他结构变化。正常情况下，黑质在超声图像中表现为具有特定回声特征的区域。

二、检查方法

TCS-SN无创、无辐射，检查简便，可降低帕金森病的误诊率及漏诊率。其原理是声阻抗在不同界面超声反射波强度不同。根据经颅超声检查国际探查规范，采用GEVivi7超声仪器，使用M3S探头，设置探头频率为2.0～2.5MHz，动态范围为45～55dB，深度为15～17cm。告知患者依次左侧及右侧卧位，探头放于颞窗紧贴皮肤，平行耳眶线（耳尖与眼角连线），通过轴位检查中脑平面。

根据检查的图像，黑质回声强度可分为Ⅰ～Ⅴ级。Ⅰ～Ⅱ级为正常，≥Ⅲ级视为异常。黑质回声强度≥Ⅲ级，且强回声面积≥0.20cm^{2}判定为黑质回声阳性。TCS-SN依赖颞骨声窗条件，有相关报道称 10%～20% 的患者颞窗穿透不良，尤其是亚洲人和老年女性人群，颞骨声窗不佳时可将频率降低至 1.7～2.0MHz，以改善穿透性，但频率过低会限制分辨率，特别是对脑深部小结构的分辨率，导致图像质量差，无法做出准确诊断。中脑呈相对均质的蝴蝶形状低回声，中央细线样强回声为中脑中线，四周环绕着强回声，为脚间池从同侧颞窗部位检查黑质的回声。颞窗后窗骨板最薄，厚约 1mm，最易穿透，检测成功率高，获得的二维图像质量较好。

三、适应证及禁忌证

1. 适应证。

1）帕金森病：用于识别帕金森病患者黑质的病理变化，如黑质回声增强，帮助进行早期诊断。定期检查黑质变化以监测疾病进展。70%～98% 的帕金森病患者在 TCS-SN 中表现出黑质强回声。TCS-SN 通过检测黑质区强回声信号的面积辅助帕金森病的早期诊断，灵敏度可达 84.0%～88.2%，特异度可达 85.0%～94.9%。

2）震颤：用于区分原发性震颤与帕金森病相关震颤。

3）其他运动障碍：用于研究其他运动障碍疾病（如肌张力障碍）的黑质变化，帮助了解病理机制。

2. 禁忌证：

1）创伤后脑部病变。

2）颅骨结构异常。

3）急性脑部疾病：患者在疾病急性期病情不稳定或无法配合检查。

4）病情危重。

四、注意事项及护理配合

1. 检查前可用电筒检查颞窗的透光性，保持皮肤完整性，对毛发旺盛的患者行局部备皮术，保证局部皮肤清洁。

2. 检查前需正确校准超声设备，防止图像失真或数据不准确。

3. 患者在检查过程中需要保持静止，以获得清晰的图像。对于无法配合的患者，可能需要采取额外措施如适当镇静等。

4. 超声检查通常通过颞窗（耳后或头部侧面）进行，选择适当的窗口位置以获得最佳图像。

5. 检查后检查局部皮肤完整性，清洁局部皮肤，擦拭掉超声凝胶。

（李亭亭）

第八节 嗅觉测试

一、概述

嗅觉测试通过一定方法来检查嗅觉在气味感受、传导及信息分析整合过程中是否存在器质性和（或）功能性病变。

二、分类及检查方法

嗅觉测试方法繁多且不统一、缺乏标准化，主要包括嗅觉心理物理测试、嗅觉电生理评估、影像学检查。

1. 嗅觉心理物理测试：通过患者对气味刺激的回答来判定其嗅觉功能。

1) Sniffin'Sticks嗅棒测试：国际上广泛使用的一种主观嗅觉功能检测方法，由气味察觉阈测试、气味辨别能力测试和气味识别能力测试3部分组成。

（1）气味察觉阈测试：用正丁醇或苯乙醇作为嗅剂，使用共16组不同浓度的嗅棒对患者依次由低浓度到高浓度进行顺序检测，每组包含2支空白对照和1支不同浓度的嗅棒，最低浓度能察觉者为16分，最高浓度不能察觉者为1分，以此类推。

（2）气味辨别能力测试：共包含16组，每组3支嗅棒，患者必须从3支嗅棒中分辨出与其他2支气味不同的嗅棒，所有组均能辨别为16分，均不能辨别为0分，以此类推。

（3）气味识别能力测试：包含16种不同气味的嗅棒，患者闻完每支嗅棒后，从给出的4个选项中选择1个认为最接近所闻到气味的选项，选对1种得1分。

气味察觉阈测试、气味辨别能力测试和气味识别能力测试的得分相加即为总分。总分为48分，由于嗅觉功能随着年龄的增加而降低，青年人>30分为正常，≤30分为嗅觉障碍，其中16~30分为嗅觉下降，<16分为失嗅。

2) T&T嗅觉计测试：以嗅素稀释倍数作为定量分析依据的嗅觉功能检查方法，可同时检测气味察觉阈和气味识别能力。应用的试剂包含5种不同嗅素，分别为苯乙醇（花香－玫瑰花香味）、甲基环戊烯酮（焦煳－甜焦煳味）、异戊酸（汗臭－臭袜子味）、十一烷酸内酯（果香－熟桃子味）和三甲基吲哚（臭－粪臭味）。每种嗅素分为8种不同的浓度级别，从低浓度到高浓度分别记为－2、－1、0、1、2、3、4、5的分值。先测试气味察觉阈，后测试气味识别阈，依次由低浓度向高浓度进行顺序检测。以刚能察觉气味刺激作为气味察觉阈，以刚能分辨气味的最低浓度作为气味识别阈，最高浓度仍无法察觉或识别者记为6分。以结果做嗅觉测试图，取患者对5种嗅素识别阈的平均值作为判定标准，根据其识别阈将嗅觉功能分为6级：<－1.0分为嗅觉亢进，－1.0~1.0分为嗅觉正常，1.1~2.5分为轻度嗅觉减退，2.6~4.0分为中度嗅觉减退，4.1~5.5分为重度嗅觉减退，>5.5分为失嗅。

3) 宾夕法尼亚大学嗅觉识别测试（UPSIT）：目前美国临床上最常用的嗅功能主

观检测方法。将 40 种嗅素分别置于 $10\sim50\mu m$ 的胶囊内,再分装在按不同气味编排的 4 本小册子中,每册包括 10 页,每页有 1 个气味胶囊,印有 4 项供选答案。患者用铅笔划破胶囊,嗅闻后从 4 个选项中选择,答对 1 种气味记 1 分。根据患者得分对嗅觉功能进行评价:35~40 分为嗅觉正常,15~34 分为嗅觉减退,<15 分为嗅觉丧失。

2. 嗅觉电生理评估:主要包括嗅电图(EOG)和嗅觉事件相关电位(oERPs)。前者是气味刺激后在嗅上皮记录到的电位,一般认为是嗅觉感受神经元产生的发生器总和电位,主要用于研究。oERPs 是由嗅觉刺激剂刺激嗅黏膜,应用计算机叠加技术,在头皮特定部位记录到的嗅觉特异性脑电位,是一项客观而灵敏的电生理指标,对嗅觉系统及其相关疾病的诊断具有重要的理论和临床应用价值。目前已有将 oERPs 用于伪失嗅的鉴别、法医鉴定、嗅功能的客观评价、神经退行性疾病及精神病的诊断、嗅觉认知过程评估的报道。

一些国家已研制出了较为完善的嗅觉诱发电位(OEP)检查装置,陆续有不同型号的 OEP 仪器问世,并已在临床上应用。OEP 被认为是评估嗅觉功能客观而重要的方法,其诊断价值在一些研究中得到了证实。

3. 影像学检查:鼻腔鼻窦薄层 CT 和 MRI,可对整个嗅觉通路做全面评估。

三、适应证及禁忌证

1. 适应证。

1)神经系统疾病:嗅觉丧失是帕金森病早期症状之一,嗅觉测试有助于早期诊断和病情监测。嗅觉功能减退可作为亨廷顿舞蹈病诊断和病情监测的辅助工具。

2)嗅觉障碍:用于评估嗅觉功能的丧失程度,如感冒、鼻炎或外伤后嗅觉障碍。

2. 禁忌证:

1)急性鼻炎或鼻窦炎。

2)重症感冒、流感或其他全身感染。

3)嗅觉功能严重障碍。

4)使用影响嗅觉的药物:某些药物(如某些抗生素)可能影响嗅觉,进行测试时需要考虑药物影响。

5)存在其他鼻部结构异常:鼻中隔偏曲或其他解剖结构异常,可能影响嗅觉功能和测试结果。

四、注意事项及护理配合

1. 检查前的准备:了解患者的病史,特别是有关嗅觉功能的问题,如是否有嗅觉丧失、鼻部疾病或其他相关病症。询问患者是否正在使用可能影响嗅觉的药物,并根据需要调整测试时间。询问患者是否对某些气味或测试材料过敏,避免使用可能引起不适或过敏的气味。测试环境干净,无异味,以避免外部气味干扰测试结果。测试气味样本新鲜且封闭良好,防止气味挥发或混合。嗅觉测试所用的设备(如气味瓶、气味卡)无损坏且功能正常。

2. 检查中的配合：向患者清楚说明测试的过程和目的，患者理解测试要求。指导患者在测试过程中如何闻取气味样本，如如何靠近气味源以及如何表达对气味的感受。要求患者在测试过程中保持静止，以获得准确的嗅觉测试结果。详细记录患者对每种气味的反应，包括识别能力、感知强度及是否有任何不适。根据患者的反馈和反应，及时调整测试方法或材料，确保测试的有效性和患者的舒适度。如患者在测试过程中出现不适或过敏反应，立即采取适当措施，如中止测试并提供急救措施。

3. 检查后的注意事项：测试完成后，询问患者是否有任何不适，如有不适应等待其恢复正常。根据测试结果向患者提供必要的解释和建议，根据需要安排后续的检查或随访，特别是在测试结果显示嗅觉功能异常时。

（冯薇　陈德智）

第九节　心脏交感神经检查

一、概述

心脏交感神经检查是一种用于评估心脏交感神经功能的检查方法。心脏交感神经是自主神经系统的一部分，负责调节心率、心脏收缩力和心脏的整体功能。心脏交感神经的功能异常可能会导致心脏病或其他心血管问题，因此了解其功能状态对诊断和治疗非常重要。在运动障碍疾病中，心脏交感神经检查可以用于评估交感神经系统对心脏的调节功能，进而提供有关疾病进展、症状管理和综合评估的信息。

二、直立试验和直立倾斜试验

直立试验（orthostatic test）：让受检者平卧10分钟后，测量血压及心率，然后起立，安静直立1分钟、3分钟、5分钟时测量立位血压及心率。观察心率和血压的变化，直立试验可协助诊断直立性低血压。如果怀疑患者存在直立性低血压，而直立试验是阴性，则可行直立倾斜试验（tilt table test）。让受检者平卧于倾斜床上，安静状态下平卧10分钟，然后将床倾斜至60~80°，持续20分钟，试验过程中同步监测血压和心率。

1. 适应证。

1) 直立性低血压：用于评估直立性低血压的原因，这种情况在体位改变时（如从坐着或躺着到站立）血压显著下降。

2) 晕厥和头晕：用于检查导致晕厥或头晕的潜在原因，尤其是与体位变化相关的症状。

2. 禁忌证。

1) 心脑血管病：主动脉瓣狭窄或左室流出道狭窄所致晕厥患者、重度二尖瓣狭窄伴晕厥患者、已知有冠状动脉近端严重狭窄的晕厥患者、严重脑血管病变的晕厥患者。

2) 严重高血压：高血压未控制的患者可能需要避免这种测试，以防不良反应。

3) 妊娠。

3. 注意事项：检查前，根据患者的情况建立静脉通路，备抢救车以便对患者进行抢救。检查前均停用血管活性药物 5 个半衰期以上（如阿司匹林半衰期为 4.5 小时左右，氯吡格雷半衰期为 8 小时左右，华法林半衰期为 40~50 小时），禁食 4 小时以上。保持检查室环境安静、光线柔和、温度适宜（20~25℃）。患者平卧于检查床上，连接好心电、血压监测设备，并记录患者的基础收缩压、舒张压及心率。在测试过程中需要仔细监测患者的心率和血压，防止发生急性反应如晕厥。避免突然的体位变化，以减少不适和风险。

三、血浆去甲肾上腺素浓度测定

血浆去甲肾上腺素（norepinephrine，NE）浓度测定确实可以作为心脏交感神经功能的一种检查方法。去甲肾上腺素是交感神经系统的重要神经递质，它的浓度反映了交感神经系统的活性，因此血浆去甲肾上腺素浓度可以用于评估交感神经对心脏和血管的调节作用。

受检者在行直立试验时，分别于平卧、直立时采手臂静脉血检测血浆去甲肾上腺素浓度。正常健康人直立 5 分钟释放的血浆去甲肾上腺素是平卧位的 2 倍。而伴有直立性低血压的帕金森病患者较不伴直立性低血压者，血浆去甲肾上腺素在直立时释放减少。

1. 适应证。

1) 高血压：用于评估交感神经活性对高血压的作用，特别是难治性高血压或原发性高血压。

2) 心力衰竭：评估交感神经对心力衰竭患者心脏功能的影响，帮助判断病情的严重程度。

3) 自主神经系统疾病如帕金森病、多系统萎缩等：用于评估交感神经功能变化。

4) 不明原因的晕厥或心悸：用于明确交感神经功能是否异常。

2. 禁忌证。

1) 急性应激状态：急性疾病、剧烈疼痛或极度情绪激动时，交感神经系统可能过度活跃，导致去甲肾上腺素浓度异常升高，可能干扰结果的准确性。

2) 药物干扰：某些药物（如抗抑郁药、β受体阻滞剂）可能影响去甲肾上腺素的代谢或释放，从而影响检测结果。

3. 注意事项及护理配合：在检测前，可能需要停用某些可能影响去甲肾上腺素代谢的药物，但需在医生指导下进行。采集血样时应尽量避免患者受刺激（如情绪激动或剧烈运动），以免影响去甲肾上腺素浓度。应在安静舒适的环境中采血，避免环境对交感神经系统产生影响，采空腹血 5mL 放入 DETA 抗凝管混匀送检。

四、心率变异性检查

记录心电图（ECG）数据来分析心率的变化，评估交感神经和副交感神经的功能。

心率变异性（heart rate variability，HRV）指心脏正常搏动过程中连续 R-R 间期之间的微小差异，是近年发展起来的一项定量评价心血管自主神经功能障碍的指标，反映心脏自主神经整体平衡状态。HRV 分析包括时域分析、频域分析和非线性分析。目前常用的是时域分析和频域分析。HRV 升高是健康人自主神经调节能力强的标志。HRV 减少常常是自主神经系统异常的指标。研究发现帕金森病患者夜间心率调节能力下降，HRV 在静息状态明显减少。

1. 适应证。

1）心脏病：用于评估交感神经对心脏的调节作用，特别是对于心律失常和高血压患者。

2）自主神经系统病如帕金森病、多系统萎缩等：用于评估交感神经功能的变化。

3）慢性病：用于监测慢性病患者的心脏交感神经功能。

2. 禁忌证。

1）严重心脏病如急性心肌梗死或心力衰竭：需谨慎进行测试。

2）病情不稳定如急性心律失常或急性高血压：可能需要避免测试。

3. 注意事项及护理配合：

1）与动态心电记录仪接触的皮肤部分应无局部感染，保持皮肤清洁。

2）避免 X 线、CT、MRI、超声、脑电图、肌电图等影响动态心电图监测结果的各项检查。应远离强力电源和磁场。

3）检查期间防止雨水等液体进入记录仪内，以免影响检查结果。

4）做动态心电图期间不能洗澡，带记录仪后，日常起居与带前一样，应做适量运动，但尽量避免剧烈运动和双上肢剧烈活动，以减少各种肌电干扰和伪差。

5）带时不要牵拉记录电极线，否则会出现大量干扰数据，影响数据输出。

6）将 24 小时内身体不适和运动时间详细登记，为医生诊治提供可靠依据。

五、交感神经皮肤反应

交感神经皮肤反应（sympathetic skin response，SSR）是一种用于评估自主神经系统功能的神经生理学检查方法。该检查通过检测皮肤对交感神经刺激的反应来评估神经传导的完整性和功能，较少受药物、情绪影响，可用于检测是否存在交感神经系统损害，灵敏度较高、便于操作，可用于评估帕金森病患者的疾病进展和治疗、帕金森病和多系统萎缩的早期诊断与鉴别诊断。

1. 适应证。

1）自主神经系统障碍如糖尿病自主神经病变、帕金森病、多系统萎缩、家族性自主神经病等：用于评估交感神经系统功能。

2）周围神经病变：帮助诊断和评估与交感神经功能有关的周围神经病变。

3）不明原因的晕厥、头晕：帮助排查是否存在交感神经功能异常。

4）皮肤病变：评估与交感神经功能有关的皮肤病变，如局部皮肤出汗异常。

2. 禁忌证：

1）严重皮肤疾病。

2) 电刺激不耐受。

3) 植入心脏起搏器：某些类型的心脏起搏器可能需要避免电刺激，以防干扰心脏起搏器的功能。

3. 注意事项及护理配合：测试应在室温 25℃左右、湿度适宜的环境中进行，因为环境因素可能影响皮肤电导率和反应波形。患者在测试前放松，上肢记录电极置于手心，参考电极置于手背，下肢记录电极置于足心，参考电极置于足背，每次刺激间隔时间在 1 分钟以上，观察出波情况并测量其潜伏期。避免情绪激动或紧张，以减少外界干扰对测试结果的影响。确保电极正确放置在目标部位，并且接触良好，以获得准确的信号。

（冯薇　梁燕）

第十节　神经心理学检查

一、概述

神经心理学检查是一种用于评估大脑功能的系统性测试，旨在了解大脑的不同部分如何影响行为、情感、认知功能以及心理状态。它通常由神经心理学家或临床心理学家进行，用于诊断、规划治疗和评估多种神经和心理疾病。神经心理学检查在运动障碍疾病中的应用非常重要，它有助于全面评估疾病对患者认知、情感和行为的影响。

二、检查方法

1. 病史评估：详细了解患者的病史，包括运动障碍的类型和严重程度、症状的起始时间、进展情况以及任何相关的健康问题。了解家族史，评估患者的生活习惯、社交支持、情绪状态等。

2. 病情评估：选择合适的工具对患者进行评估，量表简介如下。

1) 简易精神状态量表（MMSE）：用于评估患者定向力、记忆力、注意力、计算力、语言功能、构图功能等，评分低于 24 分被认为存在认知功能受损的情况。MMSE 具有灵敏度高、用时少、易操作的优点，被普遍接受。需要注意文化水平的矫正。

2) 蒙特利尔认知评估量表（MoCA）：在 MMSE 的基础上修改制定并在临床应用中不断修改而得到的、用于筛查轻度认知功能损害（MCI）的量表工具。MoCA 只需 10 分钟就能完成，具有高效的人群筛查价值。需要注意文化水平的矫正。

3) 韦氏成人智力量表（WAIS）：以 16 岁以上的成年人为对象，包括 10 个核心分测验，涵盖言语理解能力、知觉推理能力、工作记忆能力和加工速度能力，从多方面进行评估。但其耗时长，很多患者没有耐心完成。

4) 韦氏记忆量表（WMS）：常用于记忆损伤的测定，包括 3 个分量表。①长期记忆测验：经历、定向、计数；②短时记忆测验：再认、记图、再生、联想、触摸测验、理解；③瞬时记忆测验：背数。这些测验除了测验长期记忆、短时记忆和瞬时记忆外，还分别测验听觉、视觉、触觉的记忆，以及机械记忆和理解记忆。

5）成人神经心理成套测验（Halstead-Reitan neuropsychological battery-revised core, HRB-RC）：一个综合性神经心理学评估工具，旨在提供全面的认知和神经心理功能评估。HRB-RC主要用于评估大脑功能损害，如神经心理障碍和脑损伤的诊断。HRB-RC包含多个子测验，涵盖认知、行为和神经心理功能的不同方面。以下是主要评估内容和具体测试：注意力和集中力［持续表现测试（continuous performance test, CPT）］、执行功能［威斯康星卡片分类测试（wisconsin card sorting test, WCST）］、视觉空间组织能力测试、记忆（短期记忆和工作记忆、长期记忆）、语言功能（语言流畅性测试、命名测试）、视觉空间能力（视觉空间组织测试、雷文推理测验）、感知和注意［斯特鲁普测试（Stroop test）］、运动能力（精细运动技能测试、手部速度和协调性测试）、情绪和行为（情绪状态、行为功能评估）。

6）其他：

（1）日常生活活动量表（ADL）。

（2）临床痴呆量表（CDR）：包括记忆力、定向力、解决问题能力、社会事务、家庭生活、业余爱好、个人料理。

（3）汉密尔顿抑郁量表（HAMD）：主要用于抑郁障碍和抑郁综合征患者的抑郁症状严重程度及临床疗效的评价，对于痴呆与抑郁症的鉴别也有一定意义。

（4）临床记忆量表（CMS）：用于记忆水平的测量，包括5个分量表，指向记忆、联想学习、图像自由回忆、无意义图形再认和人像特点联系回忆。将5个分量表的分查对换算后得出记忆商（MQ）。

（5）抑郁自评量表（self-rating depression scale, SDS）：使用简便并能良好地反映抑郁状态及其变化，可用于抑郁障碍患者疗效的观察及在门诊发现抑郁障碍患者。

（6）焦虑自评量表（self-rating anxiety scale, SAS）：与SDS十分相似，适用于评价患者焦虑症状的主观感受。

三、适应证

1）认知功能障碍：记忆丧失、注意力不集中、执行功能问题等。

2）情绪问题：抑郁、焦虑等情绪障碍。

3）行为改变：人格改变、行为异常等。

4）运动障碍疾病：帕金森病、亨廷顿舞蹈病等。

四、禁忌证

1）严重身体状况。

2）严重精神病状态。

3）认知功能严重损害。

五、注意事项及护理配合

患者能够理解测试过程,并愿意参与。解释清楚评估的目的和步骤,以减少患者的焦虑。检查中为患者提供安静、舒适的测试环境,以避免外部干扰。根据患者的具体情况调整测试内容和方法,以确保评估的有效性。检查后严格保护患者的隐私,评估结果仅用于医疗和治疗目的。

(冯薇)

第五章　运动障碍疾病的常见治疗技术

第一节　脑深部电刺激

一、概述

脑深部电刺激（deep brain stimulation，DBS）于20世纪60年代出现，Albe Fessard等学者报道以100~200Hz的频率刺激丘脑腹中间核可以显著抑制帕金森病患者的震颤。1987年，法国Benabid教授尝试给帕金森病患者进行丘脑腹中间核的高频刺激治疗震颤，首次将DBS应用于运动障碍疾病的治疗。DBS于1998年在我国首次开展，目前在国内已广泛用于治疗神经精神系统疾病，如帕金森病、特发性震颤、肌张力障碍、癫痫和强迫症等。

二、治疗机制

DBS通过立体定向技术将微电极植入患者脑内靶点核团，术后通过皮下埋置的脉冲刺激发生器经过延伸导线和微电极向脑内靶点核团发送电脉冲信号，从而刺激神经核团和调控相关核团或脑区的功能，以达到治疗疾病的目的。其具体机制尚未完全明确，但主要包括以下几方面。

1. 神经调节：DBS通过高频电刺激，抑制过度活跃或异常放电的神经元活动，调节神经回路的活动状态，恢复正常的神经功能。

2. 网络效应：DBS不仅影响直接刺激的神经核团，还会影响相关的神经网络和其他远离刺激部位的区域，这些区域之间的连接和活动模式的改变有助于改善症状。

3. 神经可塑性：DBS可能提升大脑的神经可塑性，改变神经元之间的连接强度和神经回路的功能，从而产生持久的治疗效果。

三、治疗方法

DBS通常分为手术植入阶段和术后程控阶段。通过立体定向技术，颅内电极被精准植入到靶点核团是DBS成功的关键。脉冲刺激发生器植入手术一般在全身麻醉下进行，脉冲刺激发生器通过延伸导线与电极连接并固定。DBS示意图见图5-1。

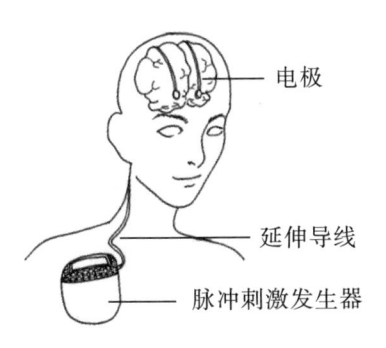

图 5-1 DBS 示意图

1. 手术植入阶段。

1）靶点选择：位于基底核环路的丘脑底核（subthalamic nucleus，STN）、苍白球内侧部（globus pallidus internus，GPi）是治疗帕金森病最常用的靶点。两者均能改善帕金森病的运动症状，亦能改善帕金森病的运动并发症和提高患者生活质量。不同刺激靶点有相应的优势和不足，如 STN-DBS 对震颤、肌强直和运动迟缓的疗效更好，且在多巴胺能药物减量方面更有优势；GPi-DBS 对异动症的改善源于直接的刺激治疗作用，但在多巴胺能药物减量方面不如 STN 靶点。以减药为目的的患者，建议优先考虑 STN 靶点；有轻度认知功能减退或术前严重异动的患者，建议优先考虑 GPi 靶点。

原发性全身型或节段型肌张力障碍（A 级推荐）、肉毒毒素治疗效果不佳的颈部肌张力障碍（B 级推荐）和迟发性肌张力障碍（C 级推荐）可通过 GPi-DBS 治疗获益。此外，STN-DBS 对原发性节段型、全身型肌张力障碍以及难治性迟发性运动障碍也安全有效。

丘脑腹中间核（ventralis intermedius nucleus，Vim）是治疗原发性震颤的常用靶点，对帕金森病震颤治疗亦有效。但 Vim-DBS 对帕金森病患者的其他症状如肌强直、运动迟缓以及药物引起的异动症等无明显的治疗作用。近年来，研究者发现丘脑底核后部区域（posterior subthalamic area，PSA）以及尾侧未定带核团（caudal part of the zona incerta nucleus，cZI）电刺激，对于控制原发性震颤同样有效。

脚桥核（pedunculopontine nucleus，PPN）参与运动的起始和维持。目前研究表明，该靶点对帕金森病的步态异常和跌倒可能有效，但对姿势稳定性的影响尚不明确。

2）电极植入：在局部麻醉或全身麻醉下，通过立体定向技术将电极精确植入大脑的特定部位（如丘脑、苍白球或次丘脑核）。

3）脉冲刺激发生器植入：将脉冲刺激发生器（类似于心脏起搏器）植入胸部皮下，通过皮下导线连接大脑内的电极。

4）术中测试：手术过程中可能会进行测试刺激，以确保电极放置在最佳位置，达到最佳的治疗效果。

2. 术后程控阶段。

1）术后开机：术后通过无线遥控设备对脉冲刺激发生器的参数（如频率、脉冲宽度和电压）进行调整，以优化治疗效果和减少不良反应。术后 2~4 周，患者的微毁损效应、脑水肿消退，一般情况良好，即可开机。开机前可复查 MRI 或 CT 薄层扫描以明确电极的位置。STN-DBS 和 Vim-DBS 术后一般开机频率为 130Hz，脉宽为 60 微秒；GPi-DBS 术后开机频率常设置为 130Hz，脉宽多为 90 微秒。电压根据患者的反应设置。对于震颤或其他症状较重的患者，为了缓解症状，也可在术后早期开机。

2) 长期调控：以缓解运动症状为主，避免或减少刺激引起的不良反应，调整药物剂量，最大限度地改善症状。程控初期建议采用单负极刺激模式，之后可根据患者的具体情况选择双极刺激、双负极刺激、交叉电脉冲刺激或变频刺激模式，还可应用程序组、远程程控等来改变程控模式。

3) 不良反应的调整：DBS 对帕金森病患者的肢体震颤、肌强直以及运动迟缓疗效较好，但对中轴症状疗效欠佳。常见的不良反应有异动症、步态异常、语言障碍、抑郁、易激惹等。治疗上首先明确其不良反应是否与帕金森病相关，是否为多巴胺能反应性，其次根据病因、症状调整参数和药物。DBS 对肌张力障碍患者的治疗常选择 GPi 靶点，同原发性震颤患者的 Vim 核团和 PSA 核团，DBS 刺激可产生感觉异常、构音障碍、步态异常等不良反应。当患者的症状在多次程控后仍无法改善时，建议可进行药物调整或联合肉毒毒素注射，加强护理和进行针对性的康复训练。

四、常见并发症

1. 手术并发症。

1) 颅内出血：颅内出血是 DBS 术后最常见也是最危险的并发症，发生率为 1%～4%，要警惕颅内出血的发生。

DBS 围术期血压的管理至关重要。术前对患者及家属进行宣教，讲解血压的正常范围及高血压对手术可能造成的影响。同时对患者的血压进行评估，尤其注意术晨的血压情况，并在术晨给予有高血压的患者口服降压药物，同时常规准备术中的降压药物，确保患者术前、术中的血压控制在正常范围。术后常规使用多功能心电监护，根据血压的波动情况设置测量间隔时间，血压高者使用静脉微量注射泵泵入降压药物，并根据血压情况调整用药剂量，严格控制血压在正常范围。减少血压波动幅度，避免短时间内血压下降过快出现脑组织缺血和梗死。

高龄、高血压、脑血管病、反复多次的微电极穿刺记录、穿刺针道与脑室过近被认为是发生颅内出血的危险因素。手术路径建议尽量避免经过脑沟、脑室；术中严格无菌操作，尽量减少穿刺次数；术后应严密观察患者的血压及神经系统体征。DBS 术后颅内出血的处理原则类同其他病因的颅内出血，若需要进行手术，术中应尽可能保留电极，减少移位，以便使 DBS 的预期作用仍可能实现。也需要注意手术切口感染或愈合不良、导线长度过短等。

2) 感染：一般发生在术后数周内，感染率为 1.5%～22.2%，严重感染发生率一般低于 4%，患者需要回到手术室行部分或全部 DBS 装置取出。感染最常见的病原体为革兰阳性球菌（表皮葡萄球菌和金黄色葡萄球菌）。糖尿病，皮肤过薄、弹性差是切口感染和（或）破溃发生率增加的原因。手术室环境、无菌技术使用不规范与颅内感染增加相关。在术中及术后应用抗生素防止感染、严格无菌操作、缩短手术时间是减少感染发生的主要措施。

3）术后癫痫：多为术后近期发作，主要与患者基础疾病、术后早期酸中毒、低钠血症有关。术后几个月出现的癫痫则与颅内出血、颅内感染等有关。对于术后癫痫应给予抗癫痫药物对症治疗。

2. 硬件并发症：电极移位、感染、脉冲刺激发生器外露、电极或导线断裂等。肌筋膜下置入硬件有可能减少硬件相关的感染和皮肤破溃。对于感染、脉冲刺激发生器外露的患者，在必要的清创和抗感染治疗下，如不能有效控制，则建议尽早去除颅内电极、延伸导线或脉冲刺激发生器，待感染得到有效控制后，再行相应处理。

3. 刺激相关并发症：DBS开机后，颅内电极刺激靶点及其周围结构出现的不良反应称为刺激相关并发症。STN刺激有可能引起复视、感觉异常、肌痉挛、异动等，GPi刺激可能引起构音障碍、发声困难、肌痉挛等，Vim和PSA刺激或可引起感觉异常、构音障碍和步态异常等。上述刺激相关并发症大部分可以通过调节刺激参数改善。

五、注意事项及护理配合

1. 术前护理：

1）详细记录患者的病史，包括现有疾病、用药情况、过敏史等。进行头部CT或MRI等影像学检查，以评估大脑结构及确定最佳电极植入位置。评估患者的心理状态，提供必要的心理支持。

2）遵医嘱在手术前48小时内使用抗生素以减少感染风险。根据患者病情调整或停用某些药物，如抗凝药物，以减少出血风险。术前6~8小时禁食固体食物，2小时禁饮水。

3）向患者及家属详细解释手术过程、预期效果和可能的风险。告知术后的护理要求、康复计划和随访安排。帮助患者减轻手术前的焦虑和紧张情绪。

2. 术中护理：

1）确保手术室环境和操作过程中无菌，以减少感染风险。根据患者的情况选择适当的麻醉方式（局部麻醉或全身麻醉），并在手术过程中严格监测生命体征。

2）使用立体定向技术和术中神经生理监测精确定位电极植入位置，以确保最佳的刺激效果。在植入过程中可能会进行测试刺激，以评估电极的位置和效果。

3）实时监测患者的生命体征、麻醉深度以及神经功能，以确保手术安全。

3. 术后护理：

1）病情观察：注意观察患者有无疼痛、恶心、呕吐等表现。严密监测生命体征、瞳孔大小、意识及血氧饱和度，避免管道受压。注意观察患者有无发热、切口渗血、脑脊液侧漏等，局部皮肤情况，肢体活动，语言和吞咽功能的改变。植入脉冲刺激发生器侧上肢制动，禁止量血压，避免大幅度扭转颈部，以免造成电极移位及局部皮下血肿。

2）饮食指导：术后4~6小时可少量饮水，无呛咳、无呕吐后尽早遵医嘱服用抗帕金森病药物，尽量缩短停药间隔时间。指导患者养成良好的饮食作息习惯，合理饮食，嘱患者少食高脂肪、油腻的食物，多食用富含蛋白质、高维生素、易消化的粗纤维食物。

3）手术效果观察：与术前症状对比并记录，医生和家属需协同每天评估患者的情况，如僵直、震颤、协调运动等。

4) 术后药物管理：对帕金森病患者建议麻醉苏醒后尽快恢复服用术前的复方左旋多巴类药物。帕金森病患者接受 DBS 治疗后的用药原则应遵照中国帕金森病指南、国际运动障碍学会的指南和推荐的共识，系统制订服药方案和调整药物方案。术后药物调整需注意药物与程控参数的相互影响和协同作用，兼顾帕金森病运动症状和非运动症状。而其他运动障碍疾病如肌张力障碍和原发性震颤，术后药物减停应缓慢，避免突然停药引起的不适。

5) 早期康复治疗：术后康复治疗是帕金森病术后管理的重要部分。DBS 术后康复治疗重点关注 DBS 或药物难以解决的临床症状，如步态异常、平衡障碍、语言障碍及吞咽障碍等。有条件时建议采用物理治疗、作业治疗、言语及吞咽治疗、行为疗法及认知训练等，最大限度地改善患者的功能障碍，从而提高生活质量。建议术后早期下床活动和康复锻炼，术后第 1 天协助患者下床活动，指导患者尽早缓慢转颈，防止术后粘连影响颈部活动，指导患者在日常生活中注意避免大幅度弯曲、扭转颈部。

4. 注意事项：

1) 向患者及家属讲解刺激电极植入后的注意事项，尽量避免以下医疗检查：电烙术，体外电击除颤，高辐射源（放疗），短波、微波治疗。避免强磁扫描，禁止进行与磁疗有关的康复项目。

2) 远离高热及磁场环境，如桑拿房、冰箱、音响、微波炉、各种安检门、高压线线下等，外出活动时随身携带植入识别卡以便在需要的时候获得帮助。

3) 禁止对在高压氧舱治疗环境中的患者程控调节刺激参数或对脉冲刺激发生器充电。

4) 术后患者的 MRI 应在专业人员指导下进行。

5) 患者不同症状所需改善时间不同，一般来说肌肉僵直或运动迟缓症状改善较快，静止性震颤等症状改善较慢，如遇异常问题，可咨询医生并进行参数调节，切忌自行调节参数。

6) DBS 术后需要进行术后程控和随访，术后 2~4 周在门诊行 DBS 开机，将不同电极触点、电压或电流、脉宽、刺激频率排列组合，确定最适宜的刺激参数。患者于术后第 3 个月、6 个月和 12 个月定期随访，根据临床症状改善情况和电刺激相关不良反应调整刺激参数和治疗药物。

（高明跃　王雨慧　宋伟）

第二节　神经核毁损术

一、概述

神经核毁损术（stereotactic ablation）是一种用于治疗运动障碍疾病的外科手术方法，通过对大脑特定部位的神经核进行精确的毁损来减轻症状。

二、治疗机制

神经核毁损术通过立体定向技术引导射频或超声等向特定脑区进行热消融，导致神经元坏死和失活，破坏目标区域脑组织，以达到治疗疾病的目的。帕金森病、肌张力障碍和震颤等运动障碍疾病的发生与基底节环路功能异常有关，因此神经核毁损术可作为治疗运动障碍疾病的立体定向手术之一。

1. 调节神经活动：去除异常活动的神经细胞。通过毁损大脑中那些产生异常电活动的神经核（如苍白球、丘脑等），减少这些异常活动对运动控制的干扰，从而改善症状。通过减少或消除异常的神经活动，重新调整神经回路的功能，改善运动控制和协调。

2. 减轻病理活动：消除病理性信号。通过毁损传递病理性信号的神经核，减少这些信号对大脑其他部位的负面影响，缓解运动障碍的症状。

三、治疗方法

神经核毁损术目前主要包括磁共振引导下聚焦超声（MRI-guided focused ultrasound，MRgFUS）、立体定向放射治疗（stereotactic radiotherapy，SRT）以及射频消融术（radiofrequency thermal ablation，RF）。无论选择何种术式，都需要借助立体定向技术来精准定位和引导。毁损靶区包括丘脑腹中间核（Vim）、苍白球内侧部（GPi）、丘脑底核（STN）等。一般靶区的选择主要受帕金森病患者症状的影响，术后效果也多因靶区不同而各异，但术式的选择也同样对靶区选择、术后效果有一定的影响。

1. 术式选择。

1) MRgFUS：由 MRI 与高强度聚焦超声（HIFU）结合，借助相控阵换能器，精确完成靶区能量聚焦，再根据 HIFU 对生物组织的特有效应，实现热消融作用的一种非侵入性外科治疗方式，俗称"磁波刀"。美国食品药品监督管理局（FDA）于 2019 年批准 MRgFUS 用于震颤型帕金森病和原发性震颤的治疗，目前有针对原发性震颤的 5 年临床试验数据报告。

MRgFUS 的治疗原理：在利用 MRI 对毁损靶区进行实时精准定位与术温监测的基础上，发射高强度超声波到组织内部，并在目标毁损靶区聚焦，通过超声产生的热效应、机械效应、空化效应使靶区快速产生高温，使靶区组织不可逆性凝固坏死，从而达到治疗目的。

目前临床上往往将具有热毁损效应的高频 MRgFUS 用于治疗难治性原发性震颤和帕金森病的震颤，手术全过程患者无需全身麻醉且神志清醒，手术拥有微创、术后感染与出血风险极低、无硬件植入等侵入性操作，以及无电离辐射、术后即刻见效的优点。此外，也有研究表明脉冲模式的低频 MRgFUS 与静脉注射微气泡循环结合，可以暂时、可逆、非侵入性地开放血-脑屏障，促进药物以及脑神经营养因子进入脑实质，同样达到治疗帕金森病的目的，目前亦有临床试验正在进行。

2) SRT：利用立体定向技术精确定位要毁损的神经核位置，通常使用立体定向坐标框架和神经影像学技术。作为治疗帕金森病患者的神经毁损术的一种,以放射伽马射线的"伽马刀"较为多见。其治疗原理是利用钴-60为放射源,放射伽马射线并汇聚于靶区,通过调节射线直径按需形成等剂量分布域,凭借射线的生物效应使特定靶区实现组织消融。手术过程是将立体定向坐标框架固定于局部麻醉患者头部,利用MRI进行靶点定位与矫正,通过射线屏蔽技术保护邻近重要组织,以低剂量策略(最大范围130~150Gy)对靶区进行消融。

3)RF:是通过植入靶区的微电极与射频发生器发生耦合作用,实现靶区射频热凝毁损作用的侵入性外科手术。

2. 靶点选择。

1)Vim:适合症状以震颤为主的患者,尤其是伴有姿势性震颤、动作性震颤或对左旋多巴无反应的静止性震颤,或者合并原发性震颤,影响生活和工作能力者。既往报道以震颤为主的帕金森病患者在2~10年的随访中对震颤的改善率可达到60%~90%。若患者以行动迟缓等中线症状为重、影像学提示脑器质性病变、单侧Vim毁损并伴有认知功能障碍,则不适合行Vim毁损。

2)GPi腹后部是苍白球毁损的目标靶点,适用于帕金森病伴有运动并发症的患者、原发性全身型或节段型肌张力障碍患者。既往报道GPi腹后部毁损术不仅可改善帕金森病的震颤、肌强直和运动迟缓运动症状,且对剂末现象、异动症和痛性痉挛有良好疗效。

3)STN作为神经核毁损术的靶点晚于丘脑和苍白球,适用于原发性帕金森病伴有运动并发症、起步困难和左旋多巴剂量>1000mg/d的患者。因毁损后并发症较多,不建议行双侧STN毁损术。

4)苍白球丘脑束:对患者步态、语言困难等中线症状与认知功能无明显改善,而震颤、僵直、运动迟缓、疼痛等症状的发生率,以及左旋多巴用量显著下降,患者运动症状与非运动症状均有改善。目前认为苍白球丘脑束对震颤型帕金森病的治疗效果确切。

四、常见并发症

1. MRgFUS术后并发症:术后并发症以感觉障碍、步态异常、平衡障碍为主,也存在运动障碍、感觉障碍、语言障碍(Vim)、认知功能障碍、视野障碍(GPi)、偏侧投掷(STN)、头痛等并发症,但绝大多数是暂时性的,短期内可逐渐完全好转,一般不超过3个月。少部分患者并发症可能因损伤邻近白质纤维、视束等结构而长期存在。另外还有少数患者由于术中毁损面积和能量强度控制不当等问题可能导致震颤复发。

虽然MRgFUS治疗帕金森病结果目前较为确切,但术中可能出现脱靶,以及靶点周围组织损伤长期持续的风险。尽管已有研究报道MRgFUS单侧苍白球毁损可改善帕金森病伴发的异动症,但更多远期疗效等问题都还有待进一步的探索明确。

2. SRT术后并发症:临床疗效一般延迟出现,术区可持续水肿,不良反应也一般于术后6~8个月甚至更晚才出现,但多为暂时且可逆的谵妄、麻木、构音障碍等,也存在较严重的神经功能障碍如偏瘫、偏盲、步态异常等,可能与患者的高敏反应有关,可利用糖皮质激素、内皮生长因子抑制剂等缓解这类高敏症状。

3. RF术后并发症：颅内出血是RF术后最明显的不良反应之一。高血压病史、毁损靶区数量多、患者年龄小等均是RF术后颅内出血的危险因素。同样还可能有共济失调、麻木、视野缺损、语言障碍、运动障碍、偏身感觉障碍、一定程度短期或长期认知功能下降等并发症，多与毁损靶区水肿波及邻近重要组织结构有关，常为一过性。若STN消融术后出现严重性偏身舞蹈病，可以行Gpi消融以缓解症状。

五、注意事项及护理配合

1. 术前护理：

1）详细解释手术过程、预期效果和可能的风险，帮助患者及家属理解并接受手术方案。提供心理支持，帮助患者缓解术前的焦虑和紧张情绪。

2）根据术前影像学检查结果，在患者头部标记，确定手术切口和电极植入点的位置。

3）术前剃头发可以帮助手术区域的清洁，减少细菌在头发上的积累，从而降低术中感染的风险。剃头发后进行头部和相关区域的清洁和消毒，减少术中感染风险。

2. 术中护理：

1）根据手术需要，配合麻醉师进行麻醉，可能包括局部麻醉、镇静或全身麻醉。

2）监测神经活动和患者的反应，确保手术过程的准确性和安全性。使用神经监测设备记录和分析脑电图或其他神经活动指标。

3）在手术过程中，配合外科医生操作各种仪器和设备，如射频消融设备或冷冻消融设备。

4）术前检查所有手术设备，术中如有设备故障，迅速处理或更换。

3. 术后护理。

1）术后监测：术后应保持头高脚低位，减轻脑水肿。持续监测患者的生命体征，如心率、血压、呼吸频率和氧饱和度，以确保术后的稳定性。监测体温，以防术后感染导致的发热。术后前3天常会出现发热，必要时予以物理降温。

2）术后饮食：予高蛋白、高纤维素饮食，保证术后营养及大便通畅，进食从流食开始逐渐过渡到普食。对于吞咽困难的患者给予留置胃管鼻饲饮食，指导患者定期漱口、刷牙。保持呼吸道通畅，必要时吸痰避免窒息。

3）神经功能监测：监测患者的神经功能变化，包括运动能力、感觉功能和认知状态，用于手术效果的评估。注意是否有术后并发症，如语言障碍、视力变化或运动障碍等。

4）切口护理：保持术后切口清洁和干燥，定期进行切口清洁和消毒，以预防感染。按照医嘱定期更换切口敷料，监测切口愈合情况。注意切口周围的红肿、渗液或异常气味，如发现异常及时处理。观察是否有切口出血或血肿的迹象，必要时进行处理。

5）疼痛管理：定期询问和评估患者的疼痛程度，了解疼痛的性质和部位。根据患者的疼痛程度和医生的指示使用镇痛药物，帮助缓解术后不适。根据需要提供物理治疗支持，如局部冷敷、按摩等，减轻疼痛和不适。

6）康复训练：根据术后功能恢复情况，制订并执行康复训练计划，包括运动疗法、语言训练等。定期评估康复训练效果，调整康复训练计划以满足患者的恢复需求。术后应鼓励患者尽早进行功能恢复锻炼，康复训练可减少药物用量，改善各种功能障碍，预防和减少继发性功能障碍的发生。术后当天就应指导患者在床上行肢体伸缩活动，并按照从小关节到大关节的顺序行被动锻炼。患者四肢力量恢复后指导其自主翻身，指导陪护人员搀扶其行走，行走初期应有多名陪护人员陪伴，避免摔倒，适应后可进行独立行走锻炼，但一定要有陪护人员陪伴，通过功能恢复锻炼使患者尽早恢复生活自理能力。

7）心理支持：告知患者如何进行术后的自我管理，包括活动范围、康复训练和切口护理等。

8）药物管理：确保患者遵医嘱服用术后药物，包括抗生素、镇痛药物和其他辅助药物。观察药物的不良反应，并在发现异常时及时报告医生。根据患者的术后恢复情况和药物反应，必要时调整药物剂量或更换药物。

9）随访安排：安排术后的定期随访，监测术后的恢复情况，评估手术效果。根据患者的恢复情况制订长期管理计划，包括药物调整、功能恢复和生活方式干预。

（王雨慧　梁燕　宋伟　谢钰清）

第三节　肉毒毒素治疗

一、概述

肉毒毒素治疗（botulinum toxin therapy）是一种使用肉毒杆菌毒（BTX）进行医学治疗的方法。BTX 是一种由肉毒杆菌（Clostridium botulinum）产生的神经毒素，主要作用于神经肌肉接头，通过阻断神经递质乙酰胆碱的释放，暂时性地抑制肌肉收缩和腺体分泌。BTX 在运动障碍疾病中的应用已经非常广泛。

二、治疗机制

1. 阻断神经信号传递：BTX 通过抑制神经末梢释放乙酰胆碱，阻断神经信号的传递，导致肌肉无力或麻痹。

2. 暂时性效果：BTX 的作用是可逆的，神经末梢会随着时间推移逐渐恢复功能，因此需要定期注射以维持效果。

3. 局部作用：BTX 的作用是局部的，不会影响全身的神经和肌肉功能。其效果和安全性与注射的剂量、部位及频率密切相关。

三、治疗方法

1. 运动症状的治疗。

1）肌张力障碍：肉毒毒素治疗在肌张力障碍中应用非常广泛，如用于治疗眼睑痉挛、颈部肌张力障碍、喉肌肌张力障碍、书写痉挛、口-下颌肌张力障碍和下肢肌张力障碍等。此外，还包括其他病因导致的肌张力障碍和运动障碍，如偏侧面肌痉挛、面部联带动作、面肌颤搐和帕金森病及其他神经系统疾病导致的肌张力障碍和异常姿势等。帕金森病患者剂峰异动或关期造成的严重肌张力障碍，如口服抗帕金森病药物不能很好缓解，也推荐肉毒毒素治疗。应根据不同疾病特点和受累肌肉注射，颈部和肢体肌张力障碍的注射可通过超声和（或）肌电引导，并可采用电刺激定位寻找靶肌肉。面部注射多为徒手注射，注射者必须熟练掌握注射局部的肌肉骨骼解剖。

2）震颤：肉毒毒素治疗主要用于减轻震颤的幅度，姿势性震颤较运动性震颤更为显著。注射肌肉和注射剂量应根据震颤累及部位和严重程度确定。最常见的不良反应为注射肌肉的肌无力现象。

3）抽动障碍：研究表明肉毒毒素治疗可以减少运动性抽动的抽动频率和抽动意向。多项开放性研究发现肉毒毒素治疗还可以降低运动性抽动的强度。发声性抽动的肉毒毒素治疗还缺乏严格的临床试验证据，且治疗后有出现吞咽困难及构音障碍的风险。

4）上运动神经元损害所致上肢和下肢痉挛状态：肉毒毒素治疗可降低受累腕指屈肌的肌张力或痉挛程度，减轻残疾程度，改善生活质量。肉毒毒素治疗可改善下肢痉挛程度，降低肌张力，减轻疼痛和改善被动功能。注射前后均需配合物理/作业治疗、支具等使疗效最大化。

5）对于帕金森病和帕金森叠加综合征伴发的严重的躯干前屈和脊柱侧弯（Pisa综合征），由于临床药物治疗有限，也可尝试肉毒毒素治疗，尽管目前尚缺乏高级别的临床研究证据，但有不少小样本研究和临床经验提示有一定疗效。此外，对于难治性冻结步态，也有研究者尝试对比目鱼肌、外侧腓肠肌和内侧腓肠肌进行肉毒毒素注射以改善症状，但需要注意肌无力的发生。

2. 非运动症状的治疗。

1）流涎：帕金森病及帕金森叠加综合征患者均可出现流涎症状，严重干扰患者的生活。多项证据表明肉毒毒素治疗可改善流涎症状，适用于帕金森病、帕金森叠加综合征患者出现的流涎症状。注射部位通常选择双侧腮腺或下颌下腺，建议采用超声引导注射。肉毒毒素治疗可明显减少患者唾液分泌量，改善患者流涎症状。不良反应包括口干、吞咽困难、邻近肌肉肌无力等。

2）下尿路功能障碍：多系统萎缩患者常常有自主神经功能障碍，其中神经源性膀胱过度活动症可通过肉毒毒素治疗得到显著改善，注射后可显著改善膀胱容量、膀胱顺应性、逼尿肌稳定性。需通过膀胱镜多点均匀注射于膀胱顶、体壁两侧的逼尿肌。不良反应包括尿路感染、排尿困难或尿潴留等，术前应充分告知患者。

3）便秘：使用 100 单位的肉毒毒素在经直肠超声引导下注射到耻骨直肠肌的两个部位，治疗前后使用测压、排粪造影和肌电图，排便时的肛门张力降低，肛门直肠角改善，治疗过程中无常见不良反应。耻骨直肠肌缺乏松弛引起的便秘可以通过耻骨直肠肌肉毒毒素注射来缓解症状，通常操作简单且耐受良好，疗效持续时间不超过 2 个月，可重复注射。

4）其他：肉毒毒素治疗可减轻帕金森病、帕金森叠加综合征患者出现的肌张力障碍性疼痛和肌肉骨骼疼痛。难治性抑郁患者接受川字纹部位肉毒毒素注射后抑郁可有更多改善。此外，对于显著吞咽功能过度活动的非典型帕金森综合征患者，可考虑局部注射肉毒毒素治疗，以改善吞咽功能。

四、禁忌证

1. 对 BTX 或其中成分过敏者。
2. 患有严重神经肌肉疾病，如重症肌无力、Lambert－Eaton 综合征等，这些疾病患者对 BTX 的敏感度增加，可能会出现严重的全身性不良反应。
3. 感染或炎症：若注射部位有局部感染、发炎等情况，禁止注射。
4. 妊娠和哺乳期女性：由于 BTX 对胎儿和婴儿的潜在影响，这类人群应避免使用。
5. 有严重的呼吸或吞咽功能障碍者：在注射颈部或面部区域时，可能加重症状。
6. 出血倾向或正在使用抗凝药物者：增加注射后出血或瘀血的风险。

五、常见并发症

1. 治疗眼睑痉挛的不良反应通常较轻微，包括上睑下垂、视物模糊、复视、睑裂闭合不全、流泪增多、干眼加重、注射部位疼痛、水肿、头痛等。
2. 治疗偏侧面肌痉挛最常见的不良反应为面部表情不对称和面肌无力（包括闭目无力、口角下垂等），其他不良反应包括流泪、上睑下垂、局部水肿、视物模糊、干眼等，多在短期内可以自行缓解。
3. 治疗颈部肌张力障碍的不良反应包括口干、吞咽困难、颈肌无力、咽喉痛、声音改变/声嘶、注射部位疼痛、全身疲乏等。治疗口－下颌肌张力障碍的不良反应常包括头痛、喉痛、吞咽困难和构音障碍等。
4. 治疗震颤的不良反应主要为注射肌肉肌无力。
5. 肉毒毒素膀胱及尿道注射的并发症包括尿路感染、排尿困难或尿潴留等。
6. 常见的瘀斑、肿胀等症状通过术后冰敷和脉冲染料激光可改善。
7. 眉间川字纹注射时远离骨膜，能避免头痛发生，对于头痛严重者，予以镇痛处理。

六、肉毒毒素中毒的识别和处理

肉毒毒素的中毒剂量为 3000U，正规治疗的剂量远低于中毒剂量。肉毒毒素中毒常表现为急性、对称性、下行性迟缓性瘫痪，可表现为复视、构音障碍、发音困难和吞咽困难等。对疑似中毒患者应密切监测生命体征，尽早做好营养和呼吸支持治疗。最好在暴露于肉毒毒素 24 小时以内使用抗毒素，病程超过 48 小时抗毒素效果减退，但仍应尽早使用。抗毒素可采用马源性七价抗毒素血清等，使用前需行血清敏感试验，过敏者需脱敏处理。若无继发感染，不推荐使用抗生素，胆碱酯酶抑制剂可能有效。

七、注意事项及护理配合

1. 治疗前护理：向患者解释 BTX 的作用机制、效果和可能的不良反应，减轻其焦虑。详细了解患者的过敏史、用药史及基础病情，排除禁忌证。在注射前严格消毒皮肤，防止感染。

2. 治疗中护理：根据不同部位的注射要求，帮助患者调整体位。注意观察患者的即时反应，及时处理任何不适或异常。

3. 治疗后护理：监测患者注射后的反应，如局部疼痛、瘀斑、肌无力等。告知患者避免在注射后 4 小时内躺下，防止毒素扩散到其他部位。避免立即进行剧烈运动或按摩注射部位，预防不良反应。如出现呼吸困难、吞咽障碍等严重不适，应立即就医。定期随访，评估治疗效果和调整后续方案。

4. 注意事项：

1) 根据具体症状和肌肉情况选择合适的注射部位和剂量，以避免不必要的不良反应。

2) 避免超剂量注射，以防止全身性肌无力或其他不良反应。

3) 建议每次注射间隔至少 3 个月，以减少产生抗体的风险。

4) 颈部注射后避免剧烈运动、饮酒和高温环境，以减少不良反应。

5) 肉毒毒素注射后 6 小时内忌碰水，避免针眼感染。术后 1 周内忌辛辣刺激食物、海鲜、烟酒，避免过敏的发生。

6) 肉毒毒素注射 1 个月内不要服用阿司匹林、氨基糖苷类抗生素药（如庆大霉素、卡那霉素），避免加强 A 型肉毒毒素的毒性。

7) 若发生过敏反应，需立即停用肉毒毒素，注射抗过敏药物或激素，必要时予以吸氧、心电监护、肾上腺素甚至气管插管等对症支持治疗，保证患者生命体征平稳，通过延长疗程、低剂量、间隔使用肉毒毒素，最大限度地降低抗体形成的风险。

（王雨慧　陈德智　宋伟　高欢）

第四节　重复经颅磁刺激

一、概述

重复经颅磁刺激（repetitive transcranial magnetic stimulation，rTMS）是一种通过反复应用经颅磁刺激的方式来调节大脑皮质神经活动的非侵入性治疗方法，由 Barker 等于 1985 年创立，通过在头皮上施加磁场，穿透颅骨，产生感应电流刺激神经元引起一系列生理、生化反应，从而调节脑部的神经活动。作为非侵入性刺激技术，rTMS 具有无痛、无创、操作简单及安全可靠等优点，已被广泛应用于多种神经系统疾病和精神疾病的治疗，其中包括运动障碍疾病。

二、治疗机制

rTMS 利用强脉冲磁场来刺激脑部的特定区域。这种磁场通过电磁感应原理产生电流，从而在脑内的神经元中诱发动作电位，影响神经活动。

1. 神经可塑性。

1）兴奋性与抑制性调整：rTMS 通过调节大脑皮质的兴奋性和抑制性神经活动，影响神经元的功能。这种调节可以通过长时程增强（LTP）或长时程抑制（LTD）的机制实现，改变神经回路的强度和连接。

2）增强突触传递：rTMS 可以增强神经元之间的突触传递效率，从而改善神经网络的功能和信息处理能力。

2. 运动皮质激活：rTMS 可以直接作用于运动皮质，改善其功能和调节能力，进而改善运动控制和协调能力。对于帕金森病患者，rTMS 可以通过刺激运动皮质，增强运动皮质对运动信号的处理。

3. 脑功能重组：在运动障碍疾病中，rTMS 可以促进脑功能重组，即通过刺激未受损的脑区来代偿受损的区域，从而改善运动功能。这种重组有助于恢复正常的运动控制和协调。

4. 神经调节：rTMS 可以改变不同脑区之间的功能连接模式，影响脑区之间的信息传递和整合，从而改善运动控制和其他相关功能。

三、治疗方法

1. 刺激频率。

1）低频刺激：低频（≤1Hz）刺激能降低运动皮质区的兴奋性，进而改善帕金森病患者的运动功能障碍。

2）高频刺激：高频（>1Hz）rTMS 对帕金森病亦有一定疗效，其机制可能与高频刺激能提高皮质兴奋性并干扰脑功能活动有关。虽然高频刺激对帕金森病有一定的临床疗效，但其可能存在潜在的治疗风险，其中诱发癫痫与高频刺激有较高的相关性，其机制有待进一步研究。

2. 刺激部位：需根据患者不同的临床特点刺激不同脑区，以达到不同的治疗目的。例如，5Hz 的 rTMS 刺激初级运动皮质语言区，可明显改善发音功能，包括基频和声音强度；而用 15Hz rTMS 刺激左侧背外侧前额皮质，能改善情绪。

3. 运动症状的治疗：研究显示，rTMS 能调节中枢神经系统单胺能神经递质水平，增强突触可塑性，从而改善帕金森病患者的运动症状。

rTMS 能够通过刺激 M1 区激活远端的皮质-皮质下网络、丘脑和脑干通路，进而通过基底节的运动通路增加纹状体活动以及调节内侧苍白球的抑制信号，或者直接作用在基底节的认知通路从而抑制内侧苍白球的过度活跃，对帕金森病冻结步态有改善作用。

低频 rTMS 可通过减少刺激脑区局部脑血流量及神经过度激活，达到治疗异动症的目的。

4. 非运动症状的治疗：rTMS 作为安全有效的新型非药物治疗手段受到关注。2019 年国际运动障碍协会（Movement Disorders Society，MDS）循证指南提出 rTMS 可以作为治疗帕金森病抑郁的非药物方法。有研究证实高频 rTMS 作用于认知相关皮质能够改善多个认知域功能，其机制可能与增加神经元兴奋性、驱动神经元振荡电活动和增加神经元突触可塑性有关。rTMS 被认为是治疗睡眠障碍的有效手段，高频 rTMS 可引起突触的长时程增强，导致突触可塑性变化，而睡眠障碍患者慢波睡眠减少，突触可塑性变化可有效诱导慢波睡眠，从而增加患者的睡眠深度。此外，磁场暴露能影响松果体褪黑激素的合成和分泌，同时调节神经递质的浓度，对维持正常睡眠觉醒周期和生理功能具有极为重要的作用。

高频（20Hz）rTMS 刺激双侧运动皮质区可改善帕金森病患者吞咽功能，且效果可持续 3 个月，可能与 rTMS 增加运动皮质兴奋性、改善肌肉强直状态相关，尚待进一步临床研究证实。

四、常见并发症

1. 头痛和头皮不适：轻微到中度的头痛或头皮刺痛、灼热感、压迫感等，主要由磁场刺激头皮肌肉或神经引起，通常在治疗后短时间内消失。一般无需特殊处理，可通过减小刺激强度或给予镇痛药物缓解。

2. 肌肉抽搐或面部肌肉收缩：治疗时或治疗后出现面部或颅骨周围肌肉的短暂不自主抽动。由于磁刺激作用于面部和头皮下的神经，调整线圈位置或刺激参数可以减轻症状。

3. 眩晕或恶心：部分患者可能会出现轻度眩晕或恶心，与磁场的刺激位置及强度有关，特别是接近前庭系统时。建议患者闭眼休息片刻，若症状持续可暂停治疗。

4. 听觉不适或耳鸣：治疗过程中产生的"叩击声"可能导致耳鸣或听觉不适，与刺激过程中产生的噪声有关。佩戴耳塞可以减少噪声刺激。注意调整设备。

5. 癫痫发作：极少数情况下，rTMS 可能诱发癫痫发作，尤其是对于有癫痫病史的患者。高频 rTMS 可能引发异常的神经元放电。对于癫痫患者应进行全面的评估，谨慎使用，调整刺激频率和强度，或选用低频 rTMS。

6. 认知功能轻微改变：部分患者可能会感到注意力下降或轻度记忆力变化，可能与皮质调节的神经可塑性改变有关。通常为短暂现象，若持续应调整刺激方案。

7. 情绪波动：少部分患者可能出现焦虑、易怒、情绪低落等情绪波动，与刺激对大脑情绪调节区域的影响有关。需要及时与患者沟通，并根据反应调整治疗方案。

8. 局部疼痛或麻木：局部皮肤可能出现疼痛、麻木或麻刺感。磁刺激可能直接作用于局部神经末梢。可以调整线圈位置或减小刺激强度。

9. 血压波动：个别患者在治疗过程中可能出现轻度血压升高或降低，可能与自主神经系统的短暂反应有关。应监测血压，必要时暂停治疗或调整方案。

10. 焦虑或不适感：部分患者可能在治疗期间感到焦虑或不安。治疗前进行心理疏导，帮助患者了解治疗过程。

五、注意事项及护理配合

1. 治疗前的准备：向患者解释rTMS治疗的原理、过程、效果和潜在风险，减轻其心理负担。详细评估病史，排除禁忌证，特别是癫痫史和金属植入情况。使用神经导航设备或根据标准解剖标志定位刺激点，确保精准刺激。

2. 治疗中的护理：协助患者调整体位，以保证舒适和刺激准确。监测治疗期间若患者有头痛、眩晕等不适，及时调整刺激参数。协助医生完成设备的设置和调节，确保治疗的顺利进行。

3. 治疗后的护理：观察患者治疗后的反应，如疲劳、头痛等轻微不适，必要时给予对症处理。告知患者治疗后避免开车、操作重型机械等，直到确认无不适反应。定期随访，了解治疗效果和是否需要调整治疗方案。

4. 注意事项：

1）逐渐增加刺激强度，尤其是在首次治疗时，应从较低的刺激强度开始，逐步增加以评估患者耐受性。

2）避免刺激敏感部位，如直接刺激头皮伤口、瘢痕等，避免额外的不适。

3）观察患者不良反应，如头痛、面部肌肉抽动等，通常为轻度且短暂的，但需要及时处理。

4）根据患者的具体病情和对rTMS的反应调整频率、强度和治疗次数。

5）治疗过程中避免近距离站在线圈旁，以防电磁场对操作人员产生影响。

（高明跃　梁燕　宋伟）

第五节　脊髓电刺激

一、概述

脊髓电刺激（spinal cord electrical stimulation，SCS）是一种微创神经调控技术，原理是通过微创技术将微电极植入脊柱椎管内相应脊髓节段的硬膜外腔，通过脉冲刺激发生器发送电脉冲至脊髓调节脊髓功能，起到刺激副交感神经、缓解肌痉挛、加快血液微循环、预防肌萎缩、减轻疼痛等作用。SCS的适应证主要包括复杂区域疼痛综合征、持续性脊柱疼痛综合征、脑卒中后疼痛、缺血性下肢疼痛、痛性糖尿病神经病变、难治性非手术性背痛、无法手术的外周血管疾病引起的疼痛、幻肢痛和带状疱疹相关神经痛等。近年来SCS在脑卒中肢体运动障碍、脊髓损伤后运动障碍和帕金森病步态异常方面有一定的应用探索。

2023年11月，Gregoire Courtine和Jocelyne Bloch团队发表了一项应用闭环SCS改善帕金森病患者运动障碍的研究（作为DBS和药物的补充治疗）。SCS显著改善了一名患者的步态异常，减少冻结步态发作，提高了患者的生活质量。然而，该研究仅在一名帕金森病患者中验证了SCS治疗的有效性，SCS对帕金森病步态异常的改善还需进一步大样本研究。

二、治疗机制

1. 抑制异常神经信号传递：SCS通过电极阵列刺激脊髓背柱，干扰异常的神经信号传导，减轻运动障碍患者的不自主运动和肌张力异常。

2. 改善神经网络的可塑性：电刺激通过调节脊髓和脑部神经回路的活动，增强正常运动信号的传导，有助于恢复运动功能。

3. 调节疼痛感知：SCS能调控大脑中枢的疼痛感知路径，缓解与运动障碍伴随的慢性疼痛症状。

4. 激活神经元和促进神经递质释放：电刺激通过直接激活神经元和促进神经递质释放，改善运动控制。

三、治疗方法

1. 电极植入：在脊髓硬膜外腔内植入电极阵列，通常位于腰骶段或胸段，根据具体病情确定刺激的节段。

2. 脉冲刺激发生器植入：脉冲刺激发生器被植入皮下（通常在腹部或背部），连接电极阵列并产生电刺激。

3. 参数设置和个性化调整：根据患者的症状调整刺激强度、频率和脉冲宽度。可通过遥控器或程序器进行个性化调整，以达到最佳疗效。

4. 程序优化：定期随访，基于患者的反应对刺激参数进行优化，确保最佳治疗效果。

四、常见并发症

1. 感染：植入部位或脊髓周围可能发生感染，发生率为5%～8%，常由葡萄球菌引起。术前和术后预防性使用抗生素，可降低术后感染的发生率。感染严重时需考虑移除装置。

2. 电极移位或断裂：电极移位是最常见的并发症，会导致电刺激效果减弱或失效，多见于经皮穿刺电极。可重新调整电极位置或进行修复手术。

3. 硬膜外出血或脊髓损伤：可能出现感觉异常、运动障碍。需要立即就医，严重时可能需要外科干预。

4. 设备故障：脉冲刺激发生器或电极故障可能导致刺激中断，需要更换设备或调整设置。

5. 感觉异常：麻木、刺痛或震动感过强。调整刺激参数以缓解症状。

6. 疼痛加重：部分患者可能在刺激时出现新的疼痛或症状加重，需要重新评估刺激参数和位置。

7. 脑脊液外渗：SCS电极植入时需要在硬膜外腔进行操作，手术过程中可能会意外刺破硬膜或在电极穿刺部位形成微小的破口，导致脑脊液外渗。脑脊液外渗会降低颅内压，引发低颅内压性头痛。这种头痛通常在直立时加重，而在平卧时缓解。通过卧床休息、补充液体、使用镇痛药物来减轻头痛。如果头痛严重且持续不缓解，可考虑血贴疗法，即将患者自身的少量静脉血注入硬膜外腔，封堵外渗点，有助于止漏和缓解症状。如果怀疑电极或设备植入位置与脑脊液外渗有关，需进行影像学评估，必要时调整或修正电极或设备位置。

8. 刺激耐受：患者在长期接受 SCS 治疗后，疗效逐渐减弱，原本有效的刺激参数可能不再能缓解症状，患者需要更高的刺激强度或不同的参数调整来维持疗效。可以通过调整刺激参数、改变刺激模式、升级脉冲生成器、更换电极位置、间歇性使用来改善刺激耐受。

五、注意事项及护理配合

1. 术前护理。

1）心理支持与健康教育：了解患者对手术的担忧和恐惧，给予心理支持，增强其信心。向患者及家属解释手术目的、流程、可能的并发症及术后配合事项，帮助患者充分了解并配合治疗。

2）术前评估：全面评估生命体征、神经系统、过敏史、用药史等，确保患者适合手术。通过影像学检查如脊柱 MRI 或 CT 扫描，明确电极植入的目标区域。实验室检查如血常规、凝血功能等，确保患者无明显感染、凝血障碍等手术禁忌证。

3）皮肤准备：术前一晚及手术当天清洁脊柱植入区域皮肤，防止感染。避免剃须刀引起的皮肤损伤，使用剪毛器清理手术区域。

4）术前禁食禁饮：术前 6~8 小时禁食，4 小时禁饮，以减少麻醉相关并发症风险。

5）药物管理：术前 30 分钟至 1 小时内预防性使用抗生素，减少术后感染风险。根据需要使用镇静剂或抗焦虑药物，以减轻术前焦虑。

2. 术中护理。

1）无菌操作：手术过程中严格执行无菌技术，防止细菌污染。

2）监测生命体征：持续监测患者的血压、心率、血氧饱和度，及时发现异常情况。

3）配合手术：协助医生定位电极和脉冲刺激发生器，确保手术顺利完成。

4）术中镇痛与镇静：保持患者舒适状态，根据麻醉师指示调整镇静剂用量。

3. 术后护理。

1）切口护理：观察切口，每天检查手术切口有无红肿、渗液或感染迹象，保持敷料清洁干燥。按医嘱定期更换敷料，防止感染。

2）生命体征监测：术后密切监测患者的血压、心率、呼吸及意识状态，及时发现异常并处理。

3）疼痛管理：根据疼痛评分合理使用镇痛药物，调节 SCS 的刺激参数以优化疼痛控制。

4）功能锻炼：鼓励患者早期进行床上活动，逐步下床行走，避免长期卧床引发并发症。

5）康复训练：结合康复治疗师的指导，进行循序渐进的功能训练，提高运动能力。

6）电刺激装置监测与调整：指导患者正确使用脉冲刺激发生器控制器，定期随访，调整刺激参数以达到最佳疗效。

4. 注意事项。

1）避免过度活动：术后 1~2 周内避免剧烈运动和弯腰、扭转等动作，以防电极移位或设备损伤。

2）观察神经症状：监测是否有新发的神经症状，如感觉异常、肌无力等，及时报告医生。

3）防止感染：保持良好的个人卫生，避免术区浸水。如发现发热或切口红肿、渗液，应立即就诊。

4）设备安全使用：避免靠近强磁场（如 MRI）和高电压设备，以免影响 SCS 装置的功能。

5）定期随访：按医嘱定期复查电极位置和设备状态，确保设备正常工作并持续有效。

（何冰怡　梁燕　宋伟）

第六节　巴氯芬泵

一、概述

巴氯芬泵治疗（intrathecal baclofen therapy，ITB）是通过将巴氯芬直接注入脊髓周围的蛛网膜下腔来治疗运动障碍疾病的一种先进方法。它主要用于缓解中枢性肌张力障碍，特别是严重痉挛和肌肉僵硬。1996 年，巴氯芬药物鞘内注射被美国 FDA 批准用于治疗 4 岁及 4 岁以上儿童痉挛性脑瘫。国外的多年实践已经证实该治疗安全有效，国内也已开展此项治疗。

二、治疗机制

1. 直接作用于脊髓：巴氯芬通过植入的输注泵直接进入脊髓周围的蛛网膜下腔，作用于脊髓 GABA-B 受体，抑制脊髓神经反射弧的兴奋性。

2. 增强 GABAergic 抑制：通过模拟 GABA 的作用，抑制兴奋性神经递质的释放，降低神经元的过度兴奋，从而缓解痉挛状态。

3. 减少中枢及外周痉挛：对中枢性痉挛（如脑瘫、脊髓损伤、脑外伤后痉挛）有良好的控制作用，同时减少肌痉挛引起的疼痛和功能障碍。

三、治疗方法

1. 术前评估。

1）适应证评估：明确患者的适应证，包括多发性硬化、脑瘫、脊髓损伤、脑外伤后痉挛等。需确定口服药物疗效不佳或耐受性差。

2）试验注射：进行鞘内巴氯芬试验注射，以小剂量（通常为25~50μg）评估患者对药物的反应。注射后观察痉挛缓解情况和不良反应，评估是否适合巴氯芬泵植入。

3）全面检查：影像学检查（如MRI或CT）评估脊柱解剖情况，排除手术禁忌证，评估心肺功能和感染风险。

2. 泵植入手术。

1）手术准备：常规麻醉下进行，患者取俯卧位，准备手术区域并消毒。

2）导管植入：通过穿刺或小切口将导管放置在脊髓的蛛网膜下腔，导管尖端通常放置在胸段或腰段水平。

3）泵的植入：在腹部皮下制作一个囊袋，植入可编程的巴氯芬泵，泵通过导管连接到脊髓蛛网膜下腔。

4）系统连接和测试：连接泵和导管系统，检查泵的功能，确保药物能够正常输注。

3. 术后调整与随访。

1）剂量调整：术后初期使用较低的剂量，逐步调整至最佳剂量。泵的输注速率和剂量通过外部控制器进行编程调整。

2）观察反应：密切观察患者的痉挛缓解情况、肌无力等不良反应，并根据情况调整剂量。

3）随访维护：定期随访泵的状态，包括药物储备、泵的电池寿命及设备功能状态，通常每3~6个月进行一次补液和检查。

四、常见并发症

1. 感染：巴氯芬泵的植入和输注过程中可能发生感染，包括皮肤感染和深部感染（如脊髓膜炎）。定期进行消毒和维护，以减少感染风险。术后密切观察任何感染迹象如发热、红肿、疼痛等。如果出现感染症状，及时就医，可能需要抗生素治疗。

2. 泵设备故障：泵可能出现机械故障，如漏液、堵塞等，从而影响药物的输注。定期检查泵的功能和药物输注情况，确保设备正常运作。发生设备故障时，及时联系医疗服务提供者进行修复或更换设备。

3. 药物不良反应：长期使用巴氯芬可能导致不良反应，如嗜睡、头晕、虚弱、呕吐等。定期监测患者的不良反应，根据不良反应的严重程度调整治疗方案或更换药物。

4. 药物剂量调整问题：泵的药物剂量需要定期调整，不适当的剂量可能导致治疗效果不佳或不良反应增加。使用泵时应严格按照医生的处方。定期随访以调整药物剂量，避免剂量调整过快或过慢。

5. 脊髓损伤：在泵植入过程中，可能会对脊髓造成损伤，导致新的神经症状或加重现有的症状。泵植入由经验丰富的外科医生操作。遵循术后恢复指导。定期评估脊髓功能，及时发现和处理任何新的神经症状。

6. 过度的肌肉松弛：巴氯芬过量可能导致肌肉过度松弛，影响运动功能和身体姿势。监测患者的肌肉状态和功能，如果出现过度松弛，可能需要减少药物剂量或采取其他治疗措施。

7. 药物撤离反应：如果突然停止巴氯芬的输注，可能会出现撤离反应，如痉挛、肌肉疼痛和焦虑。如果需要停止或更换药物，应该逐渐减少药物剂量，而不是突然停止。必要时，医生可能会提供药物调整方案以缓解撤离反应。

8. 设备移位或脱位：设备可能发生移位或脱位，需要重新调整或修复泵的植入位置，并定期检查其稳定性。如果设备发生移位或脱位，需及时调整或修复。

五、注意事项及护理配合

1. 术前护理：向患者及家属详细解释手术过程、潜在风险和术后护理要求，获得其理解和配合。指导患者在术前的 24 小时内保持空腹（通常禁食固体食物 6~8 小时，禁饮清水 2 小时），并按要求停用某些药物，如抗凝剂。手术前，患者可能会感到焦虑或紧张，提供必要的心理支持，帮助患者保持良好的心态。

2. 术中护理：严格遵守无菌操作原则，减少感染风险，尤其是在泵和导管植入的过程中。选择合适的麻醉方式（通常为全身麻醉或局部麻醉），并在手术过程中密切监测患者的生命体征。在植入泵和导管之前，应测试设备的功能，确保其正常工作。

3. 术后护理：

1）术后应密切观察切口有无红肿、渗液、出血等感染或愈合不良的迹象。保持切口清洁干燥，遵医嘱换药。

2）评估患者的疼痛，根据患者的疼痛程度，合理使用镇痛药物，帮助患者度过术后早期的恢复期。术后需要定期检查泵的运行情况，确保药物的准确输注。警惕设备故障或输注不足/过量的症状。

3）根据患者的反应，适时调整巴氯芬的剂量。过量可能导致严重的不良反应，如嗜睡、肌无力等；剂量不足则无法有效控制症状。

4）术后初期应避免剧烈运动和过度活动，巴氯芬泵植入后平躺 2~3 天以避免或减轻恶心、呕吐和脊髓性头痛症状，使机体逐渐产生对药物的耐受性。2~4 周避免躯干屈曲大于 45°，防止导管移动。患者应在医生指导下逐步恢复活动。

5）向患者和家属讲解泵的使用方法、注意事项和可能的并发症，以及如何处理突发情况。

6）告知随访的重要性，鼓励患者和家属在术后与医疗团队保持密切联系，及时报告任何不适或异常情况。

（王雨慧　梁燕）

第六章 运动障碍疾病的常见评估技术

第一节 跌倒的评估

一、概述

跌倒是指患者因不自主、非故意的突发体位改变而倒在地面上或其他比原始位置更低的平面上。

60%~70%的帕金森病患者经历过至少一次跌倒，在这些患者中，约40%的患者会经常跌倒（多次跌倒），跌倒发生的主要原因是姿势不稳、步态异常和运动迟缓。多系统萎缩患者的跌倒发生率也较高，尤其是在病程的后期，跌倒率可达50%~70%。进行性核上性麻痹患者的跌倒发生率甚至比帕金森病患者更高，早期跌倒非常常见，60%~80%的患者会在疾病初期或中期经历跌倒。由于肌肉不自主地快速运动以及步态异常，亨廷顿舞蹈病患者也存在较高的跌倒风险，但不如帕金森病等患者常见。运动障碍疾病患者的跌倒不仅与运动功能退化相关，还可能与认知功能障碍、视觉问题以及药物不良反应有关，因此综合管理这些因素非常重要。

2. 跌倒的危险因素如下：
1) 内在危险因素。
（1）生理因素：年龄越大且为女性，跌倒风险越高。
（2）病理因素：行动迟缓、肌强直、姿势平衡障碍等典型的运动障碍削弱了肢体的灵活性，从而导致身体面对突发情况的反应能力减弱，这是帕金森病患者发生跌倒的直接原因。有些运动障碍疾病本身就影响平衡功能或协调性，也是造成跌倒的一个因素。
（3）药物因素：长期使用苯二氮䓬类药物、镇静剂、抗胆碱能药、抗精神病药物会增加跌倒的风险，特别是苯二氮䓬类药物。除了抗帕金森病药物以外，长期使用超过4种药物，跌倒发生的风险会大大增加。
（4）心理因素：焦虑和沮丧可能会使人的注意力变得更加分散，从而降低对外界危险因素的敏感度，降低反应速度，并增加跌倒的风险。
2) 外在危险因素。
（1）环境因素：室内跌倒的危险因素包括照明不足、地面不平整、门槛过高、缺少扶手和没有室内厕所。与室内相似，室外跌倒的危险因素包括地面不平、斜坡、湿滑及存在障碍物，但室外跌倒具有单一性，无明显规律。

（2）社会因素：社交能力、与社会联系程度以及是否独居都会影响跌倒的发生。

二、风险识别与评估

1. 健康史：仔细评估患者的跌倒史，是否发生过跌倒、跌倒次数、跌倒发生的地点及周围环境、受伤程度、跌倒时的心理状况，疾病史和药物使用史，用药情况，尤其注意与跌倒相关的药物使用。

2. 风险评估。

1）量表评估：综合考虑导致患者跌倒的相关危险因素，综合评估患者的跌倒风险，注重对患者跌倒的内在危险因素的评估。

（1）Morse 老年人跌倒风险评估量表（Morse fall scale，MFS）：该量表包括对步态、近 3 个月是否有跌倒史、认知状态、超过一个医学诊断、助行器的使用及药物治疗 6 个项目的评分，总分为 125 分。得分越高，跌倒发生的风险越大。跌倒风险评判标准：>45 分是高度风险，25~45 分是中度风险，<25 分是低度风险。评估用时 2~3 分钟。

（2）托马斯跌倒风险评估工具（St Thomas's risk assessment tool in falling elderly inpatients，STRATIFY）：包括是否发生跌倒、躁动不安、频繁如厕、视力差以及行走和躯体情况。各项均为 1 分，总分 5 分，分数≥2 分为跌倒高风险。量表评估用时 1~2 分钟。此量表更适用于评估社区住院的老年人，缺点是只关注跌倒的内在危险因素，而忽略了外在危险因素。

2）躯体功能评估：随着年龄的增大，人体各项功能会逐渐衰退，肌肉骨骼运动系统功能减退造成步态协调性下降、平衡能力降低，视觉、听觉、前庭功能及本体感觉下降，均会增加跌倒的风险。评估躯体功能时，应该根据患者具体情况选择最佳评估工具，包括日常生活活动能力（activities of daily living，ADL）评估量表（Barthel 指数）、Berg 平衡量表（Berg balance scale，BBS）、起立行走测试（timed up to go test，TUGT）、5 次坐立试验（five times sit to stand test，FTSST）、Tinetti 平衡与步态量表（Tinetti performance-oriented mobility assessment，Tinetti POMA）等。

3）环境评估：光线不足、没有安装扶手、路面潮湿等因素都可能增加跌倒的风险。

4）心理评估：恐惧跌倒、沮丧及焦虑等可能会导致更高的跌倒风险，因此，跌倒的心理评估具有重要作用。评估量表包括简明国际跌倒效能感量表（short falls efficacy scale international）、特异性活动平衡自信量表（activities-specific balance confidence scale，ABC）等。

三、综合管理

对跌倒高风险的患者进行综合管理，能够降低患者跌倒的风险，提高患者预防跌倒的自我效能感，减轻跌倒后的二次伤害。

1. 跌倒的预防措施：

1）环境改善。

（1）居家环境：房间及走廊宽敞通畅、无障碍物；室内光线明亮，夜间开启夜灯；

卫生间使用坐便器、放置防滑地垫且安装扶手；保持地面干燥、无水渍；常用物品放在易拿取处，勿登高取物。

（2）病房环境：床头、卫生间安装呼叫信号灯；有条件的病房使用跌倒风险监测系统远程监测，如穿戴式跌倒监测系统、环境式跌倒监测系统、视频式跌倒监测系统。

（3）社区公共环境：地面铺防滑砖，保持路面平整；路灯光线明亮，及时维修；禁止在楼道堆放杂物及垃圾；在楼梯、台阶处安装扶手；雨雪天及时打扫路面；加强犬类管理，保证出行安全。

2）药物管理：积极治疗原发病，严格遵医嘱用药，尽量避免多药同服，特别是患有多种疾病的老年人，用药时需要仔细评估，尽量减少药物的种类和剂量，以免在治疗过程中部分药物的不良反应相互叠加，增加跌倒的风险。根据患者情况减少或停用抗精神病药物。

3）营养管理：有跌倒高风险的老年人，在日常生活中多摄入维生素 D 和钙片，这些营养物质可以改善骨骼的代谢状态，促进骨骼健康，提高肌肉的力量，减小跌倒的风险。维生素 D 400~800U/d，钙 1000~1500mg/d。

4）加强锻炼：运动锻炼可以增强身体的平衡能力，降低因年老引起的肌肉僵硬，从而降低跌倒的发生率。预防跌倒的运动强度应在中等水平，通过有氧运动来提升平衡能力，如太极拳。运动时应考虑自身体能状况，并在专业人士指导下进行。

5）辅助工具的使用：合适的辅助工具如助行器、拐杖、髋关节保护装置，能有效降低跌倒的发生率，减轻跌倒引起的伤害。

6）预防跌倒相关知识培训：患者对预防跌倒相关知识掌握程度越高，其执行力越好，越会主动采取预防跌倒的措施，从而降低跌倒的发生风险。医护人员通过多种途径的健康教育来提高患者的认知，如告知跌倒的危害、识别高风险环境、减轻跌倒伤害的技巧、辅助工具的正确使用等。

7）关注心理状态：关注患者的心理状态，奥塔戈运动项目和正念认知疗法均可以减轻患者的跌倒恐惧，促进患者康复，并提升患者生活质量。

2. 跌倒后的处理：患者跌倒后确认患者是否清醒，是否有意识丧失或其他严重症状。检查是否有骨折、扭伤、出血等明显伤害。特别是对于老年患者，可能需要注意是否有骨折。如果患者感觉痛苦或怀疑有严重伤害（如骨折），应避免移动患者，直到医疗专业人员到达。确保患者远离任何可能造成进一步伤害的物体，如锐利的边缘或滑动的物体。如果患者无法自己起身，立即呼叫急救服务。在急救服务到达之前，告知家人或看护者，让他们协助处理情况。如果患者没有明显伤害且可以安全起身，可以采用合适的技术帮助他们恢复站立。通常建议先将患者转到侧卧位，然后使其在帮助下尝试坐起来，最后逐渐站立。记录跌倒的情况，包括时间、地点、跌倒原因和症状。这些信息对于后续的医疗评估和预防措施的制定非常重要。观察患者在跌倒后的身体和认知状态，注意是否出现新的症状或伤害迹象。即使跌倒后没有明显伤害，也建议进行医学检查，以排除潜在的内伤或其他健康问题。

（王萍　陈德智）

第二节 压力性损伤的评估

一、概述

压力性损伤是指由压力或压力联合剪切力导致的皮肤和（或）皮下组织的局部损伤，通常位于骨隆突处，但也可能与医疗器械或其他物体有关。

1. 据相关统计，神经系统疾病患者的压力性损伤发生率为30%~60%。运动障碍疾病中帕金森病患者压力性损伤的发生率为10%~20%，但这一数据可能受到个体差异和管理水平的影响。有研究统计多系统萎缩患者的压力性损伤发生率可能在20%~30%。亨廷顿舞蹈病患者由于病情进展导致运动失调和长期卧床，一些研究显示可能其压力性损伤发生率为15%~25%。但实际发生率可能因具体的医疗护理、患者的疾病阶段、个人健康状况和其他因素而有所不同。

2. 危险因素。
1）外在危险因素：压力、摩擦力、剪切力、局部部位潮湿等。
2）内在危险因素：移动受限或活动受限、营养不良、高龄、低蛋白、手术等。

二、风险识别与评估

1. 2019年国际NPUAP/EPUAP压力性损伤分期见表6-1。

表6-1　2019年国际NPUAP/EPUAP压力性损伤分期

分期	表现	图示
1期	皮肤完整，局部皮肤出现不变白的红斑；与邻近组织相比，该区域可能有感觉、温度或硬度的改变；在深色皮肤的人身上可能不易察觉此期	
2期	部分皮层缺损，伤口床呈粉红色，无腐肉；也可表现为完整或破损的浆液性水疱	

续表6-1

分期	表现	图示
3期	全层组织缺失，可见皮下脂肪，但未见骨骼、肌腱或肌肉；可有腐肉、潜行和窦道；此期溃疡的深度因解剖位置而异，鼻梁、耳、枕部和足踝处溃疡可能较浅，脂肪丰富的区域可发展为极深的溃疡	
4期	全层组织缺失，暴露骨骼、肌腱或肌肉；可能会有腐肉或焦痂；通常存在潜行和窦道；深度未知	
不可分期	全层组织缺失，溃疡基底部被腐肉或焦痂覆盖；彻底清创后才能确定真正的深度；脚跟部稳定的焦痂（干燥、黏附、完好、无红斑或波动）不应去除	
深部组织损伤	局部完整的皮肤出现紫色或褐红色改变，或充血性水疱；与邻近组织相比，该区域可能有感觉、温度或硬度的改变；深部组织损伤可能很难在肤色深的个体中被发现；深色的伤口床可发展形成一个薄薄的水疱，进一步被薄痂覆盖；即使采取很好的治疗，也可能迅速发展至多层组织暴露	

2. 风险评估。

1）量表评估：Braden量表、Norton量表、Waterlow量表最常用，其操作简单，通过对每个项目进行评估以确定患者压力性损伤的发生风险。

（1）Braden量表：总分是23分，≤12分表明高度危险，13~14分表明中度危险，15~16分表明低度危险。该量表是目前应用最为普遍的压力性损伤评估量表，适用于内外科、骨科及老年长期卧床的住院患者，能显著提高压力性损伤的预防效果。但不推荐在手术中使用。Braden量表见表6-2。

表 6-2 Braden 量表

项目	分值			
	1	2	3	4
感知：对压力相关不适的感受能力	完全受限	非常受限	轻度受限	未受限
潮湿：皮肤暴露于潮湿环境的程度	持续潮湿	潮湿	有时潮湿	很少潮湿
活动力：身体活动程度	限制卧床	坐位	偶尔行走	经常行走
移动力：改变和控制体位的能力	完全无法移动	严重受限	轻度受限	未受限
营养：日常食物摄取状态	非常差	可能缺乏	充足	丰富
摩擦力和剪切力	有问题	有潜在问题	无明显问题	—

（2）Norton 量表：包括身体状况、精神状态、活动能力、运动程度、失禁情况等方面的评估，总分是 20 分，≤8 分为极度危险，≤12 分为高度危险，≤14 分为有发生压力性损伤的危险。此量表在手术患者中表现尚佳，但在病房的使用效果不理想。

（3）Waterlow 量表：包括体型、皮肤类型、性别、年龄、控便能力、运动能力、组织营养状态等方面的评估，总分是 47 分，>20 分表明极高危风险，15~19 分表明高危风险，<14 分表明轻危风险。该量表的评估项目繁多，耗时较长，而且需要评估者具备较高的专业技能，因此更适用于医院的病房和养老机构，不建议在围手术期的老年患者中使用。

2) 皮肤组织评估：皮肤组织评估是压力性损伤分类、诊断、预防及治疗的重要组成部分。所有压力性损伤风险患者都应进行皮肤组织评估，评估时要从头到脚全面检查，特别是骨隆突处。评估伤口时应用同一方法评估面积和大小，有利于比较不同时期伤口的情况。

（1）压力性损伤易发部位：易发于受压且缺乏脂肪组织保护的、无肌肉包裹或肌肉较薄的骨隆突处。其好发部位与体位有很大关系。仰卧位时，压力性损伤的易发部位从下向上分别是脚跟处、骶尾部、肩胛骨及枕骨（图 6-1）；侧卧位时，压力性损伤的易发部位从下向上分别为踝骨内外侧、膝关节内外侧、髋骨、肩部及耳廓（图 6-2）；俯卧位时，压力性损伤的易发部位从下向上分别为脚尖、膝盖、髂前上棘、男性生殖器、肋骨、女性乳房、肩峰、耳廓、面颊（图 6-3）；坐位时，压力性损伤的易发部位为骶尾部、坐骨结节。

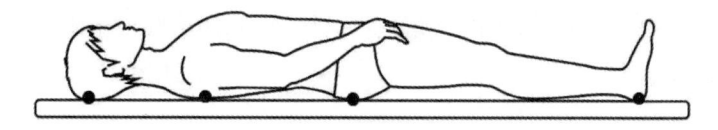

图 6-1 仰卧位时压力性损伤易发部位

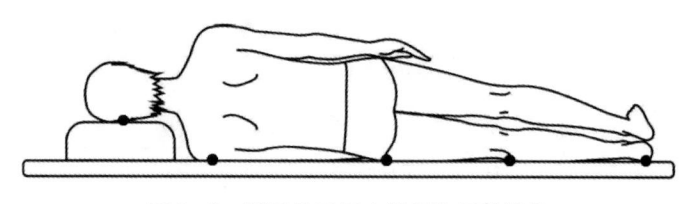

图 6-2　侧卧位时压力性损伤易发部位

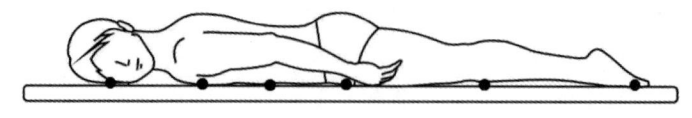

图 6-3　俯卧位时压力性损伤易发部位

（2）常用的面积和大小测量方法（图 6-4）：①用两把直尺测量压力性损伤的最长长度（不考虑方向）和垂直宽度，再将两者相乘，得出面积，此方法会高估损伤的面积。②在透明薄膜上描绘伤口的形状，适用于不规则伤口。③拍摄伤口照片，并描绘伤口周长。④使用伤口照片和计算机软件进行计算机辅助平面测量，以描绘或测量伤口周长。

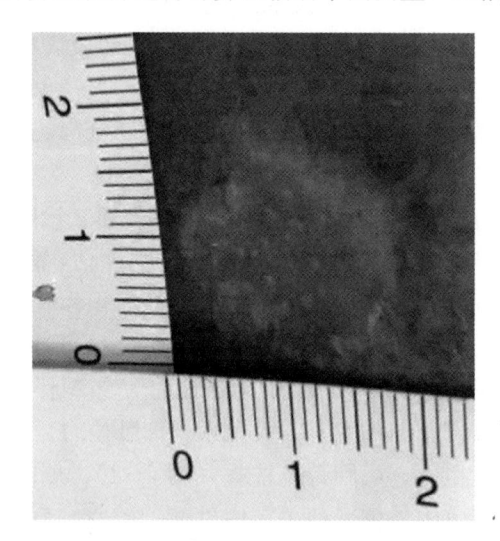

图 6-4　常用的面积和大小测量方法

（3）测量压力性损伤深度、窦道和潜行的方法：缓慢且温和地插入一根用生理盐水或无菌水湿润的棉签到有阻力的点。在与皮肤水平的位置标记棉签，取出后与直尺保持平衡确定深度。也可用可延展的印模材料或无菌液填充伤口腔体来确定体积。

三、综合管理

1. 预防措施。

1）预防性皮肤护理：保持皮肤清洁和干燥，保持衣物及床单平整清洁，可使用丝质纺织品，以减少摩擦力。当患者大汗、大小便失禁、引流液污染时，应立即清洁。清洁时，动作轻柔，使用温水和中性清洁剂，避免使用含有酒精或碱性成分的清洁剂，以防止皮肤干燥或残留碱性物质。若皮肤干燥，可以使用润肤露滋润，对高危部位可预防性使用泡沫敷料保护皮肤。

2）加强营养：营养不良是皮肤压力性损伤的危险因素，还会延迟压力性损伤的愈合。对于压力性损伤高风险患者应定期进行营养筛查，当患者有营养风险时，可采取合理的个性化营养支持方案，并监测其效果。

3）体位变换：避免局部组织长期受压是预防压力性损伤的关键，因此翻身和保持适当的体位十分重要。可根据患者的舒适度、活动及移动能力、健康状态、组织耐受度、治疗的目标等决定其翻身频次。患者可选择右侧 30°侧斜位、平卧位、左侧 30°侧斜位交替进行。为避免产生剪切力，床头抬高角度应低于 30°。若病情允许，还可以选择俯卧位。

4）支撑面：支撑面是一种专用设备，能将压力再次分布，其主要产品包括特制床、坐垫、床垫和床垫上的覆盖垫。主要通过增大和身体的接触面积或调整与身体之间的接触部位及接触时间来降低与皮肤接触产生的压力。当选择支撑面时，应综合考量患者的健康状况、经济状况、环境以及所使用设备的特点。使用支撑面后，也需要定期变化患者的体位，但频次取决于所选支撑面的类型。此外，应避免使用人造羊皮制品、充液手套（袋）、环形设备。

5）健康宣教：协助患者床上大小便、失禁护理、皮肤护理、体位摆放、使用辅助工具等，形式多样化，提升患者及家属的依从性，预防压力性损伤发生，促进康复。

2. 治疗及护理。

1）清洗和清创治疗：清洗液可选用生理盐水或饮用水，对疑似或已确认感染的伤口，可使用聚维酮碘、过氧化氢等含有抗菌剂的清洗液。常见的清创方法包括锐性清创、自溶清创、酶清创、机械清创和生物清创。需注意缺血型四肢和脚跟稳定、坚硬、干燥的焦痂不能去除，除非已经出现感染。

2）伤口敷料的使用：伤口敷料能有效保护创面，刺激上皮细胞和肉芽组织生长，可提高伤口愈合速度，当前已经广泛应用于压力性损伤的治疗。伤口敷料包括水凝胶敷料、泡沫类敷料、水胶体敷料及藻酸钙敷料等。可根据压力性损伤的具体情况选择合适的敷料。

3）其他：胶原蛋白敷料、生长因子、生物物理疗法（包括电刺激治疗、负压伤口治疗等）、手术治疗。

（王萍）

第三节　营养风险筛查与评估

一、概述

营养风险指的是个体由于营养摄入不足、不平衡或代谢需求增加，导致发生营养不良及其相关健康问题的可能性。这种风险通常会增加患病、住院时间延长、康复减慢或病情恶化的概率。

1. 运动障碍疾病中，营养不良是一个常见且重要的并发症。帕金森病患者的营养不良发生率为15%~24%，亨廷顿舞蹈病患者的营养不良发生率为30%~50%，肌萎缩侧索硬化患者的营养不良发生率为16%~55%。运动障碍疾病的营养不良通常与吞咽困难、胃肠道功能障碍以及疾病进展导致的运动功能受限相关。此外，肌萎缩和体重减轻也是运动障碍疾病中晚期常见的营养不良表现。

2. 危险因素：营养不良的危险因素多种多样，常见的包括以下几个方面。

1）吞咽困难：这是许多神经系统疾病的常见症状，会导致摄入不足，增加营养不良的风险。

2）胃肠道功能障碍：运动障碍疾病往往伴随胃肠道功能障碍，如胃排空延迟、便秘等，导致营养吸收不良。帕金森病患者、多系统萎缩患者尤其常见。

3）能量消耗增加：如亨廷顿舞蹈病和肌萎缩侧索硬化会导致不自主运动和肌痉挛，显著增加能量消耗，从而加剧体重下降和营养不良。

4）抑郁和焦虑：抑郁、焦虑等会降低患者的食欲和减弱进食动机，导致营养摄入不足。

5）认知功能受损：会使患者无法正常进食或忘记进食，导致营养不良的发生。

6）药物不良反应：某些药物如多巴胺激动剂或抗抑郁药会导致食欲不振、恶心或胃肠道不适，间接导致营养不良。

7）社会和经济因素：社会支持不足、经济困难、无法获得营养充足的食物也会增加营养不良的风险，尤其对于老年患者。

8）并发疾病：感染是常见并发症。感染后消耗增加，进一步加重营养状况恶化。心、肝、肾功能的受损也从不同角度影响患者的营养状况。

二、风险识别与评估

1. 健康史。

1）临床观察：牙齿状况、双眼或颊部凹陷状况、头发状况、精神状态等。

2）人体测量：体重、体质指数（BMI）、皮褶厚度、上臂中间周径。

3）功能测定：握力、肌电刺激检查、呼吸功能测定、免疫功能测定。

4）实验室检查：内脏蛋白测定、氮平衡测定。

2. 临床表现：营养不良的临床表现多样，取决于其严重程度和持续时间。常见的临床表现如下。

1）体重下降：无意的体重下降是营养不良的常见信号，尤其是体内脂肪和肌肉的流失。

2）肌萎缩：营养不良会导致肌肉蛋白质分解增加，出现肌无力、萎缩，影响患者的活动能力。

3）皮肤干燥和损伤：营养不良常导致皮肤干燥、瘙痒，严重时可出现压力性损伤或伤口愈合缓慢。

4）毛发干枯和脱落：营养不良可导致头发变薄、干枯易断，甚至大量脱发。

5) 免疫功能下降：患者更容易感染，且感染后的恢复较慢。营养不良会抑制免疫系统的正常功能。

6) 贫血：营养不良，尤其是缺乏铁、维生素 B_{12} 或叶酸，常导致贫血，表现为疲劳、面色苍白、头晕等。

7) 腹泻或便秘：消化功能受损常见于长期营养不良患者，可能表现为消化不良、腹泻或便秘。

8) 精神状态改变：营养不良可能导致注意力不集中、易怒、抑郁和情绪波动，严重者会出现认知功能障碍。

9) 水肿：低蛋白血症会导致液体潴留，患者出现水肿，尤其在腿部、脚踝等部位。

10) 疲劳和无力：营养不良会导致能量储备不足，患者容易感到疲劳、无力，难以进行日常活动。

3. 评估：营养筛查是一个快速而简单的过程，通过营养筛查如果发现患者存在营养风险，即可制订营养计划。如果患者存在营养风险但不能实施营养计划，或不能确定患者是否存在营养风险，需进一步进行营养评估。

1) 主观全面评定法（subjective global assessment，SGA）：SGA 能很好地预测并发症，但是更多反映的是疾病状况，而非营养状况，并且更适合于接受过专门训练的专业人员使用，作为大医院常规营养筛查工具则不实用。

2) 微型营养评定（mini nutrition assessment，MNA）：用于老年患者营养风险评估。MNA 快速、简单、易操作，一般 10 分钟即可完成。

3) 营养不良通用筛查工具（malnutrition universal screening tool，MUST）：主要用于蛋白质热量营养不良及其发生风险的筛查，适用于不同医疗机构的营养风险筛查，适合不同专业人员使用。通过对 BMI、体重减轻、疾病所致进食量减少 3 部分评分得出总分，分为低风险、中等风险和高风险。

4) 营养风险筛查 2002（nutritional risk screening 2002，NRS 2002）：住院患者营养风险筛查的首选工具。以评分≥3 分作为存在营养不良风险的标准。其包括 4 个方面内容：①人体测量；②近期体重变化；③膳食摄入情况；④疾病严重程度。NRS 2002 有很好的临床适用性，但当患者因各种因素得不到体重值或意识不清无法回答问题时，该工具的使用将受到限制。

营养筛查方法虽多，但各种方法均有其特点和不足之处，在进行临床营养风险筛查时，应根据筛查对象的特点和筛查人员情况选择适当的筛查方法。

三、综合管理

1. 营养支持途径。

1) 肠内营养的方式：运动障碍疾病患者胃肠道解剖完整并有一定功能的情况下选择肠内营养。短期（4 周内）采用鼻胃管喂养，长期（4 周后）采用经皮内镜下胃造口喂养。肠内营养在维持肠黏膜结构和功能的完整性、减少细菌移位和肠源性感染、加速门静脉系统的血液循环、促使胃肠道激素分泌等方面具有肠外营养不可替代的作用。肠内营养见表 6-3。

表 6-3 肠内营养

方式	操作
间断推注法	1. 每天分数次，定时用注射器推注 200~250mL。由少量（100mL）开始逐渐增加 2. 易发生胃潴留、腹泻等并发症 3. 需要较粗管径，引起患者不适 4. 很难给予大量营养液
间歇滴注法	1. 用 1 小时左右的时间将一瓶（500mL）营养液输注给患者，每天 4 次，可按通常的用餐时间进行 2. 间歇滴注允许更自由的活动 3. 发生腹泻、恶心、呕吐、胃潴留的风险大
持续喂养法	1. 匀速滴注 2. 开始时滴注速度较慢，40~60mL/h，6 小时后，检查患者的耐受性 3. 如患者无不适可每 12~24 小时增加 250mL，最大速度为 100~125mL/h

2）肠内营养并发症的预防及处理：鼻饲时存在反流、误吸，鼻、咽、食管黏膜损伤和出血，上消化道出血，腹泻，便秘，胃潴留，血糖紊乱，堵管等风险。肠内营养常见并发症的临床表现、预防及处理见表 6-4。

表 6-4 肠内营养常见并发症的临床表现、预防及处理

反流、误吸	
临床表现	患者出现呛咳、气喘、心动过速、呼吸困难、咳出或经气管吸出鼻饲液；吸入性肺炎患者体温升高，咳嗽，肺部可闻及湿啰音和水泡音
预防	1. 选取管径适宜的胃管，成人建议 Fr14 号胃管 2. 如病情允许，鼻饲时取 30°~45°半卧位，鼻饲结束继续保持半卧位 30~60 分钟 3. 对于意识障碍患者或昏迷及老年患者，鼻饲前翻身叩背、吸净呼吸道分泌物；人工气道患者接受鼻饲时，行声门下吸引 4. 定时评估胃管深度及位置，听诊肠鸣音，4 小时听/次，注意控制鼻饲输注总量与速度 5. 鼻饲半小时前辅以胃肠动力药 6. 对于误吸风险较高的患者，推荐延长鼻饲管插入长度，保证胃管末端达到胃幽门后
处理	1. 误吸发生后，立即停止鼻饲，取头低右侧卧位，吸除气道内吸入物 2. 遵医嘱予胃肠减压 3. 静脉支持，减轻肺水肿，有肺部感染迹象者遵医嘱使用抗生素 4. 必要时协助建立人工气道，呼吸机辅助通气
鼻、咽、食管黏膜损伤和出血	
临床表现	咽部不适、疼痛、吞咽障碍，鼻腔及口腔流出鲜红血性液体
预防	1. 操作前做好解释说明，插管动作轻柔、熟练，了解生理解剖结构 2. 选择合适材质及管径的胃管，对于延髓麻痹昏迷的患者采用侧位拉舌置管法，在监护仪的监护下进行 3. 每天更换胃管胶布，更换胃管固定位置，避免长时间压迫同一位置
处理	1. 鼻腔黏膜损伤引起出血量较多时，用冰生理盐水和去甲肾上腺素浸润纱条填塞止血 2. 食管黏膜损伤出血遵医嘱予以抑酸、保护黏膜的药物等 3. 做好解释与心理安慰

续表 6-4

	上消化道出血
临床表现	胃管内抽出咖啡色或鲜红血性液体，呕血或黑便，出血量较多时呈陈旧性咖啡色或鲜红血性液，严重者血压下降，脉搏细速，出现休克表现。
预防	1. 严格控制鼻饲温度、速度及总量，抽吸力量适当 2. 妥善固定胃管，防止因过度牵拉胃管刺激胃黏膜 3. 持续鼻饲，每隔 4~8 小时检查胃残余量；间歇鼻饲，每次喂养前检查胃残余量，观察胃内容物的颜色、性质 4. 重型颅脑损伤患者预防性使用抑酸药物，鼻饲时间不宜过长
处理	胃管抽出咖啡色液体或黑便，怀疑消化道出血时，立即行隐血试验
	腹泻
临床表现	大便次数增多，每天排便>3 次；排便性状改变，水分增多，部分含未消化食物或脓血、黏液；伴或不伴有腹痛，肠鸣音亢进
预防	1. 推荐使用含纤维素或含益生菌的鼻饲营养制剂，对于乳糖不耐受的患者，给予无乳糖配方的营养制剂 2. 鼻饲营养液配置过程中应防止污染，每日配置当日量，鼻饲营养管、营养液容器应每 24 小时更换 3. 营养液温度以 38~42℃适宜，建议使用肠内营养泵持续匀速喂养，速度由慢逐渐变快，浓度由低到高，鼻饲容量由少到多，直到患者能耐受的营养需要量
处理	1. 减慢鼻饲喂养速度和减少营养液总量，严格执行无菌操作 2. 查找腹泻原因、尽早治疗，对于菌群失调患者遵医嘱给予乳酸制剂，对于真菌感染患者遵医嘱给予抗真菌治疗 3. 严重腹泻患者遵医嘱暂禁食 4. 做好肛周皮肤护理，预防失禁性皮炎，必要时请伤口专科护士会诊指导
	便秘
临床表现	大便次数减少，伴排便困难，大便干结
预防	1. 增加水分摄入，建议采用含膳食纤维的营养配方 2. 采取腹部顺时针环形按摩，病情允许的情况下指导早期活动
处理	1. 评估腹部体征，听诊肠鸣音，及时发现肠梗阻先兆 2. 遵医嘱使用缓泻剂，排除颅内高压、肝功能不全等禁忌证，必要时可遵医嘱灌肠 3. 一旦发现肠梗阻征象立即禁食，行胃肠减压
	胃潴留
临床表现	呕吐 4~6 小时前摄入的食物或进食 8 小时后胃残余量>200mL，表现为呕吐、腹胀、腹痛
预防	1. 每次鼻饲的量不超过 200mL，间隔时间不少于 2 小时 2. 持续鼻饲的患者，每 4~6 小时抽取胃残余量；对于间歇鼻饲的患者，每次鼻饲前检查胃残余量 3. 鼻饲后，若病情稳定，维持半坐卧位 30~60 分钟 4. 鼓励早期活动，促进肠蠕动

续表6-4

处理	1. 胃残余量＞150mL时暂停喂养；结合腹部体格检查，观察有无恶心、呕吐、腹胀、肠鸣音是否正常等，再调整鼻饲量，选择合适的喂养方法 2. 遵医嘱使用促胃动力药 3. 若胃残余量持续＞150mL，建议使用空肠营养
血糖紊乱	
临床表现	2次随机血糖≥11.1mmol/L；或非糖尿病患者血糖≤2.8mmol/L，糖尿病患者血糖≤3.9mmol/L；高血糖伴意识水平下降，呼吸伴烂苹果味或出现饥饿感、心悸、出汗等低血糖表现
预防	1. 动态监测血糖及尿糖变化 2. 合理选择肠内营养制剂，建议使用肠内营养泵匀速泵入 3. 遵医嘱使用胰岛素积极控制血糖水平 4. 健康教育及合理运动
处理	1. 积极治疗原发病，补充血容量，避免感染等诱因，尽快纠正血糖紊乱 2. 更换胰岛素治疗方案 3. 监测意识、生命体征、出入量、水和电解质变化 4. 对低血糖患者采取低血糖处理流程
堵管	
临床表现	部分堵管，回抽无胃液，鼻饲时温水能注入，但阻力增大；完全堵管，回抽无胃液，鼻饲阻力大，温水无法注入
预防	1. 选择合适管径的胃管 2. 鼻饲药物时，把药物尽量碾碎成粉末状，避免形成凝块 3. 持续鼻饲时，每4小时用30mL温水脉冲式冲管1次；间歇或分次鼻饲时，每次喂养营养液、药物，检测胃残余量前后用30mL温水脉冲式冲管
处理	1. 一旦发现堵管，建议及时用20mL注射器抽温开水反复冲吸，必要时可用胰酶或碳酸氢钠溶液 2. 机械通管 3. 必要时重置胃管

3）肠外营养：运动障碍疾病患者合并胃肠道器质或功能障碍则选择肠外营养支持。

（1）经外周静脉的肠外营养途径：①短期肠外营养（＜2周）、营养液渗透压低于1200mmol/L者；②中心静脉置管禁忌或不可行者。

（2）经中心静脉的肠外营养途径：肠外营养超过2周、营养液渗透压高于1200mmol/L者。

（3）经中心静脉置管皮下埋置导管输液（catherter-port）。

2. 健康教育：

1）对患者及家属解释营养对保持肌肉力量、免疫功能、能量水平的重要性，尤其是对运动障碍患者维持身体功能、提高生活质量的作用。

2）建议患者摄入均衡的饮食，包括足够的蛋白质、碳水化合物、健康脂肪以及富含维生素和矿物质的食物。强调高热量和高蛋白饮食的重要性，尤其在有体重下降或肌萎缩时。

3）针对吞咽困难的患者，提供进食技巧，如选择软食、半流质食物，避免干燥和难以吞咽的食物。教授如何通过小口慢吃、适当坐姿、使用助餐工具来减少呛咳和误吸的风险。

4）鼓励患者在安静舒适的环境中进食，以减少疲劳和分心。建议家属或护士协助进餐，保持饮食多样性，以增加患者食欲。

5）在医生或营养师的指导下使用蛋白质粉、维生素 D、钙片等营养补充剂，特别是当饮食摄入不足时。

6）定期监测体重、肌肉量和饮食摄入，早期发现营养不良的迹象，及时调整饮食或治疗方案。

7）关注患者的心理状态，帮助患者应对食欲不振或体重下降带来的心理压力，鼓励其积极面对疾病。

8）指导家属给予患者充分的支持。教育家属在日常生活中正确帮助患者管理营养问题，提供适当的饮食和心理支持，提升患者进食的积极性。

（赵萍　梁燕）

第四节　吞咽障碍的评估

一、概述

吞咽障碍是指在从口腔将食物或液体传送到胃部的过程中发生的任何困难或异常。吞咽障碍可影响吞咽的不同阶段，包括口腔期、咽喉期和食管期，可能表现为进食时呛咳、食物滞留、吞咽疼痛、吞咽费力等。

运动障碍疾病中，吞咽障碍发生率较高。吞咽障碍在帕金森病患者中的发生率为 40%~80%。随着病程进展，患者的吞咽功能逐渐受损，尤其在晚期更为常见。研究显示，在亨廷顿舞蹈病患者中的发生率可高达 85%，这主要与患者的肌肉不自主运动和协调性受损有关。多系统萎缩患者吞咽障碍发生率为 58%~73%，并且随着病情进展，症状变得更加明显，常导致吸入性肺炎的风险增加。吞咽障碍需要早期识别和及时干预，以预防相关并发症等。

二、风险识别与评估

1. 临床吞咽功能评估（clinical swallowing evaluation，CSE）。

1）目测评估：通过观察患者的吞咽动作、进食时的表现、咳嗽等，评估吞咽功能。护士或专业人员可以对患者的进食过程进行定性评估。

2）饮水试验（water swallow test）：也称洼田饮水试验，是一种简单、快捷、方便的筛查吞咽障碍的方法，临床上最为常用。具体方法是嘱患者坐位饮水 30mL，观察患者饮水过程中是否有呛咳及时间，判断有无吞咽障碍及程度。其共分为 5 级，3~5 级为异常，2 级或 1 级且 5 秒以上为可疑，1 级且 5 秒以内为正常，常用于初步筛查患者的吞咽功能。

3）饮食试验（food swallow test）：使用不同质地（如液体、半固体、固体）进行试验，评估吞咽功能的不同方面，如小量（5mL）、中量（10mL）、多量（20mL），不同黏度通常包括水、浓糊状、布丁状，按照不同组合，观察患者吞咽过程，评估其吞咽障碍的特征。

4）反复唾液吞咽试验（repetitive saliva swallowing test，RSST）：一种检查反复吞咽能力的方法，常用于吞咽障碍的筛查。患者反复快速做唾液吞咽动作，检查者示指置于患者咽结及甲状软骨上缘处，观察患者吞咽过程中喉结越过手指再下降的次数，30秒内完成3次为正常，异常者会出现未充分上举就下降。

5）简易吞咽激发试验（simple swallowing provocation test，S-SPT）：一种用于筛查卧床患者吞咽障碍的方法。具体做法是用注射器在患者咽部注射0.4mL水，观察患者有无吞咽动作，3秒内有吞咽动作为正常，超过3秒为不正常。

2. 吞咽问卷与评分量表。

1）吞咽障碍指数（dysphagia handicap index，DHI）：通过患者自我报告的方式评估吞咽障碍的严重程度和对生活质量的影响。

2）进食评估工具（the eating assessment tool，EAT-10）：用于评估患者自我感知的吞咽困难，并对吞咽功能进行定量评估。EAT-10共有10个问题，每个问题有5个不同等级（0~4），是临床上常用的筛查方法，能有效筛出吞咽障碍患者，但针对不同疾病其界定分值可能不同，需进一步研究。

3）标准化吞咽评估表：如GUSS（Gugging swallowing screen）量表，用于快速评估吞咽功能。

4）多伦多床旁吞咽筛查试验（Toronto bedside swallowing screening test，TOR-BSST）：主要是对患者饮水前、饮水及饮水后三种状况下舌的活动、咽部敏感度及发声困难进行评估。该量表对脑卒中后吞咽障碍筛查的灵敏度及有效性均较高，也是临床上常用的筛查方法。

3. 吞咽造影（videofluoroscopic swallowing study，VFSS）：检查吞咽功能常用的方法，常被认为是吞咽功能检查的"金标准"。VFSS利用X线机记录患者不同体位下吞咽不同性状造影剂（水样、混悬液、糊状、固体）的整个过程，可借助软件进行定量评估和分析，评估是否有吞咽障碍，哪种姿势进食更适合患者，并根据不同的异常表现制定针对性的治疗方法。该方法只适用于可疑有吞咽障碍的患者，不能完成吞咽动作的患者不能做此项检查。此外，还应考虑该检查有X线辐射的风险、费用、患者配合及家属理解等情况。

4. 纤维内镜吞咽检查（fiberoptic endoscopic evaluation of swallowing，FEES）：使用内镜通过鼻腔插入食管，直接观察咽部和喉部的吞咽情况，能实时评估吞咽过程中可能发生的误吸和喉部结构的异常。

三、综合管理

1. 治疗原则：吞咽障碍的治疗需要多学科专业人员密切配合、共同管理。

2. 营养管理见前文所述。

3. 康复治疗：

1）康复治疗是吞咽障碍的主要治疗方法之一，促进吞咽功能恢复主要基于中枢神经具有可塑性，周围神经可通过再生恢复神经传导功能。康复治疗如口腔感觉训练、口腔运动训练、针刺治疗等可增强大脑皮质、脑干、小脑、基底节等对咀嚼肌群的控制及协调能力，从而达到改善吞咽功能的目的。

2）主要实施步骤：目前国内吞咽障碍康复多采用综合训练，训练时应根据患者的评估结果制订合适的训练方案。

（1）口腔感觉训练和口腔运动训练：口腔感觉训练主要利用一次性物品或辅助工具，比如冰棉棒、芳香味刺激物、振动棒、气流冲击等，刺激口腔内颊部、舌部、咽、软腭等部位，增强感觉传入的敏感度，兴奋吞咽中枢，提高肌肉之间的协调性，加强咽反射，达到改善吞咽功能的目的。口腔运动训练指主动或被动活动口颊部、舌部、咽部肌肉，提高肌肉力量，提高各肌肉之间的协调性，可借助于吸舌器等小工具。口腔感觉训练和口腔运动训练适用于口腔感觉障碍、口腔运动障碍致食物无法输送到咽部的患者。

（2）气道保护法：声门上吞咽法、用力吞咽法、门德尔松吞咽法。这些训练方法需要患者积极配合，主动完成，达到在吞咽过程中保护气道、避免误吸、改善吞咽整体协调性的目的。

（3）代偿性方法：主要是在不改变吞咽功能的条件下改变进食姿势、工具、环境等，从而代偿吞咽功能。

进食姿势：仰卧位时躯干抬高 30°，头颈前屈，坐位时躯干前倾 20°，研究证实这种姿势更容易使食物进入食管，避免误吸。此方法简单易行，适用于绝大部分患者，且无风险。

食物调整：食物的性状及一口进食量均可影响吞咽过程，可以使用增稠剂将食物变成均匀一致、有一定黏性、不易松散的胶冻状。并且可根据 V-VST 检查确定每口进食量，推荐一口量为 5~20mL。

食物放置位置：可以借用进食工具将食物放在健侧舌后部或颊部，或者口腔中最能感觉到食物的位置，有利于吞咽。

进食环境：保持安静，避免嘈杂，干净整洁的环境可提升进食体验。

（4）表面肌电生物反馈（electormyography-biof eedback，EMG-BF）：利用仪器实时地将患者口面部肌肉活动产生的肌电信号转换成视觉信号或听觉信号，这些信号被反馈给患者，患者根据这些肌电信号调整自己的训练动作，完成一些不易自主完成的动作，比如门德尔松吞咽法。EMG-BF 还是一项心理治疗技术，可以鼓励患者加强训练。对于依从性较好的吞咽障碍患者，EMG-BF 联合综合康复训练可显著改善患者的吞咽功能。

（5）其他：低频电刺激及针灸在临床应用广泛，但无明确的循证学支持，不建议广泛使用。重复经颅磁刺激、经颅直流电刺激处在临床研究阶段，结合吞咽功能综合康复训练，有一定的疗效，值得关注。

在实施吞咽障碍的康复治疗时,一方面训练前需要综合评估,根据评估结果选择合适的训练方法;另一方面,吞咽障碍治疗需要综合治疗,原发病治疗、康复护理、营养管理同样重要。康复训练过程中可能会出现误吸、窒息等突发状况,应对康复小组成员进行培训,制定相应的紧急预案,尽可能将风险降到最低。

4. 康复护理:在吞咽障碍康复治疗过程中,标准的护理对疾病的转归及预后发挥很大的作用,如口腔护理、进食管理、预防误吸、气管切开管理、服药管理及健康教育。

5. 注意事项:吞咽功能障碍康复评估和训练方法多种多样,各有优缺点,应在全面掌握各种方法的基础上,根据患者病情制订个体化的评估及治疗方案。此外,吞咽障碍治疗是多方面的,本书只列举了康复训练方法,在治疗吞咽障碍时,需要团队合作,这方面国内起步较晚,缺乏系统培训,在今后工作中应主动寻求学习交流机会,最好建立吞咽治疗小组,规范治疗,提高患者康复效果及生活质量。

(赵萍)

第五节 静脉血栓风险的评估

一、概述

静脉血栓栓塞症(venous thromboembolism,VTE)主要指深静脉血管腔内血液凝集状态异常而造成血管堵塞,导致血液无法顺利在静脉血管中回流,包括深静脉血栓形成(deep venous thrombosis,DVT)和肺血栓栓塞症(pulmonary thromboembolism,PTE)(又称为肺栓塞),由遗传、环境及行为等多种危险因素共同作用导致。

运动障碍疾病患者的活动能力往往受到限制,尤其是中晚期患者,长期卧床或行动困难,这种长期的活动减少会导致下肢静脉血液滞留,从而增加VTE的发生风险。帕金森病等疾病导致的肌肉僵硬和无力进一步影响血液回流,也增加了静脉血栓形成的可能。许多运动障碍疾病伴有自主神经功能异常,如低血压、消化系统迟缓等,可能影响血管张力和静脉回流,间接促进血栓形成。研究显示,运动障碍患者发生VTE的概率相较于普通人群更高,但具体的发生率因病情严重程度、是否伴随其他危险因素(如肥胖、肿瘤、糖尿病等)而异。一些研究表明,帕金森病患者VTE的发生率比普通人群高1.5~2.0倍。在多系统萎缩等疾病中,VTE风险显著增加,特别是晚期患者长期卧床的情况下。

二、风险识别与评估

1. 健康史:详细了解患者的病史,年龄,有无静脉血栓栓塞症史、家族史、肥胖(BMI≥25)、异常妊娠期或产后(1个月)、口服避孕药或激素替代治疗、卧床、炎症性肠病史、严重的肺部疾病［包含肺炎（1个月内）、肺功能异常、慢性阻塞性肺疾病（COPD）］、急性心肌梗死、充血性心力衰竭（1个月内）、败血症（1个月内），有无大手术史；询问病史的同时应尽快做全身查体，判断是否有肢体肿胀、下肢水肿、静脉曲张、色素沉着及溃疡等。

2. 临床表现。

1）疼痛：常是最早出现的症状，主要是血栓激发静脉壁炎症反应和血栓远端静脉急剧扩张，刺激血管壁内神经感受器所致，多为胀痛、疼痛性痉挛、紧张感，卧床或抬高患肢可缓解。

2）肿胀：最主要或唯一的症状，常为单侧肢体肿胀。若为下腔静脉血栓，则可表现为双侧肢体肿胀。

3）浅静脉曲张及皮温皮色变化：由于血液回流受阻，患肢皮肤多呈紫红色，皮温升高。

4）全身反应：如体温升高（一般不超过38.5℃）、脉率增快、白细胞计数升高等。

5）肺栓塞：下肢深静脉或下腔静脉血栓形成后可脱落，导致肺动脉栓塞，部分可致呼吸心搏骤停，危及生命，是下肢深静脉血栓形成最严重的并发症。常表现为呼吸困难、胸痛、咯血。

6）血栓后综合征：主要表现为肢体沉重不适、肿胀，久站或活动后加重，可伴有静脉性间歇性跛行，浅静脉曲张，皮肤色素沉着、增厚粗糙、瘙痒、湿疹样皮炎、经久不愈或反复发作的溃疡等。

3. 风险评估：对于住院患者，入院24小时内由责任护士负责行VTE风险评估，并根据风险等级落实风险预防措施。VTE高危评分（基于Caprini模型）见表6-5。深静脉血栓风险评估量表——Padua量表见表6-6。疑似肺栓塞患者采用Wells肺栓塞评分表或Geneva肺栓塞评分表。

表6-5 VTE高危评分（基于Caprini模型）

高危评分	病史	实验室检查	手术
1分/项	年龄41～60（岁） 肥胖（BMI≥25） 异常妊娠期或产后（1个月） 口服避孕药或激素替代治疗 卧床的内科患者 炎症性肠病史 下肢水肿 静脉曲张 严重的肺部疾病［包含肺炎（1个月内）、肺功能异常、COPD］ 急性心肌梗死 充血性心力衰竭（1个月内） 败血症（1个月内） 大手术（1个月内） 其他高危因素		计划小手术

续表 6-5

高危评分	病史	实验室检查	手术
2 分/项	年龄 61~74（岁） 石膏固定（1 个月内） 患者需要卧床大于 72 小时 恶性肿瘤（既往或现患）		
3 分/项	年龄≥75（岁） 深静脉血栓/肺栓塞病史 血栓家族史 肝素诱导的血小板减少症（HIT） 未列出的先天或后天血栓形成	抗心磷脂抗体阳性 凝血酶原 20210A 阳性 因子 Vleiden 阳性 狼疮抗凝物阳性 血清同型半胱氨酸酶升高	中心静脉置管 腹腔镜手术（>45 分钟）、大手术（>45 分钟） 关节镜手术
5 分/项	脑卒中（1 个月内） 急性脊髓损伤（瘫痪）（1 个月内）		选择性下肢关节置换术（髋关节）、骨盆或下肢骨折多发性创伤（1 个月内）
总分			
合计评分			

注：0 分，非常低危；1~2 分，低危；3~4 分，中危；≥5 分，高危。

表 6-6 深静脉血栓风险评估量表——Padua 量表

分值	评估内容	评分	得分
1 分/项	年龄≥70 岁	1 分	
	心力衰竭和（或）呼吸衰竭	1 分	
	心肌梗死或缺血性卒中	1 分	
	急性感染和（或）风湿性疾病	1 分	
	肥胖（BMI≥30）	1 分	
	目前正接受激素治疗	1 分	
2 分/项	近期（1 个月内）创伤和（或）手术	2 分	
3 分/项	已知的易栓症	3 分	
	活动减少（卧床≥3 天）	3 分	
	活动性癌症	3 分	
	既往 VTE 病史（不包含浅表性静脉血栓）	3 分	
危险因素总分		/	

注：低危，<4 分；高危，≥4 分。

三、综合管理

1. 预防措施。

1）非药物预防。

（1）基本预防措施：①建议患者改善生活方式，如戒烟、戒酒、控制血糖、控制血脂等；②对患者进行预防静脉血栓知识教育，鼓励患者勤翻身、早期功能锻炼、下床活动以及做深呼吸及咳嗽动作，避免长期卧床；③规范静脉穿刺技术，尽量避免深静脉穿刺和下肢静脉穿刺输液；④手术操作轻巧、精细，避免损伤静脉内膜；⑤规范使用止血带及术中其他止血器械；⑥术后抬高肢体，防止深静脉回流障碍；⑦监测肢体周径、局部肿胀等，发现异常及时通知医生，做好进一步监测。

（2）物理预防措施：根据个体情况选择足底静脉泵、间歇充气加压装置及梯度压力弹力袜或者放置腔静脉滤器。

以下情况禁用物理预防措施：充血性心力衰竭、肺水肿或腿部严重水肿，急性期下肢 DVT，血栓性静脉炎或肺栓塞，间歇充气加压装置和梯度压力弹力袜不适用于腿部情况异常者（如皮炎、坏疽、近期接受皮肤移植手术），下肢血管严重的动脉硬化或其他缺血性血管病、腿部严重畸形。

2）药物预防：

（1）遵医嘱进行个体化的预防性抗凝治疗，在使用药物预防静脉血栓时要注意出血风险及药物相关不良反应。常见药物有：①普通肝素。②低分子量肝素，如依诺肝素钠（克赛）、低分子量肝素钙（速碧林）。③维生素 K 拮抗剂，主要是华法林。④选择性 Ⅹa 因子抑制剂，主要是磺达肝癸钠和利伐沙班，适应证为预防骨科术后的 VTE。⑤抗血小板药物，如阿司匹林，对合并 VTE 危险的住院患者有保护作用。

（2）禁忌使用低分子量肝素预防 VTE 的情况：①对肝素及低分子量肝素过敏。②严重的凝血障碍。③有低分子量肝素或肝素诱导的血小板减少症（以往有血小板计数明显下降史）。④活动性消化道溃疡或有出血倾向的器官损伤。⑤急性感染性心内膜炎（心内膜炎），心脏瓣膜置换术所致的感染除外。⑥肝肾功能损害。⑦出血性脑卒中。⑧难以控制的动脉高压。⑨消化道溃疡史。⑩糖尿病性视网膜病变。

2. VTE 发生后的处理：

1）对疑诊肺栓塞的患者应立即请呼吸内科肺栓塞专业组进行会诊。对临床疑诊 DVT 的患者应立即请血管外科会诊；对术后急性大面积肺栓塞（呼吸心搏骤停、休克或低血压）的患者应立即请麻醉科、ICU、呼吸内科肺栓塞专业组进行会诊，协助诊断。

2）肺栓塞急性期患者应绝对卧床休息，避免血栓脱落，持续心电监护及吸氧，病情允许的情况下尽快进行溶栓治疗的准备工作。重点观察患者呼吸困难、胸痛等症状有无缓解，待患者生命体征稳定后，给予早期主动运动指导，避免静止站立或久坐。

3）下肢静脉血栓者在溶栓期间患肢制动，禁止使用热水袋或做下肢按摩。恢复期可鼓励患者早期下床活动。患者卧床休息时，抬高患肢使其高于心脏，配合使用弹力袜，保护下肢静脉。

4）遵医嘱使用抗凝或溶栓药物，做好凝血功能的监测及出血症状的观察。由于运动障碍疾病患者往往使用多种药物，要注意这些药物对华法林抗凝药物凝血功能的影响，需要监测国际标准化比值（international normalized ratio，INR）。

5）做好心理护理，增加患者治愈信心，缓解其恐惧感。

3. 抗凝或溶栓导致出血等并发症的处理：

1）抗凝或溶栓后出现引流量增多、颜色加深，或出现气紧、心率增快、血压下降、血色素下降，需考虑可能存在抗凝或溶栓导致手术创口出血。

2）对于怀疑有出血的患者，需停用抗凝药，遵医嘱急查血常规、凝血功能、胸部CT，必要时输血，注射鱼精蛋白拮抗。若为进行性出血或凝固性出血需手术清创，需做紧急手术探查止血/清创准备。

3）使用溶栓药物后，仔细观察患者患肢皮肤颜色、体温的变化，并对患者牙龈、穿刺部位有无出血点及其意识、瞳孔等各方面进行详细观察。

4）尽可能地减少侵入性操作，并于穿刺后对穿刺点实施加压止血，若出血情况严重，则使用弹力绷带进行压迫止血。

5）加强宣教，增加患者的自我预防意识，如刷牙时动作轻柔、防止跌伤、避免抠鼻致出血。

6）做好心理护理，缓解患者紧张、焦虑情绪。

（陆晓双）

第六节　衰弱的评估

一、概述

衰弱是一种与老年相关的综合征，通常被定义为由于多系统的生理储备下降，导致个体对外界应激反应能力减弱，易发生不良临床结局（如跌倒、住院、残疾或死亡）的状态。最新的指南和共识将衰弱视为一种可逆的过程，且不限于老年人，也可以出现在其他具有慢性病或长期病理状况的人群。

1. 运动障碍疾病患者的衰弱发生率较普通老年人群显著增加。根据研究，帕金森病患者的衰弱发生率为30%～50%，随着病程的延长，衰弱的风险明显增加，病程超过10年的患者衰弱发生率可达50%以上。一项研究显示，多系统萎缩患者有40%～60%表现出衰弱特征，且多与步态异常和跌倒风险相关。肌萎缩侧索硬化患者由于肌肉力量的进行性丧失和全身功能的减退，其衰弱发生率可达70%～80%。衰弱进一步加剧患者的体能下降，特别是肌无力和疲劳感增加，使得日常生活活动（如行走、穿衣、洗漱等）更加困难。衰弱可导致运动障碍疾病患者的跌倒风险增加，肌萎缩侧索硬化患者的呼吸功能下降更为迅速。衰弱导致运动障碍疾病患者的住院率显著升高，死亡风险也随之增加。

2. 危险因素。

1）生理因素：年龄、性别、营养、睡眠和共病等。

2）疾病因素：运动障碍疾病的进展和严重性是衰弱的核心因素。认知功能障碍导致患者难以完成日常生活活动，增加对他人的依赖性，导致身体功能的进一步退化。同时，认知功能受损可能影响患者的自我管理能力，使其无法遵循营养、运动等干预措施，这些都增加衰弱的风险。

3）心理因素：焦虑和抑郁对老年住院患者衰弱有显著的影响。抑郁和衰弱相互促进且互为因果，衰弱患者较之正常人，更容易出现抑郁，而抑郁患者容易伴有焦虑。运动障碍患者由于本身疾病以及因疾病导致的异常运动和姿势，往往自卑、焦虑和抑郁高发。

4）社会因素：婚姻状况、文化水平和经济收入等。研究发现，离异及丧偶的老年人比有配偶的老年人衰弱水平更高。运动障碍疾病患者由于异常运动和姿势，往往造成离异或单身。

二、风险识别与评估

1. 健康史：性别、年龄、种族、受教育程度、经济水平、生活方式、婚姻状况、健康自评、睡眠、营养状况、吸烟史、共病、多重用药史、情绪状态、日常生活能力下降等。

2. 临床表现。

1）肌肉无力和力量下降：肌肉无力是衰弱的核心表现之一。患者经常感到肌肉力量不足，难以完成日常活动。运动障碍疾病中的肌肉无力表现尤为明显，特别是帕金森病和肌萎缩侧索硬化。肌萎缩和肌肉功能障碍会加剧这种无力感，导致行动困难。

2）疲劳和虚弱感：持续的疲劳和虚弱感是衰弱的显著特征。患者常报告全天候的疲劳，缺乏能量，影响其日常生活能力。这种疲劳感不仅是疾病本身的症状，还可能与体力活动减少、肌肉无力和心理因素相关。

3）睡眠障碍：衰弱患者可能经历睡眠障碍，如失眠、频繁觉醒或过度嗜睡。睡眠问题进一步影响白天的功能表现和疲劳感，加重衰弱状态。

4）认知功能障碍：认知功能障碍主要表现为记忆力及执行功能下降、回忆功能受损和视空间功能障碍等。

5）生活质量降低：生活质量降低与老年人衰弱密切相关，衰弱评估得分与生活质量得分负相关，衰弱得分越高，生活质量得分越低。

3. 风险评估：由美国学者 Fried 提出的衰弱表型（frailty phenotype, FP）和加拿大学者 Mitnitski 提出的衰弱指数（frailty index, FI）在临床研究中使用率最高、认可度较高，其余量表多在此基础上改良得来。

1）衰弱筛查工具。

（1）爱特蒙特衰弱量表（Edmonton frail scale, EFS）：由 Rolfson 等编制，适用于老年住院患者筛查衰弱。量表包括 10 项内容，总分为 17 分。其中操作项目包括画钟实验和起立行走试验，分别用于评估认知功能和平衡移动能力。情绪、自制力、对健康的态度、功能依赖、营养、用药情况、社会支持、医药费负担以及生活质量等则需由相应专业的内科医生进行评估。

（2）衰弱筛查量表（the frail scale, FRAIL）：基于患者自我陈述的量表。其不需要测量工具，简单方便且易行，可用于初筛衰弱，包括疲乏、低抵抗力、低移动能力、不明原因体重下降、患有多种疾病 5 个条目。每项条目计 1 分，否则计 0 分，总分为 5 分。0 分为无衰弱，1~2 分为衰弱前期，3~5 分为衰弱。

(3) 临床衰弱量表 (the clinical frailty scale, CFS): 由 Rockwood K 等于 2005 年针对老年住院患者建立的评估衰弱的量表。量表包括疾病负担、工具性和基本日常生活活动能力, 通过临床主观判断分为 7 个等级。CFS 是一个有效、可靠的衰弱评估工具, 是老年住院患者评估衰弱首选的筛查工具。

在完成以上的衰弱快速筛查后, 应进一步对所有处于衰弱前期和衰弱的老年人进行下一步的精准评估。

2) 衰弱评估工具。

(1) 衰弱表型: 由美国学者 Fried 提出的衰弱表型主要包括以下 5 个方面: ①不明原因体重下降。②自评疲乏。③肌力减弱。④行走速度减慢。⑤躯体活动量下降。其中满足 0~2 个标准被评为非衰弱, 满足 3 个及以上被评为衰弱。疲劳感使用抑郁自评量表 (CES-D) 评估; 握力测定以正常握力 20% 为基线, 并根据不同性别和 BMI 进行调整; 步速是步行 15 英尺 (约为 4.5m) 所需时间, 并根据性别及身高进行调整; 躯体活动量下降: 过去 1 周内的活动量, 男性<383kcal/w 或女性<270kcal/w。衰弱表型侧重从生理层面上评估衰弱, 可以独立预测 3 年内的跌倒发生率、行走能力下降、日常生活能力受损情况、住院率以及死亡率等。但因其某些指标需要使用专业工具来评估, 且较耗时、费力, 故适用于小范围人群的评估。

(2) 衰弱指数: 老年医学专家 Mitnitski 于 2001 年提出的以健康缺陷为变量的评估工具。衰弱指数既可以用于评估老年衰弱, 又可以用于评价老年人的健康状况。衰弱指数包含症状、疾病、功能受损、实验室检查、心理健康和社会状况等方面的多种指标, 包含 92 个条目, 得分为 0~1 分。存在一个健康缺陷, 记 1 分; 不存在健康缺陷, 记 0 分。健康缺陷越多, 得分越高, 衰弱程度越严重。衰弱指数可有效评估老年人整体的健康状况。然而目前关于衰弱指数对衰弱的判断值没有统一确切的数值。衰弱指数是一种有用的替代指标, 可用于估算欧洲和美国老年人的全因死亡率和特定死亡率。衰弱指数是对个体现存的疾病问题进行评价, 能较好地评估衰弱状态, 但其评价的项目比较多, 客观性不强, 耗时较长, 故较少用于对社区老年人衰弱状况的评估。

(3) Tilburg 衰弱指数 (Tilburg frailty indicator, TFI): 由荷兰 Tilburg 大学的护理学家 Gobbens RJ 等于 2010 年提出。目前 Tilburg 衰弱指数多使用第 2 种形式, 包含躯体衰弱、心理衰弱和社会衰弱的 15 个条目, 采取二分类计分法, 每个条目存在计 1 分, 不存在计 0 分, 总分为 15 分, 5 分及以上代表衰弱, 评估得分越高, 衰弱越严重。Tilburg 衰弱指数分别从躯体、心理、社会 3 方面综合评估老年衰弱状态, 可用于预测老年人整体功能状态。

目前衰弱评价工具呈现增多趋势, 但尚无统一的"金标准"。衰弱的筛查和评估工具常混用, 然而二者的要求并不同。筛查工具要求简单、快速且灵敏度较高; 评估工具要求具有较高的准确性和实用性, 并且具备合理的生物学理论支持, 能够准确地判断老年人衰弱分期, 准确预测衰弱老年人治疗后的效果和负性事件的发生, 比如跌倒、认知功能障碍、失能和死亡等。因此我们应该根据不同要求, 选择更精准的衰弱筛查和评估工具, 实现早发现、早诊断和早治疗。国际衰弱和肌肉减少症研究会议 (ICFSR) 工作组推荐使用 CFS 量表、FRAIL 量表和 EFS 量表为所有 65 岁及以上的老年人筛查衰弱状况。

三、综合管理

衰弱的进展具有动态可逆性，尽早识别、尽早干预能够延缓或改变衰弱的进展，对提高老年患者生活质量、改善疾病结局具有重要意义。

1. 早期筛查与识别：ICFSR 工作组建议由接受了衰弱筛查培训的老年科医生、初级保健医师、护士、医学专家和专职医疗人员等使用适合特定情况或背景、简单易行并经过验证的快速衰弱筛查工具，为 65 岁及以上的老年人进行衰弱筛查，并对所有筛查为衰弱和衰弱前期的老年人进行衰弱的临床评估。

2. 营养干预：当衰弱的老年人表现为不明原因体重下降时，应筛查可逆原因，并考虑补充蛋白质和热量。补充蛋白质尤其是富含亮氨酸的必需氨基酸混合物可以增加肌容量从而改善衰弱状态。衰弱的老年人每天每公斤体重应摄入 1.2~1.5g 蛋白质，每餐应含 20~40g 蛋白质，以刺激老年人肌肉蛋白质的合成。地中海饮食和抗炎膳食模式（增加抗炎食物的摄入，如每餐包括多种水果、蔬菜，用全谷物替代精制谷物；选择健康脂肪源，如橄榄油和坚果；定期食用富含 Omega-3 的脂肪鱼；同时减少促炎饮食，如精制碳水化合物、盐腌食品、加工食品等）均可降低老年人的衰弱风险。

3. 运动干预：抗阻运动与有氧耐力运动是预防和治疗衰弱的有效措施。多成分运动干预，特别是阻力训练，以及有氧、平衡和柔韧性训练，是改善体质衰弱前期和衰弱老年人的身体功能（力量、步态、速度、平衡及身体功能）的一项有效策略，应该为衰弱的老年人制订包含阻力训练成分的渐进的、个性化的身体活动计划。对于衰弱前期和衰弱老年人，多成分运动干预的最佳运动频率为每周 2~3 次，在不引起不适的前提下，鼓励衰弱前期和衰弱老年人增加锻炼频率，每周至少锻炼 3 次，衰弱前期老年人的最佳运动时间为 45~60 分钟，衰弱老年人的最佳运动时间为 30~45 分钟。抗阻运动可练习 3 组，每组重复 8~12 次，强度可由 20%~30% 逐渐增加到 80%。研究表明高强度抗阻运动比低强度抗阻运动更有效。

4. 多因素干预：运动联合营养干预可以有效改善衰弱。运动干预包括肌肉力量训练，即单独或用弹力带进行渐进的阻力训练，以及各种同心、等距和偏心的膝关节伸展练习。补充蛋白质与多成分运动干预相结合对体弱老年人有良好的逆转或预防体弱状态的作用。指南推荐提供综合多学科治疗，即补充营养联合体能训练和认知训练、以音乐为基础的持续多任务训练，以阻止老年人衰弱前期和衰弱的进展。

5. 用药管理：指南建议可通过减少或取消任何不适当或多余的药物处方来解决多重用药问题。有些药物可能对衰弱有一定的治疗作用，如血管紧张素转换酶抑制剂可能成为治疗衰弱的药物，但其治疗的有效性和安全性有待进一步证实；补充维生素 D 对老年人衰弱的预防和治疗作用还有待进一步的研究。

6. 健康教育：指南建议由卫生专业人员为患者提供家访，以防止老年患者衰弱前期和衰弱的进展。

（呷西木初）

第七节 肌少症的评估

一、概述

肌少症（sarcopenia）又称"肌肉减少症"，于1989年由美国学者Irwin Rosenberg首次提出。肌少症是一种以骨骼肌进行性、全身性减少和功能退化为特征的老年综合征，导致个体行动能力下降、生活质量恶化以及死亡风险增加。最新的指南和共识表明，肌少症不仅仅发生在老年人群中，某些疾病、营养不良、久坐不动的生活方式等因素也可能加速其发生。因此，肌少症的发生机制复杂，涉及肌肉蛋白质代谢的失衡、慢性炎症、内分泌功能紊乱和神经肌肉单位退化等多方面因素。

1. 运动障碍疾病患者肌少症的发生率通常高于普通老年人群，这与疾病本身导致的运动功能丧失、营养不良和长期不活动等因素密切相关。帕金森病患者的肌少症发生率在不同研究中有所差异，通常为30%~50%。这是由于帕金森病导致的运动迟缓、肌肉僵硬及身体活动减少加速了肌肉质量和力量的丧失。肌少症可能导致老年人体力下降、生活质量下降、心肺功能受损、代谢不良、跌倒、残疾和死亡，以及高医疗保健支出。因此，针对运动障碍疾病患者的早期干预和肌肉质量管理尤为重要。

2. 危险因素：肌少症是环境和遗传因素共同作用的复杂疾病，多种风险因素和机制参与其发生。肌少症的发生与年龄、内分泌、各类激素变化、甲状腺功能异常、细胞凋亡、运动神经元丢失、慢性病、炎症、营养缺乏、恶病质等相关。运动障碍疾病患者肌少症可能由多种机制引起，包括老年、长期缺乏运动、药物不良反应、营养不良和慢性病本身的影响。

二、风险识别与评估

1. 健康史：年龄、性别、家族史、营养状况、发病史、发病时间、日常活动情况等。

2. 身体成分评估。

1) 双能X线吸收法（DXA）：DXA被广泛用于测量骨骼肌质量，是评估肌少症的"金标准"之一。DXA能够准确评估全身及局部的肌肉质量，特别是对于下肢肌肉的减少。

2) 生物电阻抗分析法（BIA）：BIA是一种非侵入性且便捷的方法，通过测量身体电阻抗来估算肌肉质量。研究表明，BIA在帕金森病患者和多系统萎缩患者中应用较为广泛，但需注意测量的准确性受到水分状态的影响。

3. 肌肉力量测量：最新的文献强调，肌肉力量减弱比肌肉质量减少更能预测功能障碍和不良结局。常用的测量肌肉力量的方法如下。

1) 握力测试：握力是最常用的肌肉力量测量指标。根据欧洲肌少症工作组（European Working Group on Sarcopenia in Older People 2，EWGSOP2）的建议，握

力低于特定阈值是肌少症的早期标志。握力器是最常用的握力检测工具,包括液压式握力器、弹簧式握力器、其他金属弹性体握力器,手持液压式握力器——JAMAR 握力计是握力测量的"金标准"。测量时应取坐位,曲肘,前臂置于椅臂上,双手交替测量,各测量 3 次,间隔 10 秒,记录最大值和优势手。AWGS 2019 年共识标准将男性握力<28 kg、女性握力<18 kg 定义为肌量减少,EWGSOP2 则以男性握力<27 kg、女性握力<16 kg 为肌量减少的标准。

2) 下肢力量评估:运动障碍疾病患者下肢力量的减弱更为明显。常用的评估方法包括坐站起立测试(chair stand test),用于评估患者的下肢肌力和功能。膝关节屈伸力量测定是测量下肢肌肉力量的"金标准",因其需要使用专门的等速肌力测试仪测定,目前仅用于科研。五次坐站起立测试是替代测定下肢力量的简便方法,主要用于测定股四头肌群力量。测定时需让患者坐在一张高约 46cm 的座椅上,请患者在不使用手臂的前提下,用最快的速度连续完成五次起立-坐下动作,记录其所需的时间。该法简单、便捷,广泛运用于临床。

4. 身体功能评估:身体功能的下降是肌少症的重要特征,尤其是对运动障碍疾病患者而言,功能障碍会进一步加重肌少症的风险。常见的功能评估工具如下。

1) 步速测量:是识别肌少症的重要方法。步速是反映肌肉功能和运动能力的灵敏指标。根据指南,步速低于 0.8m/s 提示患者存在功能性肌少症。研究表明,帕金森病患者的步速减慢与肌肉力量下降密切相关。

2) 短物理性能电池测试(SPPB):SPPB 包括平衡、步速和坐站起立测试,能够全面评估患者的身体功能。研究显示,SPPB 评分较低的亨廷顿舞蹈病患者更容易发生肌少症。

5. 影像学评估:可以直观地评估肌肉的结构和质量,对于运动障碍疾病患者,影像学评估有助于识别早期肌少症。

1) 肌肉超声:近年来,肌肉超声成为一种便捷、无创的评估方法。通过测量肌肉厚度、回声特征和肌肉纤维的变化,可以评估肌肉的质量和健康状态。

2) MRI:能更精确地评估肌肉体积、脂肪浸润和肌肉质量的变化,尤其适用于肌萎缩侧索硬化患者。

6. 生物标志物:近年来,生物标志物的研究为肌少症的早期识别提供了新的途径。文献提到,以下生物标志物在运动障碍疾病患者中可能与肌少症的发生有关。

1) 血清白蛋白:低水平的血清白蛋白常被认为是营养不良和慢性炎症的标志。研究显示,低白蛋白水平与帕金森病患者的肌少症风险增加有关。

2) 维生素 D:维生素 D 缺乏与肌肉力量下降和肌肉质量减少有关。补充维生素 D 可能有助于改善帕金森病患者和亨廷顿病舞蹈病患者的肌肉健康。

3) 肌酐/尿素比值:该比值能够反映肌肉质量的变化,特别是对于肌萎缩侧索硬化患者,这一比值的变化能够提示肌少症的发生风险。

7. 多因素评估工具:为了全面评估肌少症的风险,近年来研究者开发了多因素评估工具,将身体成分、肌肉力量、身体功能等因素结合在一起,帮助识别肌少症高风险患者。常见的多因素评估工具包括 SARC-F 量表、肌少症风险评估问卷(SARQ)等。

三、综合管理

1. 营养干预。

1）高蛋白饮食：充足的蛋白质摄入对于维持和改善肌肉质量至关重要。研究表明，运动障碍疾病患者每天摄入 1.0～1.2g/kg 体重的蛋白质有助于减缓肌肉丧失。含有丰富支链氨基酸（如亮氨酸）的食品对于肌肉合成更为重要。

2）维生素 D 补充：维生素 D 对骨骼肌健康有重要作用，缺乏时可能加剧肌少症。研究建议维生素 D 缺乏患者补充维生素 D，特别是在老年运动障碍患者中，维生素 D 的补充能够显著改善肌肉力量和功能。

3）抗氧化剂和抗炎饮食：慢性炎症是肌少症的一大风险因素，富含抗氧化剂的食物（如新鲜水果和蔬菜）可能有助于减缓肌肉损伤。研究建议增加富含抗氧化物质的食物以对抗炎症。

2. 运动治疗。

1）阻力训练：阻力训练（如哑铃训练和弹力带训练）被证明对改善肌肉力量和质量非常有效。研究建议每周进行至少两次阻力训练，特别是针对下肢肌肉的训练对于运动障碍疾病患者尤为重要。

2）有氧运动：有氧运动（如步行、骑自行车）有助于提高整体身体健康水平，并可改善运动功能。指南推荐每周进行至少 150 分钟的中等强度有氧运动。

3）平衡训练：对运动障碍患者，平衡训练可以减少跌倒风险。站立平衡、步态训练等对改善患者的稳定性和步态具有重要作用。

3. 药物治疗。

1）肌肉增强药物：针对肌少症的特异性药物尚在研发中，某些药物如选择性雄激素受体调节剂（SARMs）和抗炎药物可能对改善肌肉质量有潜在作用。目前，使用这些药物的临床数据仍在积累中，需在医生指导下使用。

2）营养补充剂：如支链氨基酸（BCAA）、肌酸等补充剂可能有助于促进肌肉合成和力量提升。研究表明，这些补充剂在特定患者群体中可能有效。

4. 多学科团队合作：肌少症的管理涉及营养师、物理治疗师、运动教练等专业人员的协作。多学科团队可以提供个性化的治疗计划和干预措施，以满足患者的综合需求。

5. 心理支持、咨询和教育：有助于提高患者的依从性和积极性，提高治疗效果。

6. 长期监测与随访：定期进行肌肉质量、力量和功能的评估，根据评估结果，动态调整营养、运动和药物干预策略，以实现最佳的管理效果。

（呷西木初　梁燕）

第八节 流涎的评估

一、概述

流涎（drooling）俗称流口水，是一组由唾液过度分泌或唾液清除受损而导致口腔中唾液积聚过多，从口角溢出的综合征。流涎按性质可分为生理性流涎与病理性流涎，按时间可分为日间流涎与夜间流涎。流涎在多种疾病状态中常见，特别是在神经系统疾病、口腔疾病和全身性疾病中。

1. 国外研究报道帕金森病患者流涎发生率为32%~74%，在帕金森病晚期或复杂病例中尤为常见。一项针对518例中国帕金森病患者的横断面调查研究发现，帕金森病患者的流涎患病率为52.7%，与帕金森病患者存在构音障碍、吞咽困难，使用苯海索以及MoCA命名域得分较低有关。亨廷顿舞蹈病患者中，流涎的发生率为20%~30%。研究表明，亨廷顿舞蹈病患者的流涎症状通常在疾病中晚期出现。流涎可导致一些健康问题，如口周皮炎、口臭、口腔卫生不良、口腔内隐性细菌数量增加，甚至进食困难及言语困难。此外，唾液吸入还可导致呼吸道感染率增加。从心理角度来看，有流涎的患者更容易出现社交尴尬，使患者回避社交，并由此产生一系列心理问题。

2. 危险因素：流涎的发生可能与帕金森病的起病时间、病情分级、病程、家族史以及年龄、男性、运动障碍程度、较大的左旋多巴等效剂量、认知功能障碍、焦虑、非震颤型、抑郁评分、夜间睡眠障碍、日间过度嗜睡等有关。

二、风险识别与评估

1. 健康史：一般资料收集（姓名、性别、年龄、籍贯、民族、婚姻、职业、工作单位等）及流涎情况，即流涎开始时间、流涎量、吞咽情况。

2. 临床表现。

1）唾液分泌过多：正常情况下，唾液起到冲刷、溶解、转运的作用，对于保持口腔卫生、减少龋病的发生具有重要意义。唾液分泌过多时会不自觉地经口流出，可伴有发热、烦躁等情况。

2）唾液清除障碍：目前认为唾液清除障碍主要与口面肌运动迟缓、张口导致唾液溢出以及咽喉肌运动障碍有关。

3. 风险评估：目前关于流涎的评估主要包括客观测量以及主观量表或问卷评估。

1）客观测量：评估口腔内唾液的流量和容量，包括唾液收集、吸痰、腮腺导管法、基于患者的吞咽计数或在患者口腔放置棉球、棉垫或海绵，但这些客观测量通常过于耗时，不能在临床上常规应用。

2）主观量表或问卷评估。

（1）流涎严重程度和频率量表（drooling severity andfrequency scale，DSFS）：此量表广泛应用于评估流涎的严重程度和发生频率。评分项目从"偶尔流涎"到"持续性流涎"不等，评估结果可为制订治疗方案提供参考。DSFS 的总分通常是频率分数和严重程度分数的总和。高分数表示流涎症状更为严重和频繁。该量表帮助临床医生和研究人员评估流涎症状的影响，以便制订更有效的治疗计划。

（2）帕金森病流涎临床量表（sialorrhea clinical scale for parkinson' disease，SCS-PD）：这是一个专门针对帕金森病患者的流涎评估量表，帮助医生评估流涎的频率、严重程度及其对患者日常生活的影响。该量表包括患者的主观症状及对生活质量的影响，进行分级打分。

（3）统一帕金森病评定量表第三部分（UPDRS-Ⅲ）：用于评估帕金森病运动症状的量表，其中包括面部、口腔运动及吞咽功能的评估。流涎症状往往与面部肌肉控制和吞咽能力下降相关，因此该量表有助于识别流涎的风险。

（4）流涎评估量表（drooling rating scale，DRS）：用于评估流涎严重程度的工具，包括评估流涎出现的频率，从"几乎没有"到"几乎总是出现"。评估流涎对患者的影响程度，从轻微到非常严重。其中 0 分表示无流涎，4 分表示极重度流涎，严重影响日常生活。

（5）其他量表：帕金森病非运动症状问卷（PD NMS quest）、帕金森病自主神经症状量表（SCOPA-AUT）、非运动症状量表（NMSS）等。

（6）流涎生活质量相关评估量表：吞咽生活质量量表（swallowing quality of life，SWAL-QOL）用于评估流涎对患者生活质量的影响，涵盖饮食、社交、沟通和心理等多个方面。文献显示，该量表对运动障碍疾病患者的流涎评估有较高的灵敏度，能够帮助评估流涎对生活质量的具体影响。流涎影响量表（drooling impact scale，DIS）通过患者或照护者的自我报告，评估流涎对日常生活、社交及心理健康的影响。研究表明，该量表能较好地反映流涎的社会影响，并有助于确定干预措施的效果。

三、综合管理

流涎需要采取多学科、多途径的治疗策略。

1. 非侵入性管理。

1）行为和姿势调整：改变头部和颈部姿势，如前倾头部，利用重力帮助唾液流回口腔。鼓励患者定期做吞咽动作，并借助定时器提醒。

2）口腔运动治疗：改善唇闭合、舌头移动和吞咽功能的训练。冰敷、刷牙和口腔肌肉震动等方法可提高口腔感知能力，增加吞咽频率。

3）言语治疗：语言治疗师可以通过吞咽测试和练习帮助患者提高吞咽协调性，从而减少唾液堆积。

4）口腔用具：一些辅助工具如下巴托或口腔矫正装置，有助于改善下颚的稳定性和唇部闭合。

2. 药物治疗。

1）抗胆碱能药物：如 glycopyrrolate、苯托品和东莨菪（scopolamine 贴片）可减少唾液分泌，但可能引起不良反应，如口干、便秘和排尿困难。

2）局部用药：1%阿托品眼药水滴舌下可以减少唾液分泌，不良反应较少。

3. 注射肉毒毒素：将肉毒毒素注射到腮腺和下颌下腺，抑制唾液分泌。这种方法可持续几个月，不良反应较少，但可能导致局部肌肉无力或吞咽困难。

4. 生活方式调整：避免食用酸性食物和酒精类食物，避免辛辣食物，以减少唾液分泌。此外，硬糖或无糖口香糖可以帮助激活吞咽反射。

5. 保持口腔清洁：唾液中酶和蛋白质的含量较高，当分泌物聚集在口腔时，为大量细菌繁殖提供了有利条件，容易引起口腔感染，严重时还会引起肺部感染。因此对于清醒且尚有自理能力的患者，鼓励患者及时用温水或无刺激的漱口水清洁口腔；对于昏迷或无法自理的患者，可以帮助患者定期擦拭嘴角的口水，必要时可以使用吸引装置，帮助清除过量唾液。

6. 手术和放疗：对于药物和其他非侵入性治疗无效的严重病例，可以考虑对唾液腺进行手术或放疗。

7. 心理护理：患者常因流涎导致社会孤立、尴尬，易产生抑郁情绪。护士应有高度的责任心和同情心，耐心地向患者讲明疾病发生发展规律，根据其性格特点、文化程度等进行有针对性的心理疏导。

（呷西木初）

第七章　运动障碍疾病常用药物和用药依从性

第一节　常用药物

一、抗胆碱能药物

（一）作用机制

抗胆碱能药物在运动障碍疾病（如帕金森病）中的作用机制：主要通过阻断中枢神经系统中的胆碱能受体，调节多巴胺能和乙酰胆碱能之间的失衡来改善症状。

1. 抑制乙酰胆碱的作用：抗胆碱能药物通过阻断中枢神经系统中的胆碱能受体（乙酰胆碱作用的靶点），减少乙酰胆碱的活性。乙酰胆碱过度活跃会导致不自主的运动、震颤等症状，而抗胆碱能药物通过抑制这些受体，减轻这些症状。

2. 恢复神经递质平衡：帕金森病中，多巴胺水平的下降导致乙酰胆碱的相对过度活动。抗胆碱能药物通过减少乙酰胆碱的作用，部分恢复多巴胺和乙酰胆碱能系统之间的平衡，调节基底节环路，从而改善患者运动功能，可缓解震颤和肌强直等帕金森病的症状，改善运动功能。

（二）中枢性抗胆碱能药物

中枢性抗胆碱能药物主要作用于中枢神经系统，选择性阻断纹状体的胆碱能神经通路，对外周作用较小，用于治疗帕金森病等神经系统疾病，能有效缓解肌肉震颤、僵直等症状。这类药物通过阻断中枢神经中的乙酰胆碱信号，平衡患者脑内多巴胺和乙酰胆碱能系统，有助于调节运动障碍。

代表药物：苯海索（Benzhexol）：用于帕金森病，减轻震颤和运动障碍。

（三）用药护理

1. 用药前评估。

1）病史评估：评估患者有无青光眼、前列腺肥大、心血管疾病及精神疾病等禁忌证，避免因抗胆碱能药物不良反应而加重病情。

2）基础检查：监测心率、血压、眼压等指标，预防药物引发的不良反应。

2. 用药监测。

1) 监测药物不良反应：药物常见不良反应包括口干、便秘、尿潴留、视物模糊等。护士应密切关注患者有无以上不适症状。

2) 精神状态观察：药物可能引起中枢神经系统的不良反应，如幻觉、认知功能障碍等，特别是对于老年患者。及时发现并调整治疗方案。

3) 心脏监护：药物可能引起心动过速，应定期监测心电图，特别是对于伴有心血管疾病的患者。

3. 用药指导。

1) 按时服药：确保患者按时服药，避免漏服或超剂量服药，特别是帕金森病患者，因药物的半衰期和药效维持时间较短，漏服会导致症状加重。

2) 口腔护理：由于药物常引起口干症状，护士应指导患者适当饮水，保持口腔湿润，防止口腔感染。

3) 合理饮食：药物可能引起便秘，建议患者增加膳食纤维摄入，保持良好的排便习惯。

4. 药物相互作用管理。

1) 避免与其他抗胆碱能药物联用：药物不宜与其他具有抗胆碱作用的药物联用，如抗抑郁药物、抗组胺药物等，防止加重不良反应。

2) 定期随访：药物可能与其他药物发生相互作用，影响疗效。护士应定期随访患者用药情况，及时调整治疗方案。

5. 患者教育。

1) 宣教不良反应及应对措施：指导患者及家属识别药物不良反应，并掌握应对措施，如口干时增加饮水，出现便秘时调整饮食或使用通便药物。

2) 用药依从性：提醒患者长期用药的重要性，避免随意停药或调整剂量，减少药物依赖风险。

6. 个体化治疗：根据患者年龄、病程、伴发疾病等进行个体化用药调整，尤其是对于老年人和伴有多种疾病的患者，密切监测药物反应，确保治疗安全有效。

7. 定期评估。

1) 疗效评估：定期评估患者的运动障碍改善情况，并根据评估结果调整药物剂量或更换治疗方案。

2) 不良反应监控：持续监控抗胆碱能药物引起的长期不良反应，如认知功能障碍、视力问题等。

二、肌肉松弛剂

（一）作用机制

肌肉松弛剂是一类主要用于缓解肌痉挛和减轻肌肉张力的药物，根据作用机制可以分为中枢性肌肉松弛剂和外周性肌肉松弛剂。

1. 中枢性肌肉松弛剂：通过抑制中枢神经系统中的神经信号传递，从而减少肌肉的异常收缩和紧张感。其主要通过增强抑制性神经递质（如GABA）的作用，或通过抑制兴奋性神经递质的释放，来缓解肌痉挛。

2. 外周性肌肉松弛剂：通过阻断神经传递至肌肉，减少肌肉的收缩能力，从而使肌肉松弛。这类药物主要通过干扰乙酰胆碱的释放或作用来阻断神经－肌肉的传递。

（二）药物种类

1. 中枢性肌肉松弛剂。

1）巴氯芬（baclofen）：激活脊髓中的GABA－B受体，抑制兴奋性神经传递，减少肌痉挛，常用于治疗多发性硬化、帕金森病等引起的痉挛。

2）替扎尼定（tizanidine）：激活脊髓中的α2－肾上腺素受体，抑制脊髓中的神经反射弧，减少肌肉张力和痉挛。

3）乙哌立松（eperisone）：为中枢性骨骼肌松弛剂，通过抑制GABA运动神经元系统和脊髓反射，缓解肌肉紧张及痉挛状态。

4）地西泮（diazepam）：通过增强GABA－A受体的活性，增加抑制性神经递质的作用，降低神经的兴奋性。

2. 外周性肌肉松弛剂：肉毒毒素通过阻断乙酰胆碱在神经末梢的释放，阻断神经对肌肉的刺激，常用于治疗局部肌痉挛或张力障碍。

（三）用药护理

1. 用药监测与评估：定期评估患者肌肉张力、痉挛的缓解情况及运动功能改善情况。根据疗效调整剂量，避免过量使用导致全身乏力。常见不良反应包括嗜睡、头晕、肌无力等。使用过程中应密切观察患者精神状态及日常活动中的反应，必要时减量或停药。

2. 个体化用药：根据患者的年龄、病情严重程度、肝肾功能状况等调整剂量。对于老年患者或肝肾功能不全患者，需降低初始剂量并缓慢调整。文献指出，巴氯芬、替扎尼定等药物代谢途径不同，肝功能不良的患者使用替扎尼定时要特别注意肝酶变化，而肾功能不良的患者应慎用巴氯芬。

3. 防止突然停药：文献显示，突然停用中枢性肌肉松弛剂可能导致严重的反弹性痉挛、癫痫发作等。因此，停药时应逐步减量，避免停药反应。

4. 与其他药物的相互作用：需特别注意与中枢神经抑制药物（如镇静剂、抗抑郁药）的相互作用，可能加重嗜睡、呼吸抑制等风险。替扎尼定与CYP1A2抑制剂（如环丙沙星）同用时，会增加替扎尼定血药浓度，导致低血压、嗜睡等严重不良反应，需避免联合用药。

5. 饮食与用药护理：某些药物（如丹曲林）需与食物同服以减少胃肠道刺激，而其他药物则建议空腹使用，需根据药物特性指导患者用药。需注意患者的营养摄入，防止因肌无力导致的吞咽困难或误吸风险。

6. 长期使用的安全性监测：长期使用肌肉松弛剂时，应定期监测肝肾功能、心脏功能等，以预防长期药物使用可能导致的器官损伤。定期进行骨密度监测，特别是对于长时间使用的患者,因长期使用巴氯芬等可能会引起活动减少,从而增加骨质疏松的风险。

三、抗帕金森病药物

(一)多巴胺能药物

1. 左旋多巴(levodopa):左旋多巴是最常用的抗帕金森病药物,它是多巴胺的前体,能够穿过血-脑屏障,在大脑中转化为多巴胺,补充帕金森病患者脑内的多巴胺缺乏。常与卡比多巴(carbidopa)或苄丝肼(benserazide)联合使用。

卡比多巴和苄丝肼能够抑制左旋多巴在外周的转化,从而减少胃肠道不良反应并提高大脑内多巴胺的水平。

2. 多巴胺受体激动剂(dopamine agonists):这类药物直接刺激大脑中的多巴胺受体,模拟多巴胺的作用,帮助改善运动症状。其可以独立使用,或与左旋多巴联合使用,特别是用于早期或轻度帕金森病患者。

常见药物:普拉克索(pramipexole)、罗匹尼罗(ropinirole)、吡贝地尔(piribedil)、罗替戈汀(rotigotine,透皮贴片/微球注射制剂)。

3. 单胺氧化酶-B抑制剂(MAO-B inhibitors)类:通过抑制单胺氧化酶-B(MAO-B),阻止多巴胺在大脑中被分解,延长其作用时间,从而增加大脑中多巴胺水平,改善症状。

常见药物:司来吉兰(selegiline)、雷沙吉兰(rasagiline)。此外,沙芬酰胺(safinamide)具有抑制MAO-B和抑制谷氨酸释放的双重作用,可用于添加治疗,改善早期帕金森病运动症状和缩短中晚期帕金森病的关期。

4. 儿茶酚-O-甲基转移酶抑制剂(COMT inhibitors):抑制儿茶酚-O-甲基转移酶(COMT),减少多巴胺和左旋多巴在外周的分解,延长左旋多巴在大脑中的作用时间,通常与左旋多巴联合使用。

常见药物:恩他卡朋(entacapone)、托卡朋(tolcapone)和奥匹卡朋(opicapone)。

(二)非多巴胺能药物

1. 抗胆碱能药物(anticholinergics):见前述内容。
2. 谷氨酸受体拮抗剂(NMDA receptor antagonists):通过阻断N-甲基-D-天冬氨酸(NMDA)受体,减少谷氨酸的兴奋性毒性,从而改善运动症状,尤其对左旋多巴引起的运动并发症(如异动症)有帮助。

常见药物:金刚烷胺(amantadine)。

3. 腺苷A2A受体拮抗剂(adenosine A2A receptor antagnist):选择性阻断中枢神经系统腺苷A2A受体,可与左旋多巴类药物联用,缩短帕金森病关期,延长开期,改善患者生活质量。

常见药物:伊曲茶碱(istradefylline)。

（三）用药护理

1. 按时服药与剂量监控：抗帕金森病药物治疗依赖于稳定的血药浓度。护士应帮助患者按时服药，避免漏服或多服。尤其对于左旋多巴类药物，按时服用能有效控制运动症状。根据医生的建议，逐渐增加或减少药物剂量。尤其是在开始治疗或调整剂量时，应观察患者是否有不良反应。

2. 不良反应管理：抗帕金森病药物的常见不良反应包括恶心、呕吐、直立性低血压、嗜睡等。应定期检查患者的体征，特别是血压和体液情况，以应对不良反应。如果患者出现严重的药物反应（如幻觉、幻视），需及时与医生沟通，以调整药物。

3. 饮食护理：左旋多巴类药物应避免与高蛋白饮食同时摄入，因为蛋白质可能影响药物的吸收，可以安排患者在两餐之间服药，以提高疗效。有些药物（如金刚烷胺）可能引发脱水或尿潴留，提醒患者增加水分摄入，预防这些问题。

4. 心理支持与情绪管理：帕金森病患者常伴有抑郁、焦虑等情绪问题，药物（如多巴胺激动剂）可能对这些症状有一定帮助，但心理护理同样重要。为患者提供情感支持，鼓励他们积极参与康复训练。

5. 药物相互作用与禁忌：护士需要了解患者是否正在使用其他药物，并确保帕金森病药物不会与这些药物发生不良相互作用，例如，MAO－B抑制剂（如司来吉兰）不能与抗抑郁药合用。

6. 监测与随访：协助患者定期随访，评估药物疗效和病情进展。对于长期用药的患者，需定期检查血液、肝肾功能等，患者可能出现剂末现象或药效波动，指导患者记录这些情况，帮助医生调整治疗方案。

四、苯二氮䓬类

（一）常见药物

治疗运动障碍疾病的苯二氮䓬类主要包括地西泮和氯硝西泮。这些药物常用于治疗与肌张力障碍、舞蹈病、肌痉挛等相关的运动障碍疾病。

1. 地西泮：地西泮通过增强中枢神经系统中γ－氨基丁酸（GABA）的作用，增加GABA与其受体的结合，从而抑制神经元的兴奋性。GABA是大脑中的主要抑制性神经递质，作用于脊髓和脑干，减轻痉挛和肌张力。地西泮用于急性肌痉挛、焦虑症以及与帕金森病相关的肌痉挛。

2. 氯硝西泮：氯硝西泮同样通过增强GABA的抑制作用来降低神经元的兴奋性，尤其对脊髓神经元有更强的抑制作用，能够有效减轻震颤和肌张力障碍。氯硝西泮主要用于癫痫、焦虑、肌张力障碍、特发性震颤等。

（二）用药护理

1. 长期使用苯二氮䓬类可导致耐药性和依赖性。患者可能需要逐渐增加剂量才能维持疗效，且突然停药可能会引发戒断反应，如焦虑、失眠、肌痉挛。用药期间应密切观察是否有戒断反应，并及时联系医生调整用药方案。

2. 常见不良反应包括嗜睡、注意力减退、记忆力下降等，尤其对于老年患者更应警惕，因为他们更容易受到药物不良反应的影响。

3. 与其他镇静药或乙醇合用时，可能会引起呼吸抑制，需密切监控呼吸频率和氧饱和度。

4. 对老年患者使用苯二氮䓬类时需特别小心，因其可能导致跌倒、谵妄或认知功能障碍。为老年患者提供必要的环境安全措施，如防滑地板、稳定的行走辅助工具。

5. 用药期间应关注患者的心理状态，提供情感支持，帮助缓解焦虑或情绪低落。建议患者避免饮酒，以防与药物产生不良相互作用，同时保持健康的饮食结构。

五、囊泡单胺转运蛋白 2（VMAT2）抑制剂类

（一）作用机制

1. 减少神经递质的储存和释放：VMAT2 负责将多巴胺、去甲肾上腺素等神经递质从细胞质转运到突触囊泡中。抑制 VMAT2 可以减少这些神经递质的囊泡储存量。由于囊泡内的神经递质储量减少，突触释放时神经递质的量也会减少。这种调节可能对多巴胺能神经元的功能产生影响，从而对运动障碍症状产生影响。

2. 调节神经递质的平衡：在运动障碍疾病中，神经递质的失衡可能导致症状加重。通过抑制 VMAT2，可能改变神经递质的动态平衡，从而对症状产生一定的改善作用。对于帕金森病，尽管减少多巴胺的储存可能导致初期症状的加重，但在某些情况下，调节多巴胺释放的方式可能有助于缓解症状。

3. 减少过度兴奋性：在亨廷顿舞蹈病等运动障碍疾病中，神经递质的异常兴奋性可能是一个重要因素。VMAT2 抑制剂可以通过减少囊泡中神经递质的含量，从而减少突触前的兴奋性，可能有助于缓解过度兴奋的症状。

4. 调整神经网络功能：运动障碍疾病通常涉及复杂的神经网络失调。通过调节 VMAT2 的活性，可以影响神经递质的释放模式，从而对相关神经网络的功能产生影响，这可能会对症状的改善产生潜在作用。

（二）药物种类

1. 利血平（reserpine）：通过抑制 VMAT2 的活性，减少神经递质（如多巴胺和去甲肾上腺素）在突触囊泡中的储存，导致其在神经末梢释放减少。虽然利血平曾用于治疗运动障碍疾病，但由于其不良反应（如抑郁、嗜睡、体重增加等）以及相对较低的治疗效果，指南已将其作为治疗的二线或备用药物。

2. 丁苯那嗪（tetrabenazine）：被广泛用于治疗亨廷顿舞蹈病的运动症状，尤其是不自主运动。其通过减少多巴胺的突触释放来减轻这些症状。丁苯那嗪仍然被推荐作为治疗亨廷顿舞蹈病的有效药物。

3. 氘丁苯那嗪（deutetrabenazine，DBT）：主要用于治疗亨廷顿舞蹈病中的不自主运动。它可以有效减轻由多巴胺过度活跃引起的运动症状。氘丁苯那嗪也被用于治疗

由抗精神病药物引起的迟发性运动障碍。氘丁苯那嗪是丁苯那嗪的氘代形式，这种修饰使得药物在体内代谢更慢，延长药效时间，并减少不良反应的发生，已被指南广泛推荐。

4. 缬苯那嗪（valbenazine）：在治疗迟发性运动障碍方面被推荐为一线药物。

VMAT2 抑制剂类的用法及不良反应见表 7-1。

表 7-1 VMAT2 抑制剂类的用法及不良反应

药名	适应证	用法	不良反应	注意事项
氘丁苯那嗪	主要用于治疗亨廷顿舞蹈病的不自主运动和迟发性运动障碍	通常从低剂量开始，例如 6～12mg/d；逐步增加剂量，最大推荐剂量为 48mg/d；根据患者的耐受性和症状的改善调整剂量	嗜睡、头晕、疲劳、抑郁、体重增加等	需注意与其他药物的相互作用，特别是 CYP2D6 抑制剂和诱导剂；对于肝功能不全患者，剂量可能需要调整
丁苯那嗪	用于治疗亨廷顿舞蹈病、迟发性运动障碍及其他运动障碍	通常从 12.5～25.0mg/d 开始，分为每天一次或两次给药；逐步增加剂量，最高可达 100mg/d，基于患者的耐受性和疗效	嗜睡、抑郁、体重增加、胃肠不适等	需要监测心血管健康，尤其是对于有心脏病史的患者；注意与其他药物的相互作用，特别是 CYP2D6 抑制剂和诱导剂
缬苯那嗪	主要用于治疗迟发性运动障碍	通常为 40mg/d，分为每天一次或两次给药；根据耐受性和疗效，剂量可增加至 80mg/d；对于肝功能不全患者，可能需要调整剂量	嗜睡、头晕、口干、疲劳等	对于肝功能不全患者，需定期监测肝功能，考虑调整剂量；需注意与其他药物的相互作用，尤其是影响 CYP3A4 的药物

（三）用药护理

1. 起始剂量和逐步调整：通常从较低剂量开始，以减少不良反应的风险。根据患者的耐受性和症状的改善逐步增加剂量，以找到最佳的治疗剂量。

2. 不良反应监测：常见不良反应包括嗜睡、疲劳、抑郁、头晕等，需要定期评估和监测药物的不良反应。特别关注患者的心理状态，因为这些药物可能引起抑郁等不良反应。若患者出现严重疲劳或过度嗜睡，需帮助调整患者的日常活动，避免跌倒等意外。

3. 药物相互作用和特殊人群：这些药物与多种药物存在相互作用，尤其是影响药物代谢的酶，如 CYP2D6 和 CYP3A4。对于有肝功能不全、心血管疾病或其他健康问题的患者，需要特别关注，并根据情况调整剂量或选择其他治疗方案。

4. 教育与沟通：为患者和家属提供用药健康教育，让他们了解药物的作用及潜在不良反应，确保用药的安全性与有效性。指导患者按时服药，避免漏服或自行调整剂量，指导患者避免突然停药。

六、青霉胺

(一) 作用机制

青霉胺 (penicillamine) 是一种螯合剂，主要用于治疗铜代谢障碍疾病如肝豆状核变性，其作用机制与其螯合能力密切相关。青霉胺通过与铜离子形成可溶性复合物，使其能够通过尿液排出体外，从而减少体内铜的累积，减少铜对大脑特别是基底节的毒性损伤，进而缓解由此引起的运动障碍症状。通过持久使用青霉胺，减少铜在肝脏和大脑中的沉积，能够防止或减缓肝豆状核变性进展，保护神经系统功能。

(二) 用药护理

1. 剂量与用药依从性管理：护士应按照医嘱从低剂量开始（通常每天 250mg），并逐步增加到有效剂量（每天 750~1500mg），避免过快增加剂量引发不良反应。青霉胺通常每天分为 2 次或 3 次服用，应提醒患者按时服药，确保药物在体内稳定发挥作用。建议患者空腹服用青霉胺，避免与食物中的金属离子（如铁、钙、锌）竞争吸收，从而影响药效。

2. 不良反应监测与管理：常见不良反应有恶心、呕吐、胃痛等。护士需指导患者分次服药并配合适当饮食以缓解症状。青霉胺可引起皮疹等过敏反应，需密切观察患者的皮肤状况，若出现严重过敏症状（如全身性皮疹、瘙痒、呼吸困难等），应立即停药并通知医生。长期使用青霉胺可能引发血液系统问题，如白细胞、红细胞和血小板减少。患者定期进行血常规检查，若发现异常，需与医生沟通调整剂量或暂停治疗。青霉胺可能引发肾脏毒性（如蛋白尿）。护士需帮助患者定期进行尿常规检查，监测蛋白尿的出现或加重情况，必要时调整治疗方案。部分患者可能出现味觉改变或味觉丧失。护士可通过调整饮食习惯，如使用调味料或改变食物种类，帮助患者应对这一问题。

3. 营养与饮食管理：护士需协助患者控制膳食中铜的摄入，避免食用富含铜的食物，如贝类、肝脏、坚果、巧克力等。锌可以与铜竞争吸收，从而降低铜的吸收。部分患者可能需要补充锌剂，但应避免与青霉胺同时服用，需间隔至少 2 小时，以免影响青霉胺的吸收。青霉胺治疗可能导致维生素 B_6 缺乏，需确保患者的维生素 B_6 补充，通常每天需要 25~50mg 的补充剂量。

4. 长期监测与随访：肝豆状核变性患者通常伴随肝功能异常。护士应协助患者定期检查肝功能，评估药物对肝脏的保护作用，以及监测病情的进展。青霉胺治疗肝豆状核变性的目的是缓解铜沉积引起的神经系统损害，应密切观察患者的运动功能改善情况，如肌肉强直、震颤、舞蹈病症状等是否减轻，并定期评估患者的神经功能。肝豆状核变性患者可能因疾病本身或药物不良反应出现抑郁、焦虑等心理问题。需定期评估患者的心理状态，并提供必要的心理支持。

5. 患者教育与用药指导：护士需指导患者严格遵医嘱服药，不要自行停药或调整剂量。青霉胺治疗通常是长期的，停止治疗可能会导致铜的再次累积，进而恶化运动障碍症状。教育患者及家属识别青霉胺常见不良反应的早期症状，如过敏反应、蛋白尿、味觉异常等,便于及时应对。帮助患者调整生活方式,包括合理饮食、适量运动以及定期复查,确保治疗的持续有效性。

七、糖皮质激素

糖皮质激素(如泼尼松、甲基泼尼松龙)是治疗自身免疫性脑炎及其引发的复杂运动障碍的重要药物。通过抑制免疫系统的过度反应,糖皮质激素能够迅速控制炎症,减轻神经元损伤,缓解运动障碍症状。

(一)作用机制

1. 免疫抑制作用:糖皮质激素通过抑制 T 细胞、B 细胞、巨噬细胞等免疫细胞的活性,减少炎症反应中主要介质(如 IL－1、IL－6、TNF－α)的产生和释放。通过减轻自身免疫反应,可以减少大脑神经细胞的损伤,缓解神经系统功能障碍。

2. 抗炎作用:糖皮质激素可以抑制血管渗透性,减少白细胞向炎症部位的迁移,减轻局部组织水肿,减少神经炎症引发的运动障碍症状。

3. 神经保护作用:通过抑制炎症反应,糖皮质激素可能间接起到保护神经元、减少脱髓鞘和神经元变性的作用,从而减轻病变部位对运动神经通路的影响。

(二)药物种类

1. 泼尼松:口服激素,常用于自身免疫性脑炎的长期维持治疗。起始剂量通常较高(如 60~80mg/d),随着病情控制,逐步减量至维持剂量。病情稳定后,通常在医生的指导下逐渐减量,避免长期高剂量使用导致不良反应。

2. 甲基泼尼松龙:通常以静脉注射的形式使用,适用于急性发作期的快速治疗。常使用大剂量的甲基泼尼松龙进行静脉注射(冲击治疗)。此阶段的目标是迅速控制炎症,减轻急性症状,尤其是复杂运动障碍、癫痫发作和意识改变。常见剂量为每天 1g,连续 3~5 天。这种冲击治疗可以迅速减轻脑部炎症,改善急性运动障碍和其他神经症状。

(三)用药护理

1. 监测不良反应:长期或大剂量使用糖皮质激素可能导致一系列不良反应,因此需要在治疗过程中密切监测并管理。

1)骨质疏松:糖皮质激素会影响钙代谢,增加骨折风险。可以通过补充钙和维生素 D,以及使用双膦酸盐类药物预防骨质疏松。

2)高血糖:激素可能引起血糖升高,尤其是对于糖尿病患者。治疗过程中应监测血糖,并根据需要调整饮食和药物。

3)感染风险增加:糖皮质激素会抑制免疫系统,增加感染风险。使用时需注意感染的早期症状,并采取预防措施。

4)体重增加、水肿和库欣样体征:长期使用激素会引起体重增加、面部水肿等症状。可通过饮食控制和适当运动减轻这些症状。

2. **心理支持**：糖皮质激素的长期使用可能引发情绪波动、焦虑、抑郁等。护士应与患者及家属沟通，提供心理支持，及时发现并处理患者的情绪问题。指导患者及家属正确认识激素治疗的不良反应，缓解其对药物不良反应的担忧。

3. **饮食管理**：糖皮质激素会影响代谢，因此合理的饮食管理非常重要，建议患者摄入富含钙的食物（如牛奶、奶制品）以预防骨质疏松，同时限制钠的摄入以防止水肿和高血压。保证足够的蛋白质摄入，以维护肌肉功能，预防肌萎缩。避免过多摄入糖类，帮助控制体重和血糖水平。

4. **血压与心血管健康监测**：糖皮质激素可能引起高血压。应定期监测患者的血压，尤其是对于高血压病史的患者，并帮助其控制血压，必要时建议患者采用低盐饮食。鼓励患者保持适当的体力活动，帮助维持心血管健康，防止血脂异常和动脉粥样硬化的发生。

5. **减量与停药管理**：长期使用糖皮质激素的患者不能突然停药，因为可能引发肾上腺功能不全。护士应与医生合作，按照规范的减量方案，逐渐减少糖皮质激素的剂量。在减量或停药过程中，密切观察患者有无出现疲乏、虚弱、低血压等肾上腺功能不全的症状，必要时调整用药计划。

6. **教育与健康指导**：指导患者正确监测体重、血压、血糖等指标，了解健康饮食的重要性，并鼓励其养成健康的生活习惯，减少激素带来的不良反应。

7. **并发症的预防与处理**：糖皮质激素可能引起胃酸分泌增加，增加胃溃疡和胃炎的风险。护理过程中应考虑使用胃保护剂（如质子泵抑制剂）预防消化道不良反应，特别是对于有胃病史的患者。糖皮质激素长期使用可能引发白内障和青光眼。定期进行眼科检查是必要的，应提醒患者及时关注视力变化，特别是出现视物模糊或眼痛时。

八、静脉注射免疫球蛋白

（一）作用机制

1. **免疫调节**：静脉注射免疫球蛋白（IVIG）可以通过竞争性抑制病理性自体抗体的产生，减少免疫系统对自身组织的攻击。它可以干扰和抑制致病性抗体对神经细胞的攻击，从而减少自身免疫性疾病导致的神经损伤。IVIG 能调节 T 细胞的活性，抑制炎症反应，平衡免疫系统的活动，减少由免疫系统过度活跃引起的炎症。

2. **抗炎作用**：IVIG 通过减少促炎性细胞因子（如 TNF−α、IL−1、IL−6）的释放，减轻炎症反应，缓解由炎症引起的运动障碍症状。通过降低炎症水平，IVIG 可以减少神经细胞的损伤和死亡，从而改善运动功能。

3. **其他作用**：IVIG 可以提高体内正常抗体水平，增强对感染的抵抗力，尤其是对于免疫缺陷或免疫抑制的患者。

（二）不良反应

1. **过敏反应**：IVIG 可能引发过敏反应，包括发热、皮疹、呼吸困难等。患者在用药前应进行过敏反应的评估。在注射过程中监测可能的过敏反应。

2. 静脉反应：静脉炎，注射部位疼痛、红肿等。注射速度应适当，通常建议初次输注IVIG时，起始速度较慢。一般为20～50mL/h，以观察患者对药物的耐受性。避免快速注射引起不适。

3. 心血管和肾脏问题：高剂量的IVIG可能引起心脏和肾脏负担增加，特别是对于已有心血管疾病或肾功能不全的患者。因此，注射前需评估患者的心脏和肾功能，并在治疗过程中密切监测。

4. 血糖变化：IVIG中可能含有糖分，对糖尿病患者的血糖控制有影响，需在用药过程中监测血糖水平。

（三）用药护理

1. 用药前的准备：评估患者的过敏史，特别是对免疫球蛋白的过敏反应。检查患者的体温、血压、心率等基本体征，确保没有急性疾病或严重的基础疾病。

2. 用药过程中的监测：在注射过程中密切监测患者的反应，包括过敏反应、静脉反应等。通常建议在医院内进行IVIG注射，确保有急救设施和人员。根据医生建议，调整注射速度，避免注射过快引起的不良反应。

3. 不良反应管理：如果出现过敏反应，立即停止注射，给予抗过敏药物并进行适当的医疗干预。对出现静脉炎、疼痛等反应的部位进行冷敷或热敷，必要时调整注射部位。

4. 患者教育：向患者及家属解释IVIG可能引发的不良反应，以及出现不适症状时的应对措施。建议患者在治疗期间注意饮食，避免感染，保持良好的生活习惯，以增强疗效和减少不良反应。

（李成　梁燕）

第二节　用药依从性

用药依从性是指按照医嘱在正确的时间，按照频次，服用正确的剂量。运动障碍疾病患者用药依从性为10%～67%，联合服用多种药物的患者有多达一半的药物没有按照规定正确服用。除人口统计学因素外，用药方案的复杂程度，知识的缺乏，疾病带来的负性情绪，社会、经济压力以及家庭支持程度等因素都会显著影响患者的用药依从性。提高用药依从性的主要措施如下。

一、用药依从性评估

用药依从性评估是研究慢性病（如运动障碍疾病）管理的关键步骤。为了准确评估患者是否按医嘱服药，研究者开发了多种工具，每种工具各具特色，能够提供不同层面的依从性数据。

（一）标准化问卷

用药依从性量表（Morisky medication adherence scale，MMAS）是一种常用的用药依从性评估工具，广泛用于慢性病的依从性研究，尤其是在帕金森病等运动障碍疾病中。MMAS 的设计简洁，易于操作，通过对患者提出若干问题，评估他们在实际生活中是否遵医嘱用药。MMAS-4 和 MMAS-8 是该量表的两种版本，分别包含 4 个和 8 个问题。问题设计围绕患者可能遇到的各种依从性障碍，比如是否经常忘记服药、是否因感觉好转而停止用药、是否因不良反应停止用药等。每个问题通过"是/否"或评分制（0~1 分）回答，最后根据总分来评估患者的依从性。MMAS-8 的评分范围为 0~8 分，其中低分表示依从性差，高分表示依从性好。MMAS 适用于不同文化和受教育水平的患者。其简洁的形式使得临床医生、研究者能够快速获得患者的依从性概况，并识别潜在的非依从性原因。

在帕金森病患者中，MMAS 可用于评估患者是否定期采用多巴胺替代疗法或其他抗震颤药物。帕金森病患者通常需要长期用药，且药物有较为复杂的服药时间表，使用 MMAS 可以识别患者何时可能会忘记服药或因不良反应减药。MMAS 有助于临床医生针对不同的依从性问题设计干预措施，如提供患者教育或进行用药提醒。MMAS 因其简洁、经济和通用性强，广泛用于临床和研究中，有助于快速筛查依从性低的患者。但问卷依赖患者的自我报告，可能会因记忆偏差或社会期望影响真实结果，患者可能倾向于提供"社会期望"的答案，即向医生报告更高的依从性。

（二）电子监测设备

随着技术的发展，电子监测设备（如智能药盒、智能手机应用和可穿戴设备）被广泛用于评估患者的用药依从性。这些设备能够提供比自我报告更为客观的数据，弥补问卷的主观偏差和依赖记忆问题。智能药盒是一种能够记录药物使用时间并提醒患者按时服药的电子设备。

它通常具有以下功能：①药物存储，药盒内部有多个隔间，用于存放按天或按时段服用的药物。②提醒功能，药盒能够通过声音、灯光或移动应用发出提醒，提示患者按时服药。③数据记录与反馈，智能药盒可以通过传感器记录患者每次打开药盒的时间，监测药物是否按时取出。某些设备还能将数据发送给医生或照护者，进行远程监控。

智能药盒在运动障碍疾病中的应用：对于帕金森病患者，药物通常需要严格按照时间表服用，以控制震颤等症状。智能药盒能够帮助患者避免因药物剂量不足或延迟服药而导致的症状恶化。对于认知功能下降的帕金森患者，智能药盒的提醒功能和数据记录特别有价值。照护者或医生能够通过远程监控了解患者的用药依从性，及时介入进行调整。

智能药盒通过电子记录提供了客观的用药数据，避免了自我报告的主观偏差。医生或家属可以实时跟踪患者的用药行为，及时提供帮助。提醒功能有效减少患者忘记服药的情况，特别是对于复杂的治疗方案。但智能药盒的成本较高，且对老年患者来说，学习如何使用这些设备可能具有挑战性。设备需要电力或互联网连接，部分患者可能无法适应。

二、患者教育

在运动障碍疾病患者中，用药依从性是影响疾病管理效果的关键因素。良好的患者教育与沟通能够显著提高患者对治疗的理解，从而改善用药依从性。通过面对面交流、形式多样的健康教育材料和支持小组等方法，医疗团队可以帮助患者更好地应对疾病和治疗挑战，增强患者对治疗方案的信心和依从性。

（一）面对面交流

面对面交流是一种有效的沟通方式，能够让医生和患者在互动中建立信任关系，这对长期管理疾病至关重要。通过面对面交流，医生可以了解患者的个体情况，包括生活习惯、心理状况和对药物治疗的态度。这种直接的沟通有助于医生根据患者的个人需求调整治疗方案，增强患者的参与感。医生可以通过详细解释疾病的病理过程、药物的作用机制、不良反应以及用药的重要性，增强患者对治疗的理解和信任。这种个性化的解释有助于减轻患者的焦虑情绪，从而提高他们的用药依从性。在面对面交流中，患者可以立即反馈他们遇到的困难，如服药后出现的不良反应、日常生活中的不便或治疗方案中的困惑。医生可以当场提供解决方案或调整治疗方案，避免患者因不理解或不适应而自行减少或停止用药。这种即时的双向沟通有助于消除患者的疑虑，帮助他们形成正确的用药习惯，从而提升用药依从性。定期的面对面交流（如门诊随访）还可以帮助医生持续跟踪治疗效果。通过观察患者的症状变化，医生可以及时调整药物剂量或更改治疗方案，避免患者因疗效不佳而产生放弃治疗的念头。

（二）形式多样的健康教育材料

健康教育材料（如书面资料、视频、在线资源等）是提升患者治疗理解水平的重要手段，尤其适合长期自我管理的慢性病患者。

医护人员可以提供书面的小册子或数字化教育材料，详细介绍疾病的病程、药物的使用方法和注意事项。这些材料有助于患者在家中反复学习，巩固他们对疾病管理的理解。近年来，电子健康资源（如医院或健康组织的官方网站、健康应用程序）成为重要的患者教育工具。通过这些平台，患者可以访问个性化的教育内容，随时获取疾病和治疗的最新信息。教育材料能赋予患者自主权，让他们更好地理解自己的治疗方案。这种知情的决策过程不仅有助于减轻对治疗的抵触情绪，还能提高患者对治疗的控制感和参与度，从而提高依从性。在使用教育材料时，尤其对于认知功能有所下降的运动障碍疾病患者，使用图形、简洁语言和分步指导等方法可以显著提升患者对复杂治疗方案的理解和执行力。

（三）支持小组

支持小组是患者之间或患者与医疗团队之间交流、分享经验的平台，通过互相支持和鼓励，能够显著提高患者的用药依从性和心理健康水平。支持小组为患者提供了一个安全的环境，患者可以在小组中分享自己在治疗过程中的困扰、对药物的担忧和日常生活的挑战。来自相似病情的其他患者的经历和支持，可以帮助新诊断患者或用药依从性较低的患者增强信心，使其感到自己并不孤单。研究表明，加入支持小组的患者更倾向于遵守治疗方案，特别是当他们听到其他患者在用药后症状得到控制或改善时。这种同伴支持的方式被证明能减少治疗中的孤独感和焦虑感。支持小组不仅是分享疾病管理经验的平台，还是一个促进患者持续参与治疗的重要工具。通过定期的聚会或线上会议，患者可以定期接受来自专业人士或同伴的教育和提醒，增强他们的治疗动力。许多支持小组还鼓励患者的家庭成员或照护者参与其中。家庭成员或照护者可以通过小组学习到更多关于疾病护理的知识，理解如何在日常生活中帮助患者坚持用药，从而增强整个家庭对患者治疗的支持力度。

通过面对面交流、形式多样的健康教育材料和支持小组三种主要方法，患者可以获得丰富的治疗信息、心理支持和治疗激励，从而增强对疾病和药物治疗的理解和信心。这些教育与沟通策略在运动障碍疾病的管理中至关重要，因为这些疾病的治疗方案通常较为复杂，用药依从性较差的患者可能会因不理解治疗的长期重要性或不良反应而减少用药。因此，综合使用这些策略可以有效提高患者的用药依从性，最终改善他们的生活质量和治疗效果。

三、个体化治疗

个体化治疗能够更好地满足患者的需求，提高他们的治疗满意度和依从性。药物治疗方案是专科医生根据患者的年龄、症状类型、疾病严重程度、药物价格和经济承受能力等制订的。当患者接受个体化治疗时，医生能够充分解释为什么选择特定的药物、剂量或疗法。这种解释有助于增强患者对治疗的理解和信任，从而提高依从性。例如，在帕金森病治疗中，患者常需要根据日常活动的变化灵活调整药物剂量。通过个体化治疗，医生可以教导患者如何根据症状的波动自我管理药物，赋予他们对治疗的掌控感。个体化治疗的一大优势在于能够减少药物治疗中的不良反应。每位患者对药物的反应和耐受性不同，有的患者可能因不良反应（如恶心、疲倦、体重增加等）而拒绝服药。通过个性化调整药物的种类、剂量或给药时间，可以减少不良反应，改善患者的用药体验。例如，在帕金森病治疗中，医生可以根据患者的耐受性，调整左旋多巴等药物的剂量，避免剂量过高引发的运动并发症（如异动症）。运动障碍疾病患者的病情进展和日常生活需求因人而异，个体化治疗可以使治疗计划更贴合患者的个体需求。例如，某些帕金森病患者在早晨刚醒时出现运动迟缓症状，医生可以根据这一特定需求，调整药物在早晨的服用时间或选择短效药物，以快速缓解晨间症状。对于某些职业活跃的患者，治疗方案可以结合患者的日常作息，制定灵活的服药时间表，使他们能够平衡工作和治疗。这种针对具体生活场景的个性化调整，能够提高患者在日常生活中的舒适度，从而提高依从性。帕金森病等运动障碍疾病的药物治疗非常复杂，尤其是随着病情进展，药物疗效和不良反应可能显著变化。因此，个体化治疗是确保依从性的重要手段。患者对多巴胺替代疗法的反应因人而异。个体化治疗通过反复调整药物种类（如左旋多巴、多巴胺激动剂）和剂量，能够达到最佳疗效与不良反应的平衡。例如，对于老年患者，医生可能倾向于使用不良反应较少的左旋多巴，而对于年轻患者则可以尝试多巴胺激动剂以延缓左旋多巴的使用。个体化治疗不仅包括药物种类的选择，还包括给药方式的调整。对于依从性差的患者，医生可以考虑使用长效制剂或皮下泵，以减少服药频率或简化用药方案。这种简化的用药方案可以显著改善患者的生活质量，从而提升依从性。

四、实施症状的自我监测

患者自我监测日记：患者可将对症状的自我监测作为自身用药依从性的证据，记录日记的频率和时间也可以反映患者病情的严重程度。患者自我监测日记一方面可用于患者的自我监督和自我管理，另一方面还有助于医生真实掌握患者当前的病情变化以及药物疗效，为其做出更好的临床决策提供依据。患者自我监测日记的建立会成为患者调整用药的有利依据，成为医患沟通的有益桥梁。另外，电子药物治疗监测系统有效地弥补了人为监督的不完整性。

手机应用：可根据患者的反馈进行个性化调整。如果患者报告不良反应或特定时间的药物效果不佳，手机应用可以建议调整服药时间，或提醒患者联系医生进行治疗方案的评估。手机应用记录每次服药时间并生成用药历史报告。这种记录功能帮助患者追踪长期的用药情况，并可以与医生分享这些数据，便于随访时调整治疗方案。一些专门为运动障碍疾病患者设计的应用程序还整合了其他健康监测功能，如运动跟踪、震颤评估和症状日记，帮助患者和医生更全面地评估药物的疗效和症状变化。实时反馈能够帮助患者及时了解自己的用药情况，增强他们对治疗的控制感和自我管理能力。例如，患者可以通过手机应用即时查看自己是否按时服药、是否有漏服情况，并对漏服药物做出相应的补救措施。手机应用还可以根据用药数据生成反馈报告，提供治疗建议，或提醒患者联系医生。

智能设备：智能手表等可穿戴设备通过与手机应用配对，也可以提供用药提醒、记录患者的运动情况和睡眠质量。这些数据有助于医生了解药物对运动症状（如震颤、僵硬）的影响，从而优化治疗。

通过长期的数据积累，手机应用和智能设备可以生成详细的药物使用报告，包括每次用药的时间、运动症状、生活习惯等。这些数据可以通过大数据分析技术进行整理，帮助医生制订更加个性化的治疗方案。例如，医生可以根据患者不同时间段的运动症状，调整药物的服用剂量或时间，以达到更好的治疗效果。

五、用药行为管理策略

由于药物自身的药理作用，患者的用药时间、剂量、依从性对药效有很大的影响。有学者指出患者仅在时间依从性方面的错误就包括用药提早或延迟、突然停药、健忘、药物管理能力降低以及知识缺乏等，以上因素都会影响患者自身症状的控制并逐渐降低患者的生活质量。用药行为管理策略不仅起到了提醒作用，同时也不断增强患者的自我管理能力，适用于大多数的慢性病患者，尤其是老年患者。良好的自我管理能力也会成为患者出院后延续治疗的有效保障。

1. 用药日历：用药日历可以用来提高患者的依从性，这样既可以提醒患者按时服药，又可以帮助患者建立良好的用药习惯。

2. 将服药与日常活动或工作联系在一起，如吃饭、娱乐休闲活动等。左旋多巴类需要空腹服药才可以避免蛋白质的摄入降低药效，因此每天按时吃饭，就可以保证用药时间的固定。将服药时间与日常工作相结合，也可以起到一定的提醒作用。当然这需要多方面的支持，包括照护者的配合支持以及医护人员的有效沟通。

3. 患者可以根据日常活动和个人喜好，灵活设置不同形式的提醒（如手机震动、弹窗通知、铃声等）。这种个性化设置有助于确保提醒方式适合患者的生活习惯，从而更好地帮助患者按时服药。

4. 智能药盒能够按日或按周预装药物，患者只需根据设备的提醒服药，减少了他们在药物管理上的认知负担。这不仅降低了患者漏服或误服药物的风险，还能提升患者的治疗体验，从而增加依从性。

5. 远程监测与提醒：医护人员可以通过平台获取患者的用药数据，发现问题立即提醒患者。例如，某些应用可以将未按时服药的警告通知发送给医生或家属，及时干预，避免病情恶化。

六、心理社会因素

抑郁和焦虑在运动障碍疾病患者中较为常见，特别是随着病情进展，患者的生活质量下降、社交功能减退和运动能力受限，容易引发或加重心理问题。这些心理问题可能通过多种机制影响患者的用药依从性。抑郁患者常感到药物对疾病的控制无效或效果不显著，甚至认为疾病不可治愈，这种悲观主义降低了他们遵从治疗计划的意愿。抑郁也会影响认知功能，如注意力、记忆力和决策能力的下降，导致患者忘记服药或无法合理安排用药时间。这种认知功能障碍会增加用药的复杂性，特别是在需要服用多种药物的情况下。焦虑患者表现为过度担忧、紧张不安和对未来的恐惧。焦虑患者可能对药物的不良反应产生过度担忧，担心药物会导致不可逆的健康问题，从而选择减少服药或擅自停药。一些患者过度焦虑于药物可能带来的不良反应，如恶心、头晕或体重变化，甚至在未经历不良反应之前便提前停止用药。这种对药物不良反应的预期性焦虑常导致患者用药依从性显著下降。另一些焦虑患者可能过度依赖药物，出现强迫性服药行为，如服药过量或频繁调整药物剂量。尽管这不属于典型的不依从性，但会影响药物疗效的稳定性，也可能带来健康风险。

（一）社会支持提高用药依从性

与抑郁和焦虑等心理负面因素相对，社会支持（包括家庭、朋友、护理团队等的帮助和关怀）能够缓解心理压力，增强患者的心理韧性和提高用药依从性。社会支持不仅体现在情感上的安慰，还包括实际的照顾和监督。情感支持是社会支持的重要组成部分，指通过理解、安慰和同情来帮助患者应对疾病带来的情绪困扰。对于运动障碍疾病患者，尤其是那些因病情恶化或社会功能减退而感到孤独的个体，情感支持可以有效减轻抑郁和焦虑。来自家庭成员或朋友的关心与鼓励能够改善患者的心理状态，减少孤独感和无助感，增强患者的治疗信心。这种情绪上的改善往往会促使患者更积极地遵循医生的治疗计划，并保持用药的规律性。社会支持还能够鼓励患者及时寻求心理治疗或医生的帮助，而不是孤立地应对心理问题。通过有效的心理治疗，抑郁和焦虑的症状得到缓解，进而间接提高用药依从性。对于运动障碍疾病患者，特别是那些病情较严重、行动不便或认知功能受损的患者，家庭成员或照护者的实际帮助至关重要。社会支持不仅体现在情感层面，还可以体现在家庭成员或照护者为患者提供的实际帮助上，如提醒服药、帮助整理药物或监督用药过程。家庭成员或照护者可以通过提醒患者按时服药、准备好药物、帮助确认服药剂量等方式，减少因记忆问题或认知功能障碍导致的漏服、误服或错过剂量的情况。这对于老年患者或病情进展较快的患者尤为重要。社会支持网络中的成员还可以起到监督作用，帮助医护人员了解患者的用药依从性情况。当患者表现出用药依从性问题（如漏服药物或擅自调整剂量）时，家庭成员或照护者能够及时提醒患者或与医生沟通，以便尽早采取干预措施。长期的照护任务可能会增加家庭成员或照护者的心理负担，影响他们的情感支持能力。因此，社会支持还包括为家庭成员或照护者提供支持，如护理技能培训、心理辅导或社会资源的整合。当家庭成员或照护者的负担减轻时，他们能够更好地支持患者的治疗。通过加入患者支持小组或寻求专业的护理指导，家庭成员或照护者能够获得更好的心理支持和实践指导，从而提高他们对患者的护理能力。这不仅有助于提高患者的生活质量和用药依从性，还能改善整个照护系统的有效性。

（二）抑郁、焦虑的干预策略与社会支持

基于抑郁和焦虑对用药依从性的负面影响，可以通过以下干预措施改善患者的心理状态，从而提高用药依从性。①心理干预：认知行为疗法（CBT）、抗抑郁药物治疗、放松训练等，能够有效缓解抑郁和焦虑症状，进而提升患者对治疗的信心和依从性。②加强社会支持网络：医疗团队可以帮助患者及家庭成员或照护者建立和维持社会支持网络，如推荐参与支持小组、社区活动或照护者互助组织。这不仅能够提供情感支持，还能为患者及家庭成员或照护者提供更多护理资源和建议，减轻心理和照护负担。

七、长期随访提高用药依从性

长期随访是指在疾病管理过程中，医护人员与患者保持定期的联系和沟通，持续监控疾病进展、治疗效果和患者的健康状况。这种持续的互动和监控有助于在疾病进展、产生药物不良反应或患者需求发生变化时及时调整治疗方案，进而提高患者的用药依从性。在运动障碍疾病管理中，长期随访对于保持患者的用药依从性、优化治疗效果至关重要。

运动障碍疾病通常是慢性且逐渐恶化的神经系统疾病，随着病程进展，患者的症状、生活状况和对治疗的需求都会发生变化。例如，帕金森病患者可能在早期通过标准剂量的多巴胺替代疗法获得良好效果，但随着病情加重，可能需要增加药物剂量或调整服药时间表。同时，患者可能出现运动症状波动（如异动症、运动迟缓）或新的非运动症状（如睡眠障碍、抑郁），这些都需要及时调整治疗方案。通过长期随访，医生能够监测这些变化，并根据患者的当前状况调整药物剂量、服药时间或添加新的治疗药物，以应对疾病进展和症状变化。这样可以保持药物疗效，避免药物失效或不良反应增加，提高患者的生活质

量。运动障碍疾病患者长期使用某些药物可能会产生累积性不良反应，如帕金森病患者长期服用左旋多巴可能导致异动症或精神症状（如幻觉）。因此，药物不良反应的管理在长期治疗中尤为关键。通过定期随访，医生可以早期发现药物不良反应，并采取适当措施，如减少剂量、更换药物或采用联合治疗等。这样既能减少不良反应对患者用药依从性的负面影响，又能维持治疗效果，使患者愿意继续按照医嘱用药。

患者的生活环境、照护需求和个人偏好也会随着时间推移发生变化。例如，老年患者可能因为身体虚弱或认知功能减退，难以按时服药或管理复杂的用药方案。通过长期随访，医生可以了解这些变化，并根据患者的具体情况调整治疗方式，如简化用药方案或增加护理支持。在长期随访中，医生不仅能根据患者的疾病变化调整治疗，还可以根据患者的生活情况、社会支持系统的变化进行个性化调整，如引入家庭护理或社会服务支持，以减轻患者的用药负担，提高用药依从性。

随着时间的推移，患者的身体对药物的反应可能会发生变化，药物疗效也可能逐渐减弱。因此，单一固定的治疗方案在长期管理中往往不能持续保持效果。长期随访使医生能够通过定期评估患者的临床症状和治疗反应，动态调整治疗方案，确保药物持续有效。当药物疗效下降或不良反应增多时，患者可能因为失去治疗信心而擅自减少剂量或停药。通过及时调整治疗方案，医生可以在问题出现之前采取措施，预防用药依从性下降的发生。长期随访不仅包括常规的面诊，还包括通过电话、远程医疗、电子邮件等多种方式进行干预，提供更加灵活和有效的管理工具。

远程医疗技术的发展使得医生能够通过电话、视频会议或移动健康应用与患者进行定期沟通。这种方式对于行动不便的运动障碍疾病患者特别重要。通过远程随访，医生可以随时了解患者的用药情况、症状变化，并在必要时调整治疗方案。远程随访减少了患者前往医院的麻烦，降低了随访的门槛，特别是在交通不便的情况下，患者仍然能够得到及时的医疗建议，从而保持良好的用药依从性。

一项针对帕金森病患者的研究显示，定期的长期随访显著降低了患者的非依从性行为。通过每3~6个月一次的随访，医生能够及时调整药物剂量，优化治疗方案，同时通过与患者的沟通，消除他们对药物不良反应的担忧，显著提升了患者的用药依从性。研究表明，在亨廷顿舞蹈病患者的长期随访过程中，通过远程医疗手段和定期面诊，医生能够根据患者的认知和运动能力的变化，及时调整药物和生活管理方案，避免了因药物疗效下降或不良反应增加导致的用药中断。这种管理方式有效延缓了病情的进展，提高了患者的生活质量。

根据患者的疾病进展情况、用药复杂程度以及生活环境，制订个性化的随访计划。病情较重或药物方案复杂的患者可能需要更频繁的随访，而稳定期患者则可以减少随访。长期随访不仅需要医生的参与，还应整合多学科团队，如护士、心理医生、康复治疗师等，共同为患者提供全面的支持。

患者教育与自我管理培训：通过随访，医疗团队可以为患者提供持续的教育，帮助他们更好地理解疾病和治疗过程，掌握自我管理技能，如用药提醒、症状记录等。

（李成　梁燕　陈德智）

第八章 常见运动障碍疾病及其护理

第一节 帕金森病及其护理

帕金森病（Parkinson's disease，PD）又称震颤麻痹，是一种常见的中老年神经系统退行性疾病，主要病理变化为黑质多巴胺能神经元进行性退变和路易小体形成，纹状体区多巴胺神经递质水平降低，多巴胺与乙酰胆碱神经递质失平衡，患者以震颤、肌强直、动作迟缓等运动症状为核心表现，随着疾病进展，患者会出现姿势平衡障碍。近年来，研究发现患者除运动症状外，还有各种各样的非运动症状，如神经精神症状、睡眠障碍、自主神经功能障碍、嗅觉障碍、疼痛等，严重影响患者的生活质量。

一、流行病学

流行病学调查研究显示，欧美国家 60 岁以上帕金森病患病率达到 1%，80 岁以上超过 4%。我国流行病学研究表明，65 岁以上中国人群，帕金森病患病率男性为 1.7%，女性为 1.6%，与欧美国家相似。帕金森病发病率随着年龄增长呈逐渐上升趋势。我国帕金森病患者数预计将从 2005 年的 199 万人上升到 2030 年的 500 万人~600 万人。

不同性别人群帕金森病发病风险存在差异。2014 年一项对我国帕金森病患病率和发病率调查的 Meta 分析显示，男性患病率略高于女性。我国不同地区帕金森病患病率不尽相同，可能受到调查方法、抽样误差及地域差异、民族差异等多种因素影响。

二、病因和发病机制

1. 病因：尚不明确。目前认为，帕金森病的病因可能与以下因素有关。

1) 环境因素：20 世纪二三十年代昏睡性脑炎暴发后，帕金森病发病显著增加，使部分学者开始研究帕金森病与环境之间的联系，由此提出了环境学说。根据环境学说，帕金森病相关的神经变性是由暴露于多巴胺能神经毒素引起的。流行病学研究显示，农村生活史、对杀虫剂和除草剂等工业化合物的暴露是诱发帕金森病的危险因素。鱼藤酮是一种从豆科植物中提取的天然细胞毒性化合物，首先诱导 α-syn 蛋白异常聚集，逐渐进展累及黑质和其他中脑深部核团等，导致帕金森病运动症状。长期接触百草枯也与发生帕金森病的风险增加有关。因此，环境毒素是公认的导致帕金森病发病的危险因素。

2) 年龄因素：帕金森病好发于中老年人群。研究显示，80 岁左右的人群体内约 50% 的蛋白都存在不同程度的氧化应激损伤。当机体受到外来刺激发生氧化应激后，会产生活性氧，使机体发生一系列的变化，从而引起神经细胞凋亡，产生相应的病理症状。目前不能确定年龄增长是造成帕金森病的直接原因，一般认为年龄增长只是帕金森病的一个诱发因素。年龄介导的神经元衰老机制仍需进一步研究。

3) 遗传因素：目前已发现有 30 多个基因与帕金森病的发病相关，有的引起常染色体显性遗传，有的引起常染色体隐性遗传，X－连锁遗传罕见。*Parkin* 基因变异是引起早发型帕金森病最常见的致病基因。

2. 发病机制：目前尚无准确的定论，有很多发病机制的学说。

1) 蛋白质的错误折叠和聚集：α－syn 蛋白错误折叠和异常聚集是导致帕金森病的机制之一，其异常折叠、聚集及降解机制的破坏显得尤为重要。可通过探寻影响 α－syn 蛋白聚集的机制，利用现有的手段改善细胞内外环境，限制 α－syn 蛋白的表达，稳定其蛋白构象，降低聚集性，从而达到抑制 α－syn 蛋白异常聚集和错误折叠的目的。

2) 线粒体功能障碍和氧化应激：帕金森病患者黑质部位存在严重的氧化应激反应，造成胞内氧化与抗氧化作用的失衡。线粒体在产生 ATP 的过程中伴随大量自由基的产生，随后经抗氧化体系消除，保护细胞免受氧化应激损伤。

3) 神经炎症和免疫反应：当机体中出现毒素、病原体等促炎物质时，免疫系统中的吞噬细胞和胶质细胞会被激活，并释放免疫调节因子，从而介导神经元损伤，这是中枢神经系统炎症反应发生的过程。当机体发生帕金森病后，机体中的 α－syn 蛋白会增多，沉积的 α－syn 蛋白可以激活星形胶质细胞，免疫反应由此启动。

三、临床表现

1. 运动症状。

1) 静止性震颤：首发症状，占 70%～80%（早期症状），症状呈"N"字形进展。频率为每秒 4～6Hz，多在肢体的远端，静止状态下出现，随意运动时略有减轻或消失，情绪激动、紧张时加重，有目的运动时减轻，睡眠时消失。

2) 肌强直：呈锥体外系性肌张力增高。若伴有震颤或潜在不可见的震颤，可在均匀阻力上出现断续停顿，如同齿轮在慢速转动一样，称为"齿轮样肌强直"。常常由检查者在检查患者时发现，当肌强直症状非常轻微时，嘱对侧肢体做运动可分散注意力，可以使轻微升高的肌张力明显显现，能被感觉到。初期患者感到患肢运动不灵活，有僵硬或紧张的感觉，出现动作困难，关节运动的幅度减小。在疾病晚期，肌强直可导致屈曲姿势，一些患者可出现"爪形手""爪形脚"畸形，还有过度的颈部前屈、躯干前屈、脊柱侧弯和躯干倾斜。

3) 动作迟缓：帕金森病最特征性的临床表现，主要表现为运动幅度减小及运动速度减慢。一般表现为动作启动困难、自主动作变慢、幅度变小、重复动作易疲劳、做序列性动作困难，严重者可有运动不能的情况。患者可以表现为在日常生活中解系鞋带、扣纽扣困难，手摆动减少，流涎，言语减少，语音低沉、单调等，还可以有"小写症""面具脸"。

4）姿势与平衡障碍：因四肢、躯干及颈部肌肉强直，患者出现特殊姿势，站立时头颈与躯干前倾，膝关节微屈。帕金森病的平衡障碍是姿势调节反射异常的结果，早期和晚期均可出现平衡障碍。

2. 非运动症状：除运动症状外，随着疾病的进展，常出现非运动症状。研究表明，近88%的患者存在非运动症状，有些非运动症状不仅出现在帕金森病早期，甚至出现在疾病之前。一项为期两年的随访研究发现，随着疾病的进展，帕金森病中非运动症状往往会逐渐加重。

1）神经精神症状：抑郁、焦虑、精神症状、认知功能障碍或痴呆、冲动控制障碍、淡漠。

（1）抑郁：帕金森病常见的非运动症状，发生率为2.7%～90.0%，可贯穿帕金森病全病程，有时可在运动症状出现之前发生，所以也是帕金森病的前驱症状之一。表现为情绪低落、注意力集中困难、敏感等。

（2）焦虑：帕金森病伴有焦虑的发生率为3.6%～40.0%，主要表现为广泛性焦虑、惊恐障碍和社交恐惧，并以前两者居多，常与抑郁症状共存。

（3）精神症状：主要表现为幻觉、错觉和妄想等，又称为帕金森病精神病性障碍（Parkinson's disease psychosis，PDP）。约半数患者在病程中会出现PDP，其中视幻觉最为常见。相关报道称帕金森病患者视幻觉占全部幻觉类型的90%以上。

（4）认知功能障碍或痴呆：认知功能障碍在帕金森病中较为常见，可以表现为执行功能受损、视空间能力受损、记忆障碍（以短期记忆障碍为主，提示线索可以回忆）、语言障碍、注意力分散等。帕金森病患者认知功能障碍发生时间及特征存在个体差异，可以从轻度认知功能障碍（PD mild cognitive impairment，PD-MCI）进展为痴呆（PD dementia，PDD），中晚期帕金森病患者出现PDD的风险较高。研究证实，高龄（>75岁）、受教育程度低、病程长（>10年）、强直-少动型帕金森病、姿势不稳、轻度认知功能障碍中语义流畅性受损和视空间能力受损、UPDRS评分>24分、幻觉、快速眼动睡眠行为障碍（RBD）和基因因素（GBA致病变异、SNCA致病变异和重复突变、MAPT基因H1单倍型）是PDD的风险因素。对合并一个或多个帕金森病风险因素的患者，应叮嘱患者每3～6个月进行一次认知功能评估，以利于早期发现。

（5）冲动控制障碍：一类难以自我控制的异常行为，存在多种类型，发生率为17.1%～28.6%，可发生于帕金森病病程的任何阶段。

（6）淡漠：缺乏动力和进取心，对外界事物漠不关心的状态，其发生率约为39.8%，可与抑郁、疲劳和认知功能障碍等症状伴发，也可单独出现。

2）自主神经功能障碍。

（1）直立性低血压：帕金森病最常见的心血管自主神经功能障碍，约60%的帕金森病患者存在直立性低血压，一般出现在中晚期，若早期出现则应注意与帕金森叠加综合征（如多系统萎缩）进行鉴别。直立性低血压包括有症状直立性低血压和无症状直立性低血压两种。

（2）便秘：包括排便频率减少和排便困难两种情况，发生率为7%～71%，严重影响患者生活质量，与患者疾病相关，也是患者常见的前驱期症状。当然，也要注意是否由抗帕金森病药物的不良反应所致。

(3) 药物相关的食欲不振、恶心、呕吐：接受左旋多巴、多巴胺治疗的患者可能会出现食欲不振、恶心或呕吐。

(4) 流涎：可能与吞咽困难、吞咽频率减少、吞咽效率降低及无意识张口等因素有关，而非唾液分泌增加。流涎常给帕金森病患者带来社交困扰，严重时可能出现误吸、呛咳等。

(5) 泌尿功能障碍：常见的泌尿功能障碍多为膀胱过度活动症（overactive bladder，OAB），可表现为尿频、尿急、夜尿增多、急迫性尿失禁和尿潴留等，发生率为27%～80%。

(6) 性功能障碍：约1/3的男性帕金森病患者会出现勃起功能障碍。阳痿可能是帕金森病的早期症状之一。

3) 睡眠障碍。

(1) 失眠：主要表现为入睡困难、频繁觉醒或早醒，常伴发焦虑、抑郁。需要注意失眠是由抗帕金森病药物使用不当所致，还是由夜间多巴胺浓度不足所致，或是由焦虑、抑郁所致，或是患者疾病发展到一定程度的表现。

(2) 日间过度嗜睡（excessive daytime sleepiness，EDS）和睡眠发作（sleep attack）：日间过度嗜睡即白天睡眠过多，发生率约为30%。睡眠发作指突然发生的不可抗拒的睡眠现象，常持续数秒至数十秒，常与疾病进展、多巴胺能药物有关。

(3) 快速眼动睡眠行为障碍：发生在快速眼动期，患者肌肉失去正常的迟缓状态，多导睡眠监测发现患者快速眼动期紧张性和时相性肌电增高，出现与梦境相关的以复杂运动为特征的发作性疾病，包括梦魇、喊叫、肢体自发动作，其发生率为15%～47%。快速眼动睡眠行为障碍可以是帕金森病患者的前驱期症状之一。

4) 感觉障碍：疼痛、麻木、嗅觉减退等。

四、诊断要点（根据2016版中国帕金森病诊断标准）

帕金森综合征的确诊是诊断帕金森病的先决条件，其诊断需要满足以下2个条件：必备运动迟缓；至少存在静止性震颤或肌强直这2项症状或体征中的1项。对所有核心运动症状的检查必须按MDS统一PD评估量表（MDS-UPDRS）中所描述的方法进行。患者若符合上述帕金森综合征的诊断，可参照以下标准进行诊断。

1. 临床确诊帕金森病需要具备：
1) 不存在绝对排除标准。
2) 至少存在2条支持标准。
3) 没有警示征象。
2. 临床很可能的帕金森病需要具备：
1) 不存在绝对排除标准。
2) 如果出现警示征象，需要通过支持标准来抵消。如果出现1条警示征象，必须要至少1条支持标准抵消；如果出现2条警示征象，必须要至少2条支持标准抵消；如果出现 2 条以上警示征象，帕金森病诊断不成立。

3. 支持标准：

1）多巴胺能药物治疗明确且显著有效。在初始治疗阶段，患者的功能可恢复正常或接近正常水平。如果没有明确记录，初始治疗显著应答可定义为以下 2 种情况：

（1）药物剂量增加时症状显著改善，而剂量减少时症状显著加重；改变可以通过客观评分（治疗后 UPDRS-Ⅲ评分改善超过治疗前评分的 30%）或主观描述（患者或照护者描述的可靠而显著的病情改变）来确定。

（2）存在明确且显著的症状波动，并在某种程度上可以预测剂末现象。

2）出现左旋多巴诱导的异动症。

3）体格检查观察到单个肢体的静止性震颤（既往或本次检查）。

4）存在嗅觉丧失或心脏间碘苄胍（MIBG）闪烁显像法显示心脏交感神经去神经支配。由于国内 MIBG 闪烁显像法的可及性差，中国帕金森病的诊断标准指出中脑黑质超声的异常高回声如果超过 20mm^2，可以作为 1 条支持标准。

4. 排除标准：

1）存在明确的小脑性共济失调或者小脑性眼动异常（持续的凝视诱发的眼震、巨大方波急跳眼震、超节律扫视）。

2）向下的垂直性核上性凝视麻痹或者向下的垂直性扫视选择性减慢。

3）发病后 5 年内，患者被诊断为高度怀疑的行为变异型额颞叶痴呆或原发性进行性失语。

4）发病 3 年后仍局限于下肢的帕金森样症状。

5）多巴胺受体阻滞剂或多巴胺耗竭剂治疗诱导的帕金森综合征，其剂量和时程与药物性帕金森综合征一致。

6）患者病情为中等严重程度，但对高剂量左旋多巴（>600mg）治疗缺乏显著的治疗应答。

7）存在明确的皮质复合感觉丧失（如在主要感觉器官完整的情况下，出现图形觉、实体觉和两点辨别觉损害）以及明确的肢体观念运动性失用或进行性失语。

8）分子神经影像学检查显示突触前多巴胺能系统功能正常。

9）存在帕金森综合征或疑似与患者症状相关的其他疾病，或者基于全面诊断评估，由专业医生判断其可能为其他综合征，而非帕金森病。

5. 警示征象：

1）发病后 5 年内出现快速进展的步态异常，以至于需要经常使用轮椅。

2）运动症状或体征在发病后 5 年内或 5 年以上完全不进展，除非这种病情的稳定与治疗相关。

3）发病后 5 年内出现球麻痹症状，表现为严重的发音困难、构音障碍或吞咽困难（需进食较软的食物，或通过鼻胃管、胃造瘘进食）。

4）吸气性呼吸功能障碍，白天或夜间出现吸气性喘鸣或者频繁的吸气性喘息。

5）发病后 5 年内出现严重的自主神经功能障碍。

（1）直立性低血压：由坐位站起后 3 分钟内，收缩压下降至少 30mmHg 或舒张压下降至少 20mmHg，且患者不存在脱水、药物或其他可能解释自主神经功能障碍的疾病。

（2）严重的尿潴留或尿失禁：不包括女性长期存在的低容量压力性尿失禁，且不是简单的功能性尿失禁。

（3）对于男性患者，尿潴留必须不是由前列腺疾病所致，且伴发勃起功能障碍。

6）发病后 3 年内由平衡障碍导致反复跌倒（>1 次/年）。

7）发病后 10 年内出现不成比例的颈部前倾或手足挛缩。

8）发病后 5 年内不出现任何一种常见的非运动症状，包括睡眠障碍（快速眼动睡眠行为障碍、睡眠维持性失眠、日间过度嗜睡）、自主神经功能障碍（便秘、日间尿急、症状性直立性低血压）、精神障碍（幻觉、抑郁、焦虑）、嗅觉减退。

9）出现其他原因不能解释的锥体束征。

10）起病或病程中表现为双侧对称性的帕金森症状，没有任何侧别优势，且客观体检亦未观察到明显的侧别性。

五、治疗要点（根据中国帕金森病治疗指南第四版）

帕金森病的治疗原则为综合治疗、多学科治疗、全程管理。

1. 药物治疗见第七章第一节。

2. 手术治疗：随着疾病的进展，药物疗效明显减退，或并发严重的症状波动或异动症，这时可以考虑手术治疗。手术方法主要有神经核团毁损术和脑深部电刺激疗法（DBS）。

六、护理要点

1. 营养支持：合理膳食和均衡营养是衡量和评价帕金森病治疗效果及患者生活质量的重要因素和指标。

1）针对患者情况给予个性化的饮食指导，以低盐、低脂、优质蛋白质为主要原则，选取易消化、易吸收、多种维生素含量高的膳食，优质蛋白质主要选择鱼、虾、蛋、瘦肉等，以及适量的奶类和豆类，并适当补充热量和水分。

2）帕金森病患者在不同病程阶段所具体选择的膳食类型不相同，早期或轻度帕金森病患者选择普通饮食或易消化、易咀嚼、细软、无刺激的软食，中期或中度患者宜选择软食或稀粥、蒸蛋等半流质食物，而晚期或重度患者则需用管饲饮食。

3）对帕金森病患者制定营养干预措施时，需综合考虑氮平衡、左旋多巴药物代谢动力学、药物与蛋白质的相互作用、胃肠功能情况、营养指标等，如告知服用左旋多巴药物的患者不宜进食过多的蛋白饮食。

2. 用药指导见第七章第一节。

3. 症状管理：

1）流涎的综合管理见第六章第八节。

2）血压异常的管理：帕金森病患者因自主神经系统受损，可表现出神经源性直立性低血压和仰卧位高血压两种看似相反的血流动力学状态，治疗其中一种势必会恶化另一种。神经源性直立性低血压所引起的晕厥和跌倒是帕金森病患者住院的常见原因，是需要立刻重视的近期风险。同时需重视高血压所带来的靶器官损害和远期心血管风险，个体化制订血压管理方案。

（1）动态监测血压：能够完整地反映血压昼夜波动特点，明确有无夜间高血压和血压变异程度。

（2）关注睡眠情况：确认帕金森病患者存在血压昼夜节律紊乱后，应详细询问患者睡眠情况，必要时结合多导睡眠监测明确有无睡眠障碍及类别。

（3）做好血压相关评估：详细地记录用药情况，进行卧－立位血压测定或直立倾斜测试、认知和情绪等方面的评估。

（4）在帕金森病伴发夜间高血压方面，建议采取日常行为习惯管理，包括以下几点：①对于坐位血压正常患者，避免白天仰卧；在睡前60~90分钟限制饮用水量，避免饮水引起的升压反应。②夜间血压控制不佳的帕金森病患者，可考虑接受药物治疗。③对于夜间高血压伴直立性低血压的帕金森病患者，推荐夜间抬头倾斜10°~20°的睡眠方式，避免睡前服用升压剂。④对于伴有较大血压变异性的帕金森病患者，尚无明确的治疗推荐。

3）排尿障碍的管理：帕金森病非运动症状中的自主神经功能障碍以排尿障碍较为突出，包括夜尿、尿急、尿频、尿失禁等。

（1）饮食护理：指导患者尽量避免食用含咖啡因以及其他能够刺激膀胱导致膀胱不稳定的食物。

（2）盆底肌锻炼：嘱患者进行盆底肌锻炼，指导患者对以提肌为主的盆底肌进行自主收缩锻炼，提高控尿能力。

（3）训练膀胱功能：进行膀胱扩张训练，填写排尿日记并且参照上周的日记设定排尿时间，指导患者白天定时定量饮水，将排尿间隔时间尽力延长，使膀胱逐步扩大。

（4）纠正不良生活习惯：通过对患者不良行为以及生活习惯的指导纠正，让患者从多方面进行锻炼，改善患者下尿路的储尿和排尿功能，从而降低对机体功能的损害，提高患者生活质量。

（5）心理护理：提供心理情感支持，要深入了解患者的真实感受，询问问题产生的过程和原因，了解其家庭生活、社交活动的转变，及时帮助患者解决排尿障碍，尤其是夜间排尿、尿急及尿失禁问题，以增强患者的心理韧性和自信心，使其获得价值感。

4）运动并发症的管理：在晚期帕金森病患者中，左旋多巴诱导的运动并发症十分常见。运动并发症如异动症，初期症状轻微，表现形式多样，不易被患者察觉并及时干预。大多数患者不清楚运动并发症与左旋多巴胺的关系，其用药依从性差，加速了运动并发症的发生。开展患者教育，提高患者用药依从性是必要的。同时，专科医生应定期对患者进行详细评估，尽早发现运动并发症并及时处理。制订以患者为中心的个体化方案，如左旋多巴给药次数、单次剂量、剂型选择，辅助性药物的选择及剂量滴定，手术治疗的时机，甚至膳食指导，均应根据患者的年龄、病程、伴随的基础疾病以及经济条件制定。

4. 心理指导：帕金森病患者的普遍心理状态是缺乏自尊，他们更需要社会和家庭成员的关怀。应教会患者心理调适的技巧，针对个体情况进行心理护理。向患者介绍疾病相关知识，使其了解该疾病的病程及预后。医护人员要设身处地为患者考虑，注意交流的方式和措辞，并耐心地听取患者的需求和疑问，让他们切身感受到关怀和温暖，使他们的忧愁得到缓解，需求得到满足。细心观察患者的心理反应，鼓励患者表达并注意倾听其心理感受，给予正确的信息和引导。家庭成员应给予安慰、关心、理解、尊重。家庭成员要尽可能多陪伴患者，要让患者知道有人和他在一起。鼓励并创造条件为患者培养兴趣爱好，让患者多参加必要的社交活动。尽量让患者参与家庭决策，给患者展示自我价值的机会。

5. 睡眠指导：应根据帕金森病患者睡眠障碍的原因和类型进行个体化治疗。

1）药物干预：如患者失眠是夜间运动症状恶化导致，则需要调整多巴胺能药物以改善夜间运动症状，达到改善失眠的目的；如针对日间过度嗜睡，需仔细询问患者嗜睡与使用的抗帕金森病药物的关系，多巴胺常见该不良反应，可以减少多巴胺的剂量或者换用另一种多巴胺进行观察或停用多巴胺，也可以添加莫达非尼进行治疗；如失眠与焦虑、抑郁相关，可以使用治疗焦虑、抑郁的药物来改善失眠；针对快速眼动睡眠行为障碍症状，可以使用调节患者昼夜节律系统的褪黑素等；对于服用多巴胺导致睡眠障碍和夜间梦境生动的患者，应尽可能减少药物剂量或此类药物的应用。

2）非药物干预：运动疗法、认知行为疗法、光线疗法、针灸疗法等。

3）其他：指导患者养成良好的睡眠习惯。失眠及日间过度嗜睡患者白天应适当运动，尤其是增加阳光照射时间。尽量避免咖啡、茶叶等易兴奋饮品及羊肉、韭菜等生发阳气的食物。晚间可进行热水浴，进行肢体按摩，促进血液循环。创造良好的睡眠环境，保持卧室温度、湿度、光线及声音等舒适。严重的快速眼动睡眠行为障碍会造成患者意外损伤，需要保证患者的睡眠环境安全，防止意外损伤的发生。

6. 康复锻炼指导：康复锻炼应因人而异，需根据帕金森病患者疾病严重程度及存在的各种功能障碍类型和程度，制定个体化康复目标和针对性康复治疗措施。

1）早期：以自我管理和采取积极主动的生活方式为主，鼓励患者参加体育运动，如太极拳、瑜伽和舞蹈等，适度进行有氧训练、抗阻训练以及双重任务训练，改善体能，减少白天静坐，推迟活动受限的发生。

2）中期：以进行主动功能训练，维持或提高活动能力和预防跌倒为主，尤其是平衡、步态和上肢功能活动训练。可采用心理提示、外部提示和认知运动策略。

3）晚期：以维持心肺等重要器官功能为主，同时避免压力性损伤、关节挛缩和静脉血栓等并发症，及时进行床上或轮椅上的体位变换，以及辅助下的主动运动训练。

7. 居家照护指导。

1）家庭环境：室内物品应摆放固定、有序。地面不宜放置玩具、茶几等障碍物。卫生间应放置防滑垫、吸盘垫等，安装专业的扶手杆。

2）日常生活指导。

（1）生活护理：患者应选择柔软、宽松、吸汗、透气、体轻的衣服，最好选择开胸的衣服。尽量避免用细小的纽扣，改用拉链或魔术贴。穿裤子时，先穿两条裤腿，缓慢站起，站稳后再将裤子拉起来。鞋子最好穿有魔术贴的，不要选择有系带的鞋，应穿防滑的鞋。走路时尽量跨大步，转身时尽量避免转弯，行走困难者拄拐杖助行，注意防止跌倒。

(2) 饮食护理：指导患者采取坐位进食，进食宜慢，头稍向前倾，有吞咽困难者，通常选用布丁、蛋糕等，避免食用饼干、馒头等，防止呛咳和误吸。餐具应合适、易于操作，配合辅助工具，如碗底部防滑吸盘、弹弓筷子等。

3) 健康指导：加强日常生活活动能力、平衡和语言功能的训练，注意循序渐进，避免劳累，让患者积极主动参与治疗性运动训练，改善生活质量。注意安全，防走失、防跌倒。让患者保持良好心态，避免紧张情绪、激动。注意预防并发症的发生。

（易小江）

第二节　继发性帕金森综合征及其护理

继发性帕金森综合征（Parkinsonism，PS）是指某些继发因素导致的一组以运动迟缓、肌强直和（或）震颤为主要症状的临床综合征，包括血管性帕金森综合征（vascular Parkinsonism，VaP）、药源性帕金森综合征（drug-induced Parkinsonism，DIP）、自身免疫相关性帕金森综合征、感染性帕金森综合征、中毒性帕金森综合征、肿瘤相关性帕金森综合征、代谢性帕金森综合征、心因性帕金森综合征、外伤性帕金森综合征。

一、流行病学

VaP 的流行病学尚无统一的确切数据，《中国血管性帕金森综合征诊断与治疗专家共识（2017）》指出，VaP 占继发性帕金森综合征的 2%~12%。Han 等研究发现 DIP 的发病率为 3.3/10 万，其患病率和发病率在 2014 年以后不断上升。目前在部分发达国家，DIP 可能已成为第二常见的继发性帕金森综合征，中国的 DIP 发病率目前尚缺乏大规模调查统计数据。其他类型的继发性帕金森综合征发病率低，目前尚无确切的流行病学数据。

本章节主要以 VaP 和 DIP 为主进行介绍。

二、病因和发病机制

1. 病因。

1) 感染：常见的感染性疾病有流行性乙型脑炎、艾滋病脑病、流行性脑炎（昏睡性脑炎）、柯萨奇β病毒感染、亚急性硬化性全脑炎、脊髓灰质炎、圣路易脑炎、EB 病毒感染、肺炎支原体感染、梅毒感染、莱姆疏螺旋体感染、引起基底节脓肿的机会性感染（弓形虫、隐球菌、毛真菌病）、脑囊虫病、结核病等。

2) 药物：多巴胺受体阻断药（神经安定剂、甲氧氯普胺、奋乃静）、多巴胺耗竭剂（利血平、丁苯那嗪）、钙通道阻滞剂（氟桂利嗪、桂利嗪、地尔硫䓬、哌克昔林、硝苯地平、维拉帕米）、抗心律失常药（胺碘酮、普鲁卡因）、丁螺环酮、地西泮、槟榔（槟榔碱）、抗惊厥药（丙戊酸钠、苯妥英钠）、免疫抑制剂（环孢素、他克莫司、白消安、阿糖胞苷、长春新碱、多柔比星)、锂剂、头孢菌素等。

3) 血管性病变：各种缺血性和（或）出血性脑血管病、脑动脉硬化、脑动静脉畸形等。

4) 中毒：锰（矿工和电焊工以及接触汽油中甲基环戊二烯三羰基锰者）、毒品成瘾（海洛因干馏物和溶剂吸入、摇头丸、麻黄碱）、有机磷酸酯类、脂肪烃（正己烷和卤素）、草甘膦除草剂（甘氨酸衍生物）、氰化物中毒。

5) 脑积水：正常压力性脑积水、非交通性脑积水。

6) 肿瘤：脑基底节区肿瘤，特别是脑中线部肿瘤。

7) 头部外伤：慢性硬膜外和硬膜下血肿。

8) 代谢性疾病：基底节钙化、甲状腺或甲状旁腺功能减退等。

2. 发病机制：可能与继发因素导致的基底节多巴胺作用通路的阻断或干扰有关。

三、临床表现

1. VaP。

1) 运动症状：显著的临床特征是双下肢帕金森步态，即双侧对称性的步态异常，表现为步伐变小、缓慢、不稳，"冻结"现象和起步困难较常见。肌强直、姿势不稳、跌倒、假性延髓性麻痹、膝腱反射活跃、锥体束征等也较为常见。双上肢一般正常，行走时双上肢摆动无异常。少数患者双上肢也可受累，表现为腱反射活跃和姿势性震颤，但静止性震颤罕见。也有患者可以查见双侧掌颌反射阳性。

2) 非运动症状：认知功能障碍，尤其是痴呆和尿失禁是最常见的非运动症状，少数患者甚至需要留置尿管。此外，患者也可出现直立性低血压、便秘、疲劳、睡眠障碍及情感障碍等。

3) 其他少见的症状和体征：可见 Myerson 征，即眉间叩击征阳性，罕见嗅觉障碍及视幻觉。

4) 起病形式和病情进展差异较大：部分患者由于中脑黑质或基底节区的脑梗死或脑出血，急性起病，表现为偏侧帕金森综合征，部分可以自行好转，有些对左旋多巴治疗反应良好。部分患者由于皮质下脑白质病变，隐匿性起病，表现为双下肢步态异常，病情逐渐进展，伴随尿失禁和认知功能障碍逐渐加重，多巴胺能药物疗效欠佳。

2018 年由运动障碍疾病、脑血管病和影像学专业组成的国际专家工作组基于 Zijlmans 等提出的 VaP 诊断标准，将 VaP 定义为在临床诊断为继发性帕金森综合征的基础上，出现了锥体束征或共济失调等运动症状或非运动症状（如认知功能障碍或尿失禁），且这些症状可以被其脑血管病解剖或影像学结果所证实。专家工作组同时提出了新的 VaP 临床分型。

（1）急性或亚急性脑卒中后 VaP 亚型：急性发病，表现为偏侧继发性帕金森综合征，部分患者对左旋多巴治疗有效；

（2）隐匿起病的 VaP 亚型：最常见的亚型，其显著的运动症状是步态异常，病情通常隐匿进展，多巴胺能药物疗效欠佳。

（3）混合性 VaP 亚型：神经退行性帕金森综合征合并脑血管病变加重所致继发性

帕金森综合征，出现混合重叠症状，部分患者左旋多巴治疗有效。

2. DIP：通常呈亚急性发作，绝大多数在3个月内出现明显症状，且最常在药物起始治疗或剂量增加时出现。临床表现为双侧对称的帕金森症状，姿势性震颤比静止性震颤更常见。然而由于部分DIP患者临床症状不对称且合并静止性震颤，仅靠临床症状很难鉴别该病与其他类型的继发性帕金森综合征（尤其是帕金森病）。与帕金森病相比，该病的特征包括：①亚急性发病；②无震颤；③发病时体征对称；④合并迟发综合征；⑤无嗅觉减退；⑥无睡眠障碍和泌尿系统症状；⑦具有两个或两个以下帕金森病基本特征；⑧合并口-下颌肌张力障碍。

四、诊断要点

1. VaP：目前国内多采用2017年《中国血管性帕金森综合征诊断与治疗专家共识》及Zijlmans等2007年制定的诊断标准。

1）有继发性帕金森综合征的表现，即必须具有运动迟缓，并且具有下列症状之一：静止性震颤、肌强直和姿势不稳。其中，姿势不稳需排除由原发性视觉、前庭、小脑及本体感觉异常引起。

2）具有脑血管病的表现：可以为头部影像学的表现，也可以是由脑卒中引起的局灶性症状和体征。

3）上述第1）条和第2）条之间必须有关联：脑卒中后急性发病或在1年内逐渐出现继发性帕金森综合征的表现，脑卒中受累部位主要引起基底节区运动输出功能增强（苍白球外侧部或黑质致密部）或丘脑皮质通路功能减低（丘脑的腹后外侧核、额叶大面积梗死），导致对侧肢体以少动-强直为主要表现的继发性帕金森综合征；隐匿起病、由皮质下脑白质损害引起的早期双下肢步态异常或认知功能障碍。

4）排除标准：反复颅脑外伤、确诊脑炎、起病时有抗精神病药物治疗史、MRI或CT证实存在脑肿瘤或交通性脑积水、其他原因引起的继发性帕金森综合征等。

5）与帕金森病的鉴别诊断：帕金森病患者多为单侧起病，症状呈非对称性，常伴有典型的4~6Hz的静止性震颤。多数患者经多巴胺类药物治疗有效。头颅MRI或CT检查多无异常，或皮质下脑白质损害较血管性帕金森综合征轻微。

2. DIP：2017年国际帕金森病和运动障碍学会DIP临床诊断标准包括两个步骤。首先确定是否为帕金森病，再确定帕金森病的类型。DIP的临床诊断标准定义：

1）存在帕金森病。

2）在使用致病药物之前无帕金森病病史。

3）在使用致病药物期间出现症状。

虽然DIP患者可出现不对称静止性震颤，但当患者停药后症状仍持续或进展，则临床诊断的DIP患者中有一部分患者可能是临床前期的帕金森病，当使用导致帕金森病的药物后可以使症状显现。

五、治疗要点

治疗帕金森病的药物对继发性帕金森综合征通常无效或仅有一过性的效果。金刚烷胺及抗胆碱能药物可改善抗精神病药物所致的继发性帕金森综合征。但这些药物可能会导致认知功能下降，因此对于老年人临床应用有限。

1. VaP。

1）脑血管危险因素的治疗及预防：由脑梗死或脑出血引起的 VaP 应按照我国相关诊治指南进行积极治疗和二级预防。

2）继发性帕金森综合征的多巴胺能药物治疗：如果病变影响黑质纹状体通路，DAT 显像异常，多巴胺能补充治疗应该是有益的，但这类 VaP 患者不多。多巴胺能药物治疗对急性或亚急性脑卒中后 VaP 亚型患者有一定疗效。隐匿起病的 VaP 亚型的多巴胺能药物治疗效果差。对于混合性 VaP 亚型多巴胺能药物治疗可能有效，但仍需进一步临床实践验证。

3）认知功能障碍的治疗：目前尚缺少治疗 VaP 伴认知功能障碍的临床研究，VaP 认知功能障碍的治疗主要依据痴呆的治疗。

4）康复治疗：行为疗法可以帮助患者恢复运动功能，减轻家属负担。另有研究结果表明，重复经颅磁刺激治疗可以改善 VaP 患者的步态，但疗效维持时间短，需要进一步临床试验探讨。

2. DIP。

1）诊断 DIP 后，需了解患者的药物史，一般药物引起的继发性帕金森综合征与使用药物剂量和疗程有关，当然也有个别患者可能对此类药物有易感性，判断责任药物后应立即停用，采用其他无 DIP 风险的药物代替。

2）使用新药时，应谨慎并严密观察。如果判断是单纯 DIP，可不用抗帕金森病药物，或者试用一段时间后可尝试停药。

3）多数 DIP 是可逆的，绝大部分患者在停止服用药物后数周至 6 个月后继发性帕金森综合征的症状即可明显减轻或消失，无需进行药物治疗。

4）起初考虑 DIP，若停用责任药物后不可逆，则可能是药物诱发提前发病的帕金森病（占 10%~25%），需抗帕金森病药物治疗并及时调整用药。

六、护理要点

1. 饮食指导：制订个体化的饮食方案，并指导患者建立健康的饮食习惯，尽量保持一日三餐定时、定量，安排与他人一起进食。食物温度应适中，可给易消化、低脂肪、含丰富蛋白质的食物，如牛奶、豆浆、肉松等。为减轻、预防便秘，可适当增加食物中蔬菜、水果及粗纤维食物的比例。对于因牙齿病变引起咀嚼困难可能影响食物消化的患者，可给予软饭和碎菜。每周测量一次体重，了解患者每天进食情况，评估患者营养状况有无改善。

2. 用药指导：明确患者既往药物使用史；避免使用已知会导致 DIP 的药物，或者可以用更安全的药物替代；必须使用时，应给予小剂量，疗程不宜过长，并应严密监控服药过程中患者的状态；高龄和女性患者在服用该类药物时更应谨慎；最好避免使用任何可能致病的药物；注意哺乳期患者的用药状况；注意药物的迟发反应；避免不必要的联合用药，了解患者自身用药情况，避免重复用药；需密切监测可能进展为 DIP 的高危人群；对有认知功能障碍的患者，每次服药时均应送药到患者手上，看着患者服下，服后让患者张嘴确认是否咽下，以保证疗效；对于卧床患者、吞咽困难或不愿配合的患者可研碎药物兑水或拌饭喂服，对于昏迷的患者应由胃管注入药物。

3. 症状管理。

1）运动障碍的管理：对于肌强直的患者，建议适当运动，鼓励其多做主动或被动运动，如步行、体操等。建议老年人经常弯腰、踢腿并行肢体按摩、功能锻炼，以促进血液循环。此外，VaP 患者可能同时存在肢体瘫痪，也需预防关节挛缩和畸形，防止发生关节固定、压力性损伤及坠积性肺炎等。

2）认知功能障碍的管理：根据患者的病程长短、智能障碍差别进行针对性管理。

（1）早期：表现为健忘，可让患者参与制订日常活动计划，帮助患者建立保持原有习惯的生活环境，防止不规律的生活影响患者日常生活作息。照护者应最大限度地让患者保有日常自理能力，减少患者的依赖情绪，维持患者独立能力，让患者在照护者陪同下参与日常家务劳动，增加成就感。

（2）中期：日常生活越来越需要别人的帮助。患者可表现为不认识家庭成员，在熟悉的地方迷路，甚至忘记怎样做一些简单的事情，如穿衣、扣纽扣等。此外，患者亦可表现烦躁不安、易怒和做事难以预料。此期主要以安全管理为主，同时为患者提供舒适的生活环境。充分评估患者日常生活活动中存在的安全隐患，做好相应物品的管理。

（3）晚期：患者完全丧失记忆力、判断力和推理能力，日常生活需要别人来照顾。有效地预防并发症显得尤为重要，加强肢体的功能锻炼，防止失用综合征，需充分评估患者的吞咽功能，注意防止患者噎呛、误吸。

3）尿失禁的管理：适当为患者规划大小便时间，定时引导患者解便，采用一些简单指引帮助患者辨认卫生间的位置。对于尿失禁的患者，应及时更换尿布和衣物，让患者保持舒适，维护患者尊严；注意保持皮肤清洁干燥，便后避免用力擦洗，必要时采用润肤露或者皮肤保护膜保护皮肤，以免压力性损伤或失禁性皮炎发生，尽可能提高患者的生活质量。

4. 心理指导：见本章第一节。

5. 睡眠指导：见本章第一节。

6. 康复锻炼指导：

1）采用多学科团队对显性步态异常患者进行康复治疗是非常重要的。许多患者因为害怕跌倒而限制行动。行为疗法可以帮助恢复运动功能，减轻家属负担。

2）在病情允许的情况下，对患者进行肢体训练，包括屈伸、旋转等，后期酌情进行康复理疗，促进机体血液循环等，注意治疗强度循序渐进。

7. 居家照护指导：见本章第一节。

（易小江　欧汝威）

第三节　进行性核上性麻痹及其护理

进行性核上性麻痹（progressive supranuclear palsy，PSP）是一种少见的中枢神经系统变性疾病，常见于中老年患者。PSP 典型的临床表现为姿势不稳伴反复跌倒、垂直性凝视麻痹、构音障碍、吞咽困难、运动迟缓、轴性僵直以及认知功能障碍等。

一、流行病学

目前我国尚无 PSP 的流行病学调查。1999 年，英国的一项调查显示，PSP 的患病率约为 4.9/10 万。2003 年，日本的一项调查显示，PSP 的患病率约为 5.82/10 万。PSP 的发病年龄通常为 50~70 岁，平均病程为 5~9 年。

二、临床分期

大多数的神经变性疾病始于神经病理改变逐渐累积的症状前期，此阶段尚未达到出现临床症状的阈值。部分正常的老年人尸检可见轻度、无临床症状的病理改变，表明 PSP 可能具有类似的疾病进程，从症状前期进展为提示症状期，即具有轻微或孤立性症状的提示性 PSP，最终进展为符合经典 PSP-Richardson 综合征型（PSP-RS）或变异型 PSP 诊断标准的全面症状期。

1. 症状前期：主要包括有早期的病理改变而无临床症状的人群。症状前期的诊断仅依靠尸检病理学检查，应用于临床需依靠新型分子生物学标志物的发展。

2. 提示症状期：进展至全面症状期前的早期症状期，存在 PSP-RS 或 1 种变异型 PSP 的 1 个或多个临床特征，但不满足二者的诊断标准。提示性 PSP 仅用于存在疑似 PSP 的病理改变，且临床检查、实验室检查和影像学检查需排除其他诊断的可能。早期识别后应尽早启动神经调节治疗，延缓或避免严重功能障碍的发生。

3. 全面症状期：最终进展为符合经典 PSP-RS 或变异型 PSP 诊断标准的阶段，包括进行性核上性麻痹帕金森综合征型（PSP-P）、进行性核上性麻痹进展性冻结步态型（PSP-PGF）、进行性核上性麻痹皮质基底节综合征型（PSP-CBS）、进行性核上性麻痹语言障碍型（PSP-SL）、进行性核上性麻痹额叶症状型（PSP-F）和进行性核上性麻痹小脑性共济失调型（PSP-C）。

三、临床表现

1. PSP-RS：主要表现为垂直性核上性凝视麻痹、严重的姿势不稳并伴早期跌倒、多巴胺无反应性、锥体外系肌张力增高和轻度痴呆。垂直性核上性凝视麻痹是诊断 PSP-RS 的重要特征。眼球活动速度减慢、眼球扫视速度减慢、视动性眼震减少或消失均是神经系统检查的早期提示性体征。

2. PSP-P：病程进展较为缓慢，早期表现类似帕金森病的临床表现，表现为非对称性震颤、动作迟缓和肌肉强直。对左旋多巴反应中等。早期应与帕金森病鉴别，后期少见药物诱导的异动症、自主神经功能障碍和幻视。

3. PSP-PGF：早期可表现为单纯步态异常，数年后可出现 PSP-RS 的症状。主要表现为进行性的步态异常，起步踌躇，继而出现冻结步态，部分可以累及语言功能和书写能力，病程前 5 年可不伴震颤、肌强直、痴呆或眼球活动障碍。该型可高度预测 PSP。

4. PSP-CBS：表现为进行性非对称性肢体僵硬、失用、皮质感觉缺失、异己肢、肌张力障碍和动作迟缓等，左旋多巴无反应，临床罕见。

5. PSP-SL：早期表现为具有非流利性变异型原发性进行性失语特点的语言障碍，即自发性言语欠流利、音律障碍、错语、失语等，后期表现为典型的 PSP-RS 症状。

6. PSP-F：表现为行为异常型额颞叶痴呆，即人格、社交、行为和认知功能减退，数年后出现运动症状。

7. PSP-C：临床罕见，以小脑性共济失调为首发和主要表现，缺乏自主神经功能障碍，可与多系统萎缩小脑型（MSA-C）相鉴别。

四、诊断标准

1996 年，美国国立神经病学与卒中研究所-进行性核上性麻痹学会（NINDS-SPSP）制定的诊断标准将 PSP 的诊断分为三层：病理确诊的 PSP、临床很可能的 PSP 和临床可能的 PSP。该诊断标准的核心症状是早期出现姿势不稳和反复跌倒、垂直性核上性凝视麻痹。2017 年，国际运动障碍学会进行性核上性麻痹协作组组织专家制定新诊断标准，通过识别 PSP 基本特征、核心特征和支持特征，分为确诊的 PSP、很可能的 PSP、可能的 PSP 和提示性 PSP。

1. 基本特征。

1）必须具备的标准（B1）：

（1）散发。

（2）起病年龄≥40 岁。

（3）进行性发展。

2）必须排除的标准（B2）：

（1）临床表现：①显著的、其他原因无法解释的情景记忆障碍，提示阿尔茨海默病。②显著的、其他原因无法解释的自主神经功能障碍，提示多系统萎缩或路易体痴呆。③显著的、其他原因无法解释的幻视或觉醒状态症状波动，提示路易体痴呆。④显著的、其他原因无法解释的多节段上下运动神经元受累，提示肌萎缩侧索硬化。⑤突然发病和（或）阶梯式进展或快速进展的症状，结合影像学和实验室证据，提示血管源性脑炎、自身免疫性脑炎、代谢性脑病或朊蛋白病。⑥脑炎病史。⑦突出的肢体共济失调。⑧有明确病因的姿势不稳，如原发性感觉障碍、前庭功能障碍、严重肌痉挛或下运动神经元受累的症状。

（2）影像学表现：①严重的脑白质病变。②相关结构异常，如正常颅内压脑积水，基底节区、间脑、中脑、脑桥、延髓缺血或出血，缺氧缺血性脑病，中枢神经系统肿瘤或畸形等。

3）疾病相关排除标准（B3）：

（1）影像学表现：①突然发病和（或）阶梯式进展，应通过扩散加权成像（DWI）、FLAIR 成像或 T2*WI 排除脑卒中、常染色体显性遗传性脑动脉病伴皮质下脑梗死和白质脑病或严重的淀粉样脑血管病。②症状进展迅速，应结合 DWI 皮质和（或）皮质下高信号排除朊蛋白病。

（2）实验室指标：①考虑 PSP-CBS 的患者，应通过 PET-CT 或腰椎穿刺脑脊液检查排除阿尔茨海默病。②年龄<45 岁的患者，应排除肝豆状核变性、Niemann-Pick 病 C 型、甲状旁腺功能减退症、神经梅毒、神经棘红细胞增多症等。③疾病迅速进展的患者，应排除朊蛋白病、副肿瘤边缘性脑炎。④青年患者出现消化系统症状、关节痛、发热和非典型神经系统症状如肌肉律动，应排除 Whipple 病。

（3）基因检测：①微管相关蛋白 tau 蛋白基因罕见突变不作为排除标准。②*MAPT* 基因 H2 单倍体纯合子不作为排除标准。③富亮氨酸重复序列激酶 2 基因（*LRRK2*）和 Parkin 基因罕见突变在尸检病理学检查证实的患者中被报道。

（4）其他罕见基因突变亦可作为排除标准。

2. 核心特征：主要包括眼球运动障碍（O）、姿势不稳（P）、运动障碍（A）和认知功能障碍（C）。根据诊断确定程度将核心特征由高至低依次分为 1~3 级。

1）1 级：O1，垂直性核上性凝视麻痹；P1，3 年内的反复自发性跌倒；A1，3 年内出现的进行性冻结步态；C1，语言障碍，表现为非流利型或进行性失语。

2）2 级：O2，垂直扫视速度缓慢；P2，3 年内后拉试验出现跌倒倾向；A2，帕金森样表现，无动性肌强直，突出的轴性肌强直和左旋多巴抵抗；C2，额叶行为和认知功能障碍。

3）3 级：O3，频繁的粗大方波眼震或睁眼失用症；P3，3 年内后拉试验出现后退 2 步以上；A3，帕金森样表现，非对称性震颤和（或）左旋多巴反应良好；C3，皮质基底节综合征。

3. 支持特征：临床线索（CC）和影像学表现（IF）。

1）临床线索：CC1，左旋多巴抵抗；CC2，运动减少性和痉挛性构音障碍；CC3，吞咽障碍；CC4，畏光。

2）影像学表现：IF1，显著的中脑萎缩或葡萄糖低代谢；IF2，突触后纹状体多巴胺能神经元变性。

4. 辅助检查。

1）MRI：头部正矢状位 T1WI 表现为中脑萎缩和小脑上脚萎缩可作为 PSP 与其他继发性帕金森综合征的鉴别依据。"蜂鸟征"和"牵牛花征"的诊断特异度达 100%，诊断灵敏度分别为 68.4% 和 50.0%。磁共振帕金森综合征指数（MRPI）诊断 PSP-RS 的特异度达 100%，灵敏度为 99.2%~100.0%，均优于单纯中脑/脑桥比值，并可从未分类的帕金森综合征中预测 PSP-RS 和 PSP-P 的眼动异常。

2）PET-CT：^{18}F-脱氧葡萄糖（^{18}F-FDG）PET 显示，4R tau 蛋白相关疾病患者的额叶、尾状核、中脑和丘脑葡萄糖呈低代谢。

3）外周血和脑脊液生物学标志物：PSP 患者脑脊液总 tau 蛋白（t-tau）、磷酸化 tau

蛋白（p-tau）水平较正常对照者降低或不变。研究显示，外周血和脑脊液神经丝轻链（NFL）是目前唯一具有潜在诊断价值的生物学标志物，PSP患者的NFL显著升高。

4）生理标记：PSP-RS的主要临床特征是垂直扫视速度减慢和波幅降低程度较水平扫视更加严重，视网膜光学相干断层扫描（OCT）是另一项潜在的生理标记，但尚处于早期研究阶段。

五、治疗要点

目前PSP尚无有效的药物治疗，且预后差，多数患者于发病5年后需他人照顾。PSP的治疗以症状治疗为主，神经递质替代疗法为基本方案，如左旋多巴、γ-氨基丁酸受体激动剂可减轻运动障碍，乙酰胆碱酯酶抑制剂可减轻认知功能障碍，大剂量辅酶Q10可减轻运动障碍及认知功能障碍，局灶性肌张力障碍如眼睑失用、眼睑痉挛推荐肌内注射肉毒毒素，针对假性球麻痹可使用舍曲林、帕罗西汀和依地普仑，而阿米替林、苯海索可能对全身症状有效。针灸及康复训练等对眼球运动及肢体肌张力改善有一定帮助。

六、护理要点

1. 跌倒的预防：见第六章第一节。

2. 构音障碍的护理：PSP患者多表现为语言含混不清，不能表达自己的意愿。14%的PSP患者开始时即有语言障碍，大多数患者在症状出现后的3～4年出现言语含混，最终出现失语。

1）针对构音障碍的患者，应对其进行合理评估，协助康复医生、康复治疗师对患者进行个性化的言语康复。言语含糊患者的语言功能训练可采用交流效果促进法，选用患者所熟悉的日常生活用品名称、日常生活动作名称及日常用语为训练内容，第1、2天训练由护士指导，家属旁听，以后则是患者与家属自主训练。

2）针对晚期PSP患者，在患者状态良好的情况下，要正视患者，注意倾听，尽量不要催促患者。对于交流困难的患者可使用闭合性问题，也可借助图画板和手势交流。

3. 吞咽功能障碍的护理：见第六章第四节。

4. 认知功能障碍的护理：PSP因病理改变而引起皮质功能减退，表现为近记忆减退、思维减慢和个性改变，认知功能障碍呈进行性发展。建议进行早期干预和认知功能锻炼。

1）注意力和手-眼协调能力的训练：在白纸上写上数字、字母，画图形，让患者用笔划去指定的数字、字母或图形，同时用秒表计时，根据患者的反应速度逐渐增加行数。

2）短时记忆训练：拿出1张日常生活中的常见物品图片，并让患者记住，然后再拿出1张同类物品的图片，其中包含已看过的图片，让患者找出看过的图片，逐渐增加图片的数量和种类，扩大短时记忆的广度。

3）综合概括能力训练：拿出几张图片，每张图片上的物品属于不同的类别，让患者将同一类的物品放在一起，并找出该类物品相对应的单词，如苹果、梨为水果类等。

4）计算能力训练：每天完成 10 道简单的运算题，逐渐增加数量和难度。

PSP 是一种临床比较少见的中枢神经系统变性疾病，无特效治疗方法，因此，有效恰当的护理尤为重要。护士及患者、家属均应了解疾病的进展和复杂性，根据患者的不同分期及临床表现进行个体化的护理，从而延长患者生存时间，提高患者的生活质量。

（刘友容　欧汝威）

第四节　多系统萎缩及其护理

多系统萎缩（multiple system atrophy，MSA）是一种中老年起病，以进行性自主神经功能障碍，伴 PS、小脑性共济失调及锥体束征为主要临床特征的神经系统退行性疾病。MSA 于 1969 年被首次命名，分为以继发性帕金森综合征为突出表现的帕金森综合征型（MSA－P）和以小脑性共济失调症状为突出表现的小脑性共济失调型（MSA－C）。

一、流行病学

国外报道，MSA 平均发病率为（0.6～0.7）/10 万人，患病率为（3.4～4.9）/10 万人，40 岁以上人群患病率为 7.8/10 万人，50 岁以上人群患病率为 3/10 万人。我国目前尚无确切的流行病学资料。

二、病因及发病机制

MSA 病因尚未明确，普遍认为该病是一种散发性疾病，但遗传因素可能参与了 MSA 的发病。MSA 目前被认为是一种少突胶质细胞 α－突触核蛋白病，其病理学特征是在少突胶质细胞胞质内出现以 α－突触核蛋白为主要成分的包涵体。MSA 症状多样，病情进展迅速，易被误诊为帕金森病或特发性晚发型小脑性共济失调，目前仍缺乏有效的治疗手段。

三、临床表现

MSA 的临床表现为不同程度的自主神经功能障碍、继发性帕金森综合征、小脑性共济失调和锥体束征等。MSA 主要特征之一的自主神经功能障碍，包括尿频、尿急、尿失禁或尿潴留、性功能障碍、直立性低血压。如果自主神经功能障碍为首发症状或进展速度快，预示预后不良，患者寿命将缩短 2～3 年。部分 MSA 患者在运动症状前还可出现其他非运动症状，如快速眼动睡眠行为障碍、冷手征及吸气性喘鸣等。

1. 运动症状。

1）MSA－P：以继发性帕金森综合征为突出表现，主要表现为运动迟缓、肌强直、震颤、姿势步态异常。50% 患者出现不规则的姿势性或动作性震颤，而非静止性震颤。

2）MSA－C：以小脑性共济失调为突出表现，主要表现为步态共济失调、肢体共济失调、小脑性构音障碍、小脑性眼动障碍，晚期可出现自发性诱发性眼震。

3）16%~42%患者可伴有姿势异常（脊柱弯曲、严重的颈部前屈、手足肌张力障碍等）、流涎以及吞咽障碍等。

2. 自主神经功能障碍：MSA-P和MSA-C患者均有不同程度的自主神经功能障碍，最常累及泌尿生殖系统和心血管系统。泌尿生殖系统受累主要表现为尿频、尿急、尿失禁、夜尿增多、膀胱排空障碍和性功能障碍等，男性患者出现的勃起功能障碍可能是最早的症状；心血管系统受累主要表现为直立性低血压，反复发作的晕厥、眩晕、乏力、头颈痛亦很常见；其他自主神经功能症状还包括便秘、瞳孔运动异常、泌汗及皮肤调节功能异常等。

3. 其他症状：睡眠障碍是MSA患者早期出现的特征性症状，主要包括快速眼动睡眠行为障碍、睡眠呼吸暂停、白天过度嗜睡及不宁腿综合征。呼吸系统功能障碍也是MSA的特征性症状之一，患者出现白天或夜间吸气性喘鸣，尤其是在晚期患者中多见。夜间吸气性喘鸣常与睡眠呼吸暂停同时存在。MSA患者通常不伴痴呆，但仍有约1/3患者存在认知功能障碍伴注意力缺陷，病理性哭笑以及抑郁、焦虑、惊恐发作等行为异常亦存在。

四、诊断要点

1. 神经影像学检查。

1）结构影像学：头部MRI可见壳核、小脑、脑桥萎缩。

2）功能影像学：^{18}F-脱氧葡萄糖PET（^{18}F-fluorodeoxyglueose-positron emission tomography, ^{18}F-FDG-PET）显示壳核、脑干或小脑的低代谢，有助于诊断。单光子发射计算机断层成像（single photon emission computed tomography, SPECT）可发现突触前黑质纹状体多巴胺能失神经改变。磁共振弥散加权成像对MSA具有较高的特异度和灵敏度。颅脑氢质子磁共振波谱、弥散张量成像、基于体素形态学测量、磁敏感成像、经颅多普勒超声等检查对于MSA的分型和鉴别诊断可能有一定的帮助。

2. 自主神经功能检查。

1）膀胱功能评价：有助于发现神经源性膀胱功能障碍。尿动力学检查可发现膀胱逼尿肌过度活跃、逼尿肌-括约肌协同失调、膀胱松弛。膀胱超声检测残余尿量有助于膀胱排空障碍的诊断。除尿失禁，"残余尿量大于100 mL"也作为临床确诊的MSA自主神经功能障碍的诊断标准之一。除了尿失禁，"残余尿量小于100 mL"也可以作为临床很可能的MSA自主神经功能障碍的诊断标准之一

2）心血管自主反射功能评价：卧-立位血压检测及直立倾斜试验有助于评价患者的直立性低血压，24小时动态血压监测有助于发现患者夜间高血压。新的临床确诊的MSA自主神经功能诊断标准要求从卧位到立位3分钟收缩压下降超过20mmHg，舒张压下降超过10mmHg。临床很可能的MSA自主神经功能诊断标准要求从卧位到立位10分钟收缩压下降超过20mmHg，舒张压下降超过10mmHg

3）呼吸功能评价：睡眠下电子喉镜检查有助于早期发现患者的夜间喘鸣、亚临床

声带麻痹等。

4）睡眠障碍评价：多导睡眠脑电图有助于睡眠障碍的诊断。

5）肛门-括约肌肌电图（EAS-EMG）：往往出现不同程度的肛门括约肌神经源性受损改变，包括自发电位的出现、MUP 波幅增高、时限延长、多项波比例增多、卫星电位比例增多等。

6）体温调节功能评价：发汗试验有助于发现患者的排汗功能丧失、泌汗神经轴。

7）反射定量检测可发现 MSA 皮肤节后交感神经纤维保留。

3. 神经心理检测：评估 MSA 患者的认知能力、精神状态有助于其鉴别诊断。

4. 基因检测：目前 MSA 疾病尚无明确的致病基因，但近年来有 SNCA 基因、COQ2 基因变异位点甚至 GBA 基因变异引起家族性 MSA 的报道。FMR1 基因、SCA1、SCA2、SCA3、SCA6、SCA7、SCA17 等基因的筛查有助于与 MSA 有相似表现疾病的鉴别诊断。

五、治疗要点

1. 治疗现状：目前 MSA 缺乏有效的药物。MSA-P 患者合并继发性帕金森综合征可使用左旋多巴作为一线治疗药物，该药物可能对约 30% 的 MSA 患者有效。同时多巴胺受体激动剂和金刚烷胺可作为备选方案。如果 MSA 患者合并局灶型肌张力障碍，推荐肉毒毒素肌内注射治疗。小脑性共济失调目前尚无有效的治疗药物。对非运动症状的管理也十分重要。

1）直立性低血压的治疗：首先改变生活方式和采用物理治疗。当上述方式疗效不佳时，则考虑使用药物，如盐酸米多君和屈昔多巴。

2）泌尿系统症状的治疗：对于逼尿肌过度活跃导致的尿急、尿频和急迫性尿失禁，可使用包括抗胆碱药在内的解痉药，但需要权衡剂量和密切监测。间歇性自我清洁导尿是 MSA 尿潴留的一线治疗方法。

3）快速眼动睡眠行为障碍的治疗：首先对患者睡眠周围环境进行调整，保护患者不容易受伤。一线治疗药物推荐氯硝西泮。如果患者伴有阻塞性睡眠呼吸暂停低通气综合征，应避免使用氯硝西泮，以免进一步增加患者呼吸暂停的风险。

2. 治疗新进展：对症治疗不能满足 MSA 患者目前的需求，需要开发疾病修饰或神经保护剂以延缓疾病的进展。目前主要有神经保护和干细胞治疗等策略。

六、护理要点

1. 用药护理：指导患者掌握用药注意事项，用药过程中注意密切观察用药疗效及不良反应，比如苯二氮䓬类及抗胆碱能药物可能会增加患者的呼吸暂停风险及加重认知损害。

2. 直立性低血压的护理：每天监测患者卧、立位血压，指导患者体位变换注意事项，任何体位改变时动作应缓慢，从卧位变立位需先按摩双下肢，促进下肢静脉回流，密切关注针对帕金森综合征使用药物的不良反应：左旋多巴、多巴胺受体激动剂、MAO-B 均可能引起或加重直立性低血压。指导患者少食多餐，进食后 2 小时避免剧烈活动，观察患者进食后有无不适，规律进行血压监测，必要时可加用盐酸米多君或屈昔多巴治疗。

3. 饮食指导：建议以少食多餐、高蛋白、低碳水化合物、易消化为饮食原则，对于有直立性低血压的患者，建议每天至少饮水 1.5~2.0L。

4. 心理护理：MSA 可累及人体多个系统，需包括神经内科、心脏内科、肾内科、泌尿外科、精神科、康复科、睡眠医学科等多学科的联合治疗。患者需要反复住院复查，患者及家属的心理负担较重，需要社会关怀及支持服务。护士应该注重患者及家属的心理状况，及时给予相应的鼓励，使其树立战胜疾病的信心。

（杨蕊）

第五节　皮质基底节变性及其护理

皮质基底节变性（corticobasal degeneration，CBD）是一种罕见的神经变性疾病，主要临床表现为进行性的不对称性运动障碍，其特征为运动不能、肌强直、肌张力障碍、局灶性肌阵挛、观念运动性失用症和异己肢体现象的多种组合。

一、流行病学

CBD 估计年发病率为（0.62~0.92）/10 万人，估计患病率为（5~7）/10 万人。然而，CBD 的精确发病率和患病率尚不清楚。若干因素妨碍了大规模流行病学研究的开展，包括缺乏经验、普遍认可的诊断标准而导致诊断准确性差，以及临床和神经病理学异质性。

二、病因及发病机制

1. 病因：CBD 一般在中老年隐匿起病，常在 60 岁以后，性别无差异，散在发病，基本无类似家族史。目前病因仍未明确。

2. 发病机制：异常的细胞骨架 tau 蛋白是 CBD 的病理学基础，CBD 病理表现为皮质及黑质神经元丢失，皮质、基底节区及脑干的神经元和胶质细胞中存在广泛分布的过度磷酸化的 tau 蛋白沉积，特征性标志为主要集中于前额叶和运动前区的星形细胞斑（胶质细胞中 tau 蛋白沉积形成）。

三、临床表现

CBD 是一种慢性进展性疾病，常以单侧肢体的少动强直综合征、失用、肌张力障碍和姿势异常、眼球扫视运动和追随运动障碍等为主要表现。隐匿起病，核心临床症状为进行性非对称性肌强直及失用。

1. 运动症状。

1）肌强直及运动迟缓：肢体的肌强直为最常见的症状。患者常表现为单侧上肢进行性强直少动、运动迟缓，发展至同侧下肢或对侧上肢，多于几年后因强直性无动而卧床。

2）震颤：可表现为静止性震颤、姿势性震颤及动作性震颤的混合，常发展至肌阵挛。

3）姿势步态异常：可表现为拖步、碎步、冻结步态以及躯干前倾、侧弯，甚至跌倒等。

4）左旋多巴抵抗：经左旋多巴治疗后，可表现为短暂性轻至中度改善，但持续性改善及左旋多巴引起的异动症罕见。

5）肌张力障碍：可累及单侧上肢，起病时可能仅在拿东西或行走时出现肌张力障碍，上肢可表现为握拳且一个或几个手指过伸的姿势，而少数以下肢起病的患者可表现为单侧下肢紧张性内旋，行走困难，其他表现可能为颈部肌张力障碍及眼睑痉挛等，少数也可出现由左旋多巴引起的肌张力障碍。

6）肌阵挛：出现于单侧上肢，也可出现于面部。

2. 高级皮质症状。

1）失用：受累肢体的失用是其核心症状之一。

2）异己肢：表现为复杂无意识的肢体运动，或感觉肢体不是自己的一部分且有其自己的意志，也可仅仅表现为简单的肢体不受控制抬高。

3）皮质感觉障碍：检查可以发现患者关节位置觉、两点辨别觉、实体觉障碍，也可出现视觉忽视。

4）语言障碍：典型症状为非流利型失语。

5）认知功能障碍和精神症状：患者常有主观记忆力障碍的主诉，可伴记忆或非记忆功能障碍。精神症状常表现为淡漠、抑郁或额叶行为障碍。

四、诊断要点

神经病理学评估依然是确诊 CBD 的"金标准"。CBD 的临床诊断具有挑战性，因为其表现多种多样，除了包括典型的不对称性运动不能-强直运动综合征伴失用，还包括早期行为或认知损害。然而，典型的不对称性运动不能-强直运动综合征对诊断具有相对特异性，其他表型的特异性较低。

1. 诊断标准：目前已提出的 CBD 临床和研究标准均未经过验证。2013 年一项系统评价纳入经病理学证实的 CBD 病例，专家小组确定了与 CBD 病理学相关的不同临床分型，并利用这些分型创立了共识标准。

CBD 临床分型如下：

1）很可能的 CBD，特征为不对称性表现，并且满足以下至少 2 项：①肢体肌强直或运动不能；②肢体肌张力障碍；③肢体肌阵挛。再加以下 3 项中的 2 项：①口颊或肢体失用症；②皮质感觉缺陷；③异己肢现象（不只是简单的悬停）。

2）可能的 CBD，可能为对称性，并且至少有以下 1 项特征：①肢体肌强直或运动不能；②肢体肌张力障碍；③肢体肌阵挛。再加以下 3 项中的 1 项：①口颊或肢体失用症；②皮质感觉缺陷；③异己肢体现象（不只是简单的悬停）。

3) 额叶行为-空间综合征（frontal behavioral-spatial syndrome，FBS），有以下特征：①执行功能障碍；②行为或人格改变；③视觉空间缺陷。

4) 非流利型或语法缺失型原发性进行性失语（nonfluent/agrammatic variant of primary progressive aphasia，naPPA），特征为费力、语法失能的言语，加上以下至少1项：①语法/句子理解能力受损伴相对保留的单词理解力；②探索发音、发音扭曲（言语失用症）。

5) PSP综合征（PSP syndrome，PSPS），具有以下特征：①轴性或对称性肢体肌强直或运动不能；②姿势不稳或跌倒；③尿失禁；④行为改变；⑤核上性垂直凝视麻痹或垂直扫视速度减慢。

2. 辅助检查。

1) 实验室检查：血常规、大小便常规、尿液分析、尿培养及脱落细胞检查、血沉检查、血糖、血脂、血电解质、肝肾功能、甲状腺功能测定、心电图检查、脑脊液检查等。排除可能引起CBD的其他病因，如副肿瘤、自身免疫因素等。目前诊断的主要依据依然为2013版CBD诊断标准。

2) 影像学检查：头部CT或MRI等，可以发现非对称性脑萎缩。

3) 其他检查：泌尿系统检查，以及汉密尔顿焦虑量表（HAMA）、汉密尔顿抑郁量表（HAMD）、简易精神状态量表（MMSE）、蒙特利尔认知评估量表（MoCA）等可评估患者的非运动症状。

五、治疗要点

CBD尚无神经保护性治疗，亦无药物能像左旋多巴对帕金森病那样可显著改善症状。CBD治疗目标为改善症状，提高患者生活质量。

1. 尽管CBD患者普遍对左旋多巴反应不佳，但对于CBD中常见的继发性帕金森综合征，左旋多巴替代疗法可能提供某种程度的短暂益处。

2. 可用于治疗震颤的药物包括普萘洛尔、氯硝西泮、加巴喷丁、托吡酯和扑米酮。巴氯芬和抗胆碱能药可能对肌强直和肌张力障碍有用，某些情况下氯硝西泮对肌阵挛有帮助。

3. 对于有认知功能障碍的患者，可以使用胆碱酯酶抑制剂，如多奈哌齐、卡巴拉汀或加兰他敏。

4. 应使用步行器辅助以防止跌倒，然而上肢失用症可能使步行器无法使用，当平衡功能受累至导致跌倒的程度时，建议使用轮椅。

5. 膳食和营养是治疗的重要方面，因为吞咽困难是常见的后期症状，同营养师和言语治疗师进行会诊有助于管理营养不良和误吸风险。

六、护理要点

1. 营养支持：高蛋白、高维生素饮食，进食困难者可进行静脉高营养，也可安置胃管进行肠内营养支持。

2. 用药指导：指导遵医嘱正确用药，防止漏服、错服，观察用药后疗效及不良反应。

3. 症状管理：可参照评估量表判定自理程度，指导并提供日常生活能力训练，安排做力所能及的事情。协助大小便失禁者定时如厕，做好会阴及肛周皮肤卫生。协助睡眠障碍者白天适当活动。

4. 心理指导：针对患者烦躁、抑郁、焦虑等不同心理问题，积极开导，耐心沟通，鼓励患者积极参与康复护理。观察精神行为问题的表现、持续时间、频次及潜在的隐患。寻找可能的原因或诱发因素，制定相应的预防及应对策略。患者发生精神行为问题时，以理解和接受的心态去应对和疏导，避免强行纠正及制止。首选非药物管理措施，无效时与医生沟通，考虑药物干预。

5. 睡眠指导：关闭灯光，避免嘈杂的环境，必要时使用镇静安眠药物，观察用药后的反应。

6. 康复锻炼指导见本章第一节。

7. 居家照护指导：提高患者及家属对疾病的认识，比如临床表现、治疗、护理及康复，让患者及家属主动地参与到疾病治疗与康复中来。告知家属认知功能障碍各阶段可能出现的问题及解决方法。指导家属舒缓自身压力的技巧，提供相关的支持服务。

（彭叶捷　欧汝威）

第六节　肝豆状核变性及其护理

肝豆状核变性（hepatolenticular degeneration，HLD）又称威尔逊病（Wilson disease，WD），是一种染色体隐性遗传的铜代谢障碍疾病。其致病机制是铜转运 ATP 酶 β（ATPase copper transporting beta，ATP7B）基因突变导致 ATP 酶的功能缺陷或丧失，引起肝细胞铜转运缺陷，导致铜在肝脏、脑及其他组织中蓄积。铜蓄积带来的损害逐渐引起肝脏损害、神经精神表现、肾脏损害、骨关节病及角膜色素环（K-F 环）等。该病临床表现复杂，易漏诊、误诊。

一、流行病学

WD 可在任何年龄起病，主要以儿童、青少年多见，多见于 5~35 岁。此外，亦有 3 岁即出现肝硬化症状的小儿患者，或 80 岁出现症状的老年患者。我国尚缺乏全国性流行病学调查资料。

二、病因及发病机制

WD 是一种常染色体隐性遗传性疾病，其致病基因 ATP7B 定位于 13 号染色体长臂（13q14.3）。在生理情况下，ATP7B 基因编码一种铜转运 P 型 ATP 酶（ATP7B 蛋白），参与铜的跨膜转运。ATP7B 蛋白一方面转运铜至反高尔基体网络并与铜蓝蛋白前体蛋白（apoceruloplasmin）结合，形成功能性全铜蓝蛋白（holoceruloplasmin）入血；另一方面转运铜至胆汁以便排泄。

ATP7B蛋白主要在肝脏表达，当 *ATP7B* 基因突变导致 ATP7B 蛋白对铜的转运功能障碍时，铜在肝脏过量沉积，引起肝细胞线粒体氧化应激反应并对脂质、蛋白质、DNA和RNA等造成损伤，导致肝细胞损伤、肝脏脂肪变性；铜还可激活肝星状细胞，加速肝纤维化进程。当铜超过了肝脏储存容量时，就会以游离铜的形式进入血液，并在脑部、肾脏、角膜、关节以及肠道等部位过量沉积，产生肝脏外的铜毒性，引起相应的临床表现。

三、临床表现

WD的临床表现多样，因受累器官和程度不同而异，核心症状为肝脏、神经或精神症状。发病年龄较早的患者通常以肝脏受累为首发表现，神经系统症状可晚于肝脏症状10年后出现。青年起病的患者多以神经系统症状首发，也有少数患者以精神障碍为首发症状。

1. 神经精神表现：多数为运动障碍的表现，如肌张力障碍、震颤、肢体僵硬和运动迟缓。精神症状常表现为精神行为异常。神经精神症状多见于10～30岁起病的患者。通常，有中枢神经系统症状的患者大多有肝脏受累表现。

1) 肌张力障碍：早期可为局灶性、节段型，逐渐发展至全身性，呈扭转痉挛状态，严重影响患者日常活动，晚期常并发肢体挛缩。局灶性肌张力障碍表现为眼睑痉挛、颈部肌张力障碍（斜颈）、书写痉挛，以及呈现出夸张笑容的肌张力障碍性面部表情（痉笑面容）。声带、发声肌肉或吞咽肌肉的局灶性肌张力障碍可表现为构音困难、吞咽困难和流涎等。

2) 震颤：多为姿势性震颤或动作性震颤，最常见的是粗大不规则的震颤，也可见振幅较小的细颤，静止性搓丸样震颤较为少见。严重的姿势性震颤呈"扑翼样震颤"，易联想到肝性脑病、肺性脑病等代谢性脑病。

3) 肢体僵硬和运动迟缓：部分患者可出现肢体僵硬、运动迟缓或减少、书写困难、写字过小、行走缓慢等，易被误诊为帕金森病。

4) 精神行为异常：精神行为异常在WD患者中并不少见，甚至可早于肝脏损害和神经症状发生，易被忽视。在青少年患者中，精神行为异常可表现为学习能力下降、人格改变、情绪波动、易激惹甚至性冲动等。在年长患者中，类偏执妄想、精神分裂症样表现、抑郁状态甚至自杀更为常见。

5) 其他少见的神经症状：少数患者可出现舞蹈样动作、手足徐动、共济失调等神经症状。WD患者发生癫痫并不罕见，可发生在疾病早期，更易发生在排铜治疗过程中。

2. 肝脏损害：肝脏损害多见于婴幼儿及儿童患者，大部分患者在10～13岁起病。可根据轻重程度以及病程长短，表现为无症状、急性肝炎、急性肝衰竭、慢性肝炎、肝硬化等多种形式。

1) 急性肝炎：患者可出现不明原因的黄疸、食欲不振、恶心、乏力等急性肝炎症状，经护肝降酶等治疗可好转。重症患者的病情可能迅速恶化并发生肝衰竭。

2) 急性肝衰竭：少数患者可在短时间内出现肝功能失代偿，突发急性肝衰竭，即暴发性肝衰竭，表现为肝脏合成功能受损、黄疸、凝血功能障碍和肝性脑病等。病情进展迅速，病死率高，常需肝移植治疗。若不治疗，致死率高达95%。有文献报道，在因急性肝衰竭行急诊肝移植的患者中，WD患者占6%～12%。

3) 慢性肝病或肝硬化（代偿或失代偿）：肝脏损害若未及时干预常常进展为慢性肝病或肝硬化。慢性肝病的临床症状缺乏特异性，常表现为黄疸、乏力萎靡、腹胀、食欲不振、全身水肿等。肝硬化可为代偿性或失代偿性，失代偿性肝硬化可出现脾大、脾功能亢进、腹水、食管胃底静脉曲张、肝性脑病等并发症。门脉高压性肝硬化亦可缺乏明显的临床症状而仅表现为脾大或血细胞减少。

3. 眼部表现：眼角膜K-F环是本病特征性体征之一，可在角膜与巩膜交界处观察到绿褐色或金褐色、宽约2mm的色素环，是因铜沉着于角膜后弹力层而形成的。斜照光线下肉眼可检出或通过眼科裂隙灯检出。约98%有神经系统表现的患者可见眼角膜K-F环。

4. 其他系统损害：铜离子蓄积在其他系统亦表现出相应的功能异常或损害，如肾脏损害、骨关节病、心肌损害、肌病等。青年女性患者可出现月经失调、不孕和反复流产等。

四、诊断要点

（一）诊断标准

对于原因不明的肝病表现、神经症状（尤其是运动障碍表现）或精神症状患者均应考虑WD的可能性。发病年龄不能作为诊断或排除WD的依据。诊断要点推荐如下：

1. 神经和（或）精神症状。
2. 原因不明的肝脏损害。
3. 血清铜蓝蛋白降低和（或）24小时尿铜升高。
4. 眼角膜K-F环阳性。
5. 经家系共分离及基因变异致病性分析确定患者的2条染色体均携带*ATP7B*基因致病变异。

符合（1或2）+（3和4）或（1或2）+5时均可确诊WD；符合（3+4）或5但无明显临床症状时则诊断为WD症状前个体；符合前3条中的任何2条，诊断为"可能的WD"，需进一步追踪观察，建议进行*ATP7B*基因检测，以明确诊断。

（二）辅助检查

1. 眼科裂隙灯检查：一般在手电筒侧光照射下或眼科裂隙灯检查可明确眼角膜K-F环是否存在。

2. 铜代谢相关生化检查。

1) 血清铜蓝蛋白：检测方法主要为免疫学和酶学方法，因酶学方法复杂且费用昂贵，目前大多数医疗机构采用免疫比浊法。铜蓝蛋白正常为200～400mg/L，<100mg/L强烈支持WD的诊断，100～200mg/L可见于WD患者和部分*ATP7B*基因杂合突变携带者。

2) 24小时尿铜：目前多采用电感耦合等离子体发射光谱法或石墨炉原子吸收光谱法检测尿铜含量。在规范的24小时尿液收集及正常肌酐清除率的前提下，正常人24小时尿铜<100μg，24小时尿铜>100μg对诊断WD具有重要价值。不明原因肝酶增高的儿童24小时尿铜≥40μg应引起高度重视，需进行ATP7B基因检测明确诊断。

3) 血清铜：因目前尚无检测血清游离铜的精准方法，故在诊断中未推荐检测此项指标。肝铜量：正常值<40~55μg/g（肝脏干重），WD患者>250μg/g（肝脏干重）。

3. 血尿常规：肝硬化伴脾功能亢进时，血常规可出现血小板、白细胞和（或）红细胞减少，尿常规可见镜下血尿、微量蛋白尿等。

4. 肝脾检查。

1) 肝功能：血清转氨酶、胆红素升高和（或）白蛋白降低。

2) 肝脾B超：常显示肝实质光点增粗、回声增强甚至结节状改变，部分患者脾大。

3) 肝MRI：常显示肝脂质沉积、不规则结节及肝叶萎缩等。

4) 肝穿刺：早期表现为脂肪增生和炎症，后期为肝硬化改变。由于肝穿刺是有创检查，而ATP7B基因检测目前在国内已普及且具有确诊价值，肝穿刺的重要性已降低，因此肝穿刺不作为推荐检查。

5. 头部MRI：MRI对于发现脑部病变较CT更为灵敏。在未经治疗的情况下，在几乎100%的神经型WD患者、40%~75%的肝病型WD患者和20%~30%的无症状WD患者，可发现脑部MRI改变，表现为双侧豆状核对称性T1WI低信号、T2WI高信号。依据受累基底节区神经核团不同，可分别表现为"啄木鸟""八字""双八字""展翅蝴蝶"样改变等，增强扫描病变区无明显强化。

6. ATP7B基因筛查：对于临床证据不足但又高度怀疑WD的患者，建议进行ATP7B基因筛查，对诊断具有指导意义。

五、治疗要点

1. 患者一旦确诊，需终身保持低铜饮食。

2. 药物治疗。目前治疗药物分为两大类：一是增加尿铜排泄的药物，为铜螯合剂；二是阻止铜吸收的药物。虽然两者的作用机制不同，但是都能减少体内蓄积的铜，实现铜的负平衡。D-青霉胺是最常用的排铜药物，但需注意其不良反应，其治疗后神经系统症状加重的风险较高，有严重神经症状的患者应谨慎使用。对D-青霉胺过敏，或D-青霉胺疗效欠佳或有不良反应的患者，可考虑静脉输注二巯基丙磺酸钠（DMPS）或口服二巯丁二酸胶囊（DMSA）。DMPS在我国首先用于治疗WD，其驱铜作用是D-青霉胺的2.6倍，治疗后神经症状加重等不良反应少于D-青霉胺。DMSA驱铜作用较D-青霉胺弱，但具有脂溶性，能进入血-脑屏障，有助于改善神经精神症状，不良反应相对较少。曲恩汀（trientine）是具有聚胺样化学结构的金属离子螯合剂，可用于各型WD患者，特别是有神经精神症状的WD患者，以及对D-青霉胺过敏或不耐受的患者。在欧美国家已取代D-青霉胺成为治疗WD的首选药。

3. 对于症状前个体，推荐单用锌剂治疗，可减少铜吸收，辅以低铜饮食，并定期进行随访检查。对于有症状者的维持治疗、妊娠期患者，以及 D-青霉胺治疗不耐受患者也推荐使用锌剂治疗。WD 急重型患者初始治疗不宜单独应用锌剂，可与其他驱铜药联合或交替应用。

4. 肝移植术后的患者仍需坚持低铜饮食。对于有严重神经或精神症状的患者不推荐肝移植。

5. 婚育建议：患者经过治疗症状稳定后可正常婚育，但在怀孕及哺乳期间不推荐使用排铜药物。

六、护理要点

1. 一般护理：

1）多巡视患者，主动了解患者需求，协助做好日常生活护理。

2）铜对肾脏产生损害，造成钙、磷的缺失，易导致骨折，加之肢体震颤、肌强直、精神行为异常等，要加强防护，确保安全，防止跌倒和骨折、走失等。

3）对于有肝脏损害者，要观察有无黄疸、腹水、水肿等，预防食管静脉曲张所致出血倾向。

4）有精神症状者，应避免一切精神刺激。

2. 饮食护理：进食低铜、高蛋白的饮食，告知患者及家属饮食治疗的基本原则及意义。饮食疗法是治疗本病很重要的一个方面。应给予患者低铜、高蛋白、高热量、高维生素、低脂饮食。避免进高铜食物，如坚果类、巧克力、贝类、螺类、虾、蟹、鱿鱼、牡蛎、玉米、豌豆、蚕豆、肝脏等。宜多食用含铁的蔬菜，如芹菜、菠菜、莴苣、豆腐、黄豆、小米等。菌类素菜含铜量高，不宜食用。高蛋白饮食促进铜代谢并修复器官功能，但肝功能损害严重者应限制蛋白质的摄入，防止诱发肝性脑病。患者餐具不能使用铜制品。

3. 用药护理：

1）指导患者及家属遵医嘱服药，并告知药物的不良反应与服药注意事项。使用 D-青霉胺前必须做青霉素过敏试验，当出现发热、皮疹、血白细胞减少等过敏反应时应告知医生暂时停药。少数患者服药早期可出现症状加重，尤其是神经系统症状，继续服药可逐渐改善，因此应小剂量开始，逐渐加量。成人初始剂量为 125~250mg/d，每 4~7 天增加 25mg/d，至最大量 1000~1500mg/d，维持剂量 750~1000mg/d，分 2~4 次服用。D-青霉胺常见的不良反应：①胃肠道反应，如恶心、呕吐、上腹不适；②皮肤变脆易损伤；③长期服用可出现自身免疫性疾病，如肾病、溶血性贫血、再生障碍性贫血等；④食物影响 D-青霉胺的吸收，应餐前 1 小时或餐后 2 小时服用；⑤可干扰维生素 B_6 的代谢，宜同时补充维生素 B_6。使用二巯基丙醇治疗时，易导致局部疼痛、硬结或脓肿，应注意深部肌内注射。需要注意叮嘱患者及家属食物可干扰锌的吸收，应空腹服用。如不能耐受，可餐后 0.5~1.0 小时服用，逐渐适应后空腹服用。如与螯合剂联合用药，为了避免螯合剂中和锌的治疗效果，两者必须在不同时间给药。

2）根据医嘱可给氯化钾口服 40mg，每天 3 次，能使铜沉淀；或用硫酸锌 100~200mg/d，抑制铜的吸收。常服此类药的缺点是容易产生缺铁性贫血，故要定期查血常规、尿常规及血小板计数。

3）为了增加铜排泄，可遵医嘱用右旋青霉胺。

4. 心理护理：指导患者保持良好的情绪和心境，减少环境刺激。WD 患者神志清楚，但在行为上常常有改变，如吐词不清、流涎、手足不自主运动、进食困难等，可产生自卑感。在这种情况下护士应耐心开导患者，多与其沟通，了解其心理变化，做好细致的解释工作，给予有效的心理疏导，并给予生活上的照顾，解除其对疾病的恐惧和焦虑心理，使其增强治疗信心，积极配合治疗。

（冯薇　程杨帆）

第七节　亨廷顿舞蹈病及其护理

亨廷顿舞蹈病（Huntington's disease，HD）是一种罕见的常染色体显性遗传的神经退行性疾病，症状异质性大且复杂多变，临床上主要以逐渐进展的舞蹈样动作、认知功能障碍和精神行为异常三联征为特征。

一、流行病学

HD 的发病率和患病率约为每 10 万人年 0.38 例（95％ CI 为 0.16～0.94）和每 10 万人年 2.71 例（95％ CI 为 1.55～4.72），具有地域差异性。

二、病因和发病机制

1. 病因：HD 是一种常染色体显性遗传疾病。首次描述疾病症状后，历经近百年研究人们才确定其致病基因。该基因位于 4 号染色体短臂（4p16.3），其致病原因为 IT 基因 1 号外显子中的 CAG 三核苷酸重复扩增，当重复次数大于 39 次时，编码的突变亨廷顿蛋白在神经元胞质和胞核内聚集产生毒性，引起神经元的退变和死亡。若重复次数为 36～39，呈不全外显。CAG 重复次数在 27～35 次，则存在代际间不稳定，在遗传至下一代时次数可发生改变。

2. 发病机制：HD 患者的主要病变部位包括尾状核和豆状核，以及大脑皮质（尤其是额叶）、内侧苍白球、丘脑和下丘脑，导致全脑萎缩。与同龄正常对照组相比较，HD 患者脑体积减小高达 30％。在临床确定发病多年以前，可检测到尾状核的变化和脑体积的减小。

突变的毒性 HTT 蛋白通过多种分子机制导致神经功能退化。突变蛋白不仅可使蛋白毒性增益，还导致正常功能丧失。生理状态下，正常 HTT 蛋白具有多种细胞生物学功能。病理状态下，突变 HTT 蛋白诱导了多种病理过程，包括早期转录失调、突触功能障碍、轴突运输改变、蛋白质稳态网络受损、病理性蛋白聚集、核孔复合体功能受损、氧化应激损伤、线粒体功能障碍和突触外兴奋性毒性等。

三、临床表现

HD 的临床表现包括逐渐进展的舞蹈样动作、认知功能障碍及精神行为异常。此外，HD 也会累及其他系统，产生原发性或继发性并发症。儿童期起病的患者多表现为发育迟缓，老年患者的症状较为轻微。

1. HD 的典型症状是运动障碍，可分为不自主运动障碍和自主运动障碍两类。其中以舞蹈样运动最常见，其次是肌张力障碍、帕金森样表现等。HD 患者早期主要表现为舞蹈样运动，随病程进展，部分会出现肌张力障碍和帕金森样表现等，最终丧失自主活动能力。舞蹈样运动多见于成年患者以及早中期老年患者。这是一种不受控制、无目的、无节律、运动幅度不一致的不自主运动。病程初期多为不易察觉的手、足、眼和口周部不自主动作，后逐渐出现容易察觉的异常动作，如挤眉弄眼、噘嘴、伸舌、转颈耸肩、伸屈手指弹钢琴样动作等，常伴有肌张力降低。需注意系统性评估以排除其他潜在病因，这一点对于症状不典型和没有 HD 家族史的患者尤为重要。

2. HD 患者在整个病程中几乎均有不同程度的认知功能障碍，甚至可在出现运动症状前数 10 年隐匿发生，主要以执行力和注意力损害为主。大约 40% 的 HD 患者在出现运动障碍前有轻度认知功能障碍，且越接近发病其认知功能障碍越明显。HD 认知功能障碍的类型与帕金森病或阿尔茨海默病不同，早期记忆力下降不明显，表现为执行力和工作速度下降。此外，患者还可能表现出社会认知下降和情感认知缺陷，尤其在厌恶情绪的认知方面存在明显障碍，这可能妨碍患者社交。HD 患者往往无法认识到症状的严重程度，一些患者甚至出现病感失认。随着病情的发展，患者的各项认知功能包括理解力、计算力、空间定向力、执行力常常恶化。

3. HD 的精神症状复杂多变，33%~76% 的 HD 患者有不同程度的精神障碍，表现为抑郁、易激惹及淡漠，其他还包括躁狂、攻击性行为、强迫、焦虑、幻觉和妄想等。在运动症状出现前，HD 患者可因知悉家族史和疾病风险而产生焦虑，可伴随抑郁发作。易激惹亦很常见，早期患者可出现性格方面的轻微变化，并出现攻击性行为和去抑制行为。淡漠常在疾病中晚期发生，主要表现为目标导向性行为减少，兴趣、动机和动力减少，社交退缩，对周围发生的事情缺乏关注，缺乏相应的情感反应。强迫症主要表现为反复持续的强迫思维和行为。HD 患者的自杀率比普通人群高 4~6 倍，约有 1/4 患者存在自杀倾向。

4. 非特异性症状：HD 患者可能会有睡眠障碍、体重减轻、疼痛、多汗、唾液分泌过多、口腔健康状况不佳、肺功能下降、呼吸肌肌力下降、尿失禁及性功能障碍等多系统表现。睡眠障碍可表现为睡眠潜伏期延长，睡眠效率下降，夜间觉醒次数增加及深慢波睡眠减少并出现睡眠倒错。睡眠障碍与其他临床症状及脑形态学变化的严重程度密切相关。

疾病早期，患者通常不能察觉运动、精神及认知方面的变化。在 HD 发病后，患者通常要历经情绪和认知的几个阶段：从了解家族史开始，对自身是否会携带致病基因产生担忧，开始对出现的症状和不同程度的功能障碍产生恐惧。HD 症状在发病后进行性加重，患者通常在发病 15~20 年因肺部感染、心搏骤停或自杀而离世。

四、诊断要点

1. 医生不仅需要进行诊断相关的临床检查，还应在疾病全过程中对病情进行精确的评估和记录。及时了解患者的需求，提供具体的治疗方案进行对症治疗。HD综合评估量表（unified Huntington' disease rating scale，UHDRS）可对HD患者运动、功能、行为和认知症状进行评估，评分越高，提示病情越严重。

2. 详细了解患者病史并进行神经内科专科查体及辅助检查，这在一定程度上可以确定运动障碍的分类。因此，全面收集病史及临床资料非常重要。其中家族史的信息尤为重要，特别需要准确了解有血缘关系的上下三代人的病史。特别要注意某些隐患，如患者和亲属间的非亲子关系。患者可能由于社会、心理或其他因素而隐瞒病情。

3. HD为常染色体显性遗传病，临床异质性较大，同一家族成员的临床表现也会不同。如有典型临床三联征，且有明确家族史，应建议患者行基因检测。若 *HTT* 基因检测结果为CAG重复次数>39次，则进一步确诊HD。

由于HD不仅影响患者本人，还会影响其家人，因此在进行基因检测前慎重进行遗传咨询。虽然具有典型临床表现但基因检测结果为阴性的情况极少见，但若出现这种情况，则需要与遗传室进行沟通，做进一步实验指导诊断。

五、治疗要点

目前尚无延缓HD病程进展的疾病修饰药物，故本病强调综合治疗，包括药物对症治疗、协同康复及心理治疗，在疾病的不同阶段各有侧重。

医生根据客观诊断和患者主观回馈信息，直接缓解患者病症。针对运动、精神和认知方面主要症状的治疗，可分为HD特异对症治疗和HD非特异对症治疗。对因治疗包括直接的基因疗法和间接的分子疗法。前者靶向变异基因与其转录产物，后者是更正导致疾病的复杂分子和神经相关通路。虽然对因治疗目前还无法实现，但针对上述不同的分子通路，正在开展大量的研究，以期减缓疾病进程。

通过多学科合作来实施患者的症状治疗。在疾病早期，多学科团队应包括神经专科医生、精神科医生和遗传咨询师，随着病情变化，需增加理疗师、语言和职业治疗师、护士及其他专业医疗人员。临终关怀也应受到重视。治疗的主要目的是改善患者症状，提高患者生活质量。

根据患者需要，若出现不自主运动、情绪问题影响工作、生活或睡眠，则需开始服用治疗HD的药物。丁苯那嗪是治疗舞蹈样动作的一线药物，该药是一种选择性囊泡单胺类转运体2抑制剂，可降低突触前多巴胺水平，有效控制舞蹈样动作，改善患者运动能力，不良反应比丁苯那嗪及抗精神病类药物少，但停药后症状可能会加重。使用此类药物必须注意其不良反应，包括运动迟缓和震颤，还需注意抑郁的发生。第二代抗精神病药物如喹硫平、奥氮平和利培酮等目前仍是舞蹈样动作的一线治疗药物，尤其当患者伴有精神行为异常时。奥氮平除了可以减轻舞蹈样动作外，还可以改善患者食欲、控制精神症状以及改善睡眠。若患者出现肌强直，可口服抗帕金森病药物如金刚烷胺和左旋多巴，口服巴氯芬或苯二氮䓬类药物如氯硝西泮也可缓解肌强直。若出现肌阵挛，可口服氯硝西泮或丙戊酸钠。化学神经阻滞剂如肉毒毒素注射可治疗局灶性痉挛。物理治疗也很重要，尤其是姿势和步态训练对 HD 患者有很大帮助。

对 HD 认知功能障碍的研究较少，目前仍未有药物显示有效。症状评估尤为重要，以便更好地为患者和家属提供咨询和帮助，包括适应工作调整及相应对策。认知治疗有助于患者及家属制订活动计划和管理可利用资源。环境策略对于重症病例可能有一定价值。

HD 特有的精神症状治疗方法有限，大多数指南依赖专家意见以及其他以精神症状表型为主的疾病研究。专家意见调查显示，对于强迫和易激惹症状，建议采取阶梯性治疗方法。对于轻度认知功能障碍，可采用五羟色胺再摄取抑制剂（SSRI）并结合行为治疗。如果同时出现抑郁、焦虑和强迫症行为，SSRI 也是一线用药，同时结合行为治疗。

吞咽困难一般于疾病中后期出现，目前暂无指导吞咽困难治疗的研究，但已有指南对食物准备和在监控环境下进食提供指导。医生需要提早与患者沟通胃管辅助进食，告诫潜在并发症如窒息、吸入性肺炎的风险。体重减轻在 HD 患者中也很常见，这是由吞咽困难、不自主运动增多及代谢障碍造成的，建议采用高营养高蛋白饮食增加患者能量摄入。

六、护理要点

1. 营养支持：加强营养，改变患者不良饮食习惯，对家属进行健康指导，避免带零食探望患者。由于 HD 患者常表现为不协调性动作，可能导致患者咀嚼困难或进食呛咳，因此合理安排进餐环境并适当延长喂养时间尤为重要。一般进餐时间应控制在 40~50 分钟，重点关注患者的进餐过程。营养科会诊，为患者配制高蛋白、高热量、高维生素的软食，饮食以碳水化合物为主，辅以优质高蛋白（如蒸蛋、肉末、鱼末等），并配以新鲜蔬菜和水果制成碎末，建立住院患者噎食风险评估表，安排专人看护，进食时尽量让患者采取坐姿，这样可以利用重力帮助食物下移，让患者尽可能自行用勺子进食。如果患者不能准确将食物送入口中，给予适当的协助。同时，仔细观察患者是否因药物不良反应引起吞咽障碍。让患者小口进食，少食多餐，细嚼慢咽，有助于吞咽，避免催促患者，以保证其有足够的进食时间。此外，使用塑料碗和杯子可防止摔破及避免对患者和他人造成伤害。如果患者怀疑食物有毒而不肯进食，可采用集体进餐的方式，必要时护士可以先尝试一口，以消除患者的顾虑。每天测量体重，观察患者体重的变化。

2. 用药指导：对于药物治疗的 HD 患者，特别是服用精神病类药物的患者，需密切观察心血管系统潜在的不良反应。因此，应加强巡视，密切监测体温、脉搏、心率和血压等生命体征的变化。一旦发生异常情况，应及时报告医生处理。在 HD 早期，患者可能会出现语言障碍。尽管没有专门针对语言沟通问题的药物，但是通常会使用治疗运动障碍的药物来辅助治疗构音问题，例如，针对患者肌强直或肌张力障碍使用苯二氮䓬类药物。然而，这些药物对改善患者的构音障碍并无显著疗效，且某些治疗 HD 的药物甚至可能加剧构音障碍。用于治疗 HD 患者精神障碍的药物（如苯二氮䓬类药物）

可能对元音发音有所改善,降低患者言语速率和减少停顿次数,然而这类药物可能导致声音响度和音高的过度变化。因此,尽管抗精神病药物或许能在某些方面改善HD患者的语言障碍,但由于其预后不明确,使用时应谨慎。

3. 症状管理。

1) 改善咽喉部功能:由于HD患者可能无法自行伸舌,护士可使用干净的纱布包裹住患者的舌尖部分,轻轻进行上下左右的运动,并轻轻触摸舌尖和舌根部。每天进行2次,每次15分钟,这样可以提高上述区域的敏感度,帮助患者恢复咽部感觉功能。吞咽障碍时咽喉反射是非随意性的,咽喉部器官难以观察,但发音和语言功能均与咽喉部的运动有关,因此可以通过言语刺激训练,尽可能恢复患者的吞咽功能。

2) 预防患者不良事件的发生:需建立跌倒风险评估表,并将患者安置在重点观察区域,确保在护士的视线范围内。为患者提供防滑鞋,保持地面干燥,并在床头悬挂防跌倒警示标识,手腕部佩戴防跌倒标识,以便护士时刻关注患者的安全。患者起床时,应遵循缓慢改变体位"三步法":做到3个30秒,即醒后30秒再坐起,坐起后30秒再站立,站立后30秒再行走。这一方法可以有效防止由体位突然变化导致的跌倒风险。

4. 心理指导:在病程的早中期,随着病情的进展,患者容易变得越来越消极,此时,护士应以真诚的情感、亲切的态度安慰和鼓励患者,与患者建立信任的护患关系,与患者多交流,鼓励其树立信心,防止发生意外。室内应尽可能布置得温馨,以调节和改善患者情绪。加强安全护理,因患者有悲观抑郁情绪,并有自杀行为,要严密观察患者的情绪变化及异常言语,要反复向家属交代患者的病情,取得家属的帮助和配合,做好患者的疏导工作。学会观察患者的情绪变化,从患者的异常言语、表情、行为中分析患者发生冲动的可能性(如握拳、坐立不安、眼神流露出愤怒等),以正确的预见性和有效的防护对策来保证患者和自身的安全,与患者保持1m左右的距离,可站在患者一侧,避免眼神直视,以免对患者产生压迫感,避免在患者面前窃窃私语,以免强化患者的幻想内容,成为妄想对象。做好危险物品管理,每天早晚各检查1次,做好家属健康指导,避免将危险品带入病房。

5. 睡眠指导:睡眠障碍存在于88%的HD患者,出现时间与运动症状的发病时间密切相关,主要表现为失眠、入睡困难、睡眠时间缩短、夜晚频繁觉醒、睡眠效率下降、白天过度嗜睡、快速眼动睡眠减少、睡眠周期性肢体运动等。快速眼动睡眠行为障碍和睡眠呼吸障碍在HD早期无明显变化。睡眠疗法或许能在HD早期改善认知功能障碍,延缓疾病进展。

1) 规律作息:白天过度嗜睡的患者应注意改善不良的生活习惯,规律作息,早睡早起。尽量避免日间睡眠时间过长。通过长时间的调理,逐渐培养起适合自身的作息规律,有利于改善睡眠形态紊乱。

2) 改善睡眠环境:营造一个良好的睡眠环境,保持室内温度适宜,避免噪声过大,睡觉时尽量避免开灯等。良好的睡眠环境有利于改善睡眠质量,帮助缓解睡眠效率下降。

3) 适当加强锻炼:每天抽出一定时间进行运动锻炼,如快走、慢跑、游泳、打羽毛球等，但要注意适当锻炼，避免过度劳累。长时间坚持每天适当的锻炼，有利于增强体质，改善身体功能，进而帮助缓解睡眠时间缩短。

4) 调整情绪：注意调整好自己的心态，放宽心思，避免思虑过多，消除紧张、焦虑等不良情绪，有利于改善睡眠情况，缓解失眠。

5) 形成入睡反射：建议定时定点入睡，睡前可喝杯热牛奶，洗热水澡或用热水泡脚，听一些舒缓的音乐等，形成入睡的条件反射，帮助改善入睡困难。

6. 康复锻炼指导。

1) 注重语言功能训练：患者通常无法用复杂的语言文字表达其想法，护士应主动复述患者说过的话，以便让患者明白护士听懂其意义，还应多与患者对话或是让其看电视、听广播，以增加患者语言锻炼的机会，通过语言刺激增加患者的沟通能力和对生活的热爱、对生存的渴望，以最大限度地调动患者的主观能动性，使其配合医护人员的治疗。可从简单的面部动作锻炼开始，让患者练习挤眼、吹气、鼓腮、努嘴、伸舌、抬额、皱眉等动作，以帮助面部肌肉的运动，餐前进行空吞咽练习，以提高吞咽功能，每天2次，每次5分钟。接着进行手部精细动作锻炼，从简单的练习开水龙头、扭门把手到复杂的扣纽扣等日常生活动作，每天2次，每次10分钟。最后进行言语训练，让患者跟读熟悉的人名、地名、颜色，以及常用词汇（如谢谢、你好），熟练后跟读完整的一句话，跟读内容可由易至难，每天2次，每次5分钟。训练一般应在上午或午睡后进行，每天2~3次，以恢复其语言功能。

2) 协助进行肢体的功能锻炼：患者的协调性不好，但要鼓励并协助其多走动，行走时避免跌倒。护士可辅助患者在床边站立，每次15~20分钟，每天3次。为了缓解小腿的肌萎缩，每天按摩小腿1次，每次30分钟。采用体位疗法防止或对抗痉挛姿势，如将患者紧握的双拳撑开并揉搓15分钟，每天3次，改善双手静脉回流，协助患者多做被动性肢体活动和肌肉关节的按摩，以促进肢体的血液循环和防止关节的纤维化和骨化，具体活动时间和次数以患者能耐受为准。以上操作均不可操之过急，并应注意活动强度、幅度和整体的协调性，以防止强拉引起的不适。在进行适度的运动和功能锻炼时可放轻松的背景音乐，以转移患者的注意力。对完全不能自主运动的患者，根据季节的变化安排相应的户外活动，以改善患者的心理状况，室外气候宜人时可将患者推至户外欣赏景色，呼吸新鲜空气，增强抵抗力，在冬季天气暖和时可让患者在户外接受日光浴，使患者感到温暖，促进血液循环和新陈代谢，还能防止骨质疏松，平时还要帮助患者翻身叩背，被动扩胸和进行上肢的拉伸运动等。

7. 居家照护指导：出院前一周对家属进行健康教育，告知家属本病是慢性进行性疾病，随着病情的发展会越来越严重，在照顾患者时要有极大的耐心。告知家庭护理的重要性，加强营养支持（多食奶制品、牛羊肉、大豆类以及补充新鲜蔬菜和水果），可将食物制成碎末给患者食用，鼓励患者自行进食，进食时加强看护，防止患者噎食。患者身上携带身份识别卡，上面注明患者的姓名、年龄、家庭住址、家属联系电话，方便患者走失后帮助者及时联系家属。家具简单化，有棱角处用包布包好，管理好危险物品（刀、剪、绳、煤气、开水等），防止患者因幻觉妄想，出现伤人及自伤行为。教会家属简单的功能训练方法，每天进行面部肌肉、吞咽功能、手部功能以及言语功能的训练。

坚持服药，掌握服药剂量、时间，学会观察患者服药后的不良反应。

（高霞　程扬帆）

第八节　脑组织铁沉积神经变性病及其护理

脑组织铁沉积神经变性病（neurodegeneration with brain iron accumulation，NBIA）是一组由基因变异导致的罕见的神经遗传变性疾病，该病以脑组织铁代谢异常和过量铁沉积中枢神经系统尤其是基底神经节区为特点。临床主要表现为锥体外系症状。

一、流行病学

NBIA 是一种罕见的神经遗传变性疾病，总体发病率为（2~3）/100 万。

二、病因及发病机制

随着分子遗传学技术的不断发展，目前共明确 NBIA 的 14 种亚型的 15 种致病基因，分别为 PANK2、CoASY、PLA2G6、C19orf12、FA2H、WDR45、ATP13A2、FTL、CP、DCAF17、SCP2、CRAT、AP4M1、REPS1、GTPBP2，除 WDR45 相关 NBIA 为 X 连锁显性遗传、FTL 相关 NBIA 为常染色体显性遗传外，其余亚型均为常染色体隐性遗传。PANK2、PLA2G6、C19orf12、WDR45 相关 NBIA 是最常见的 4 种亚型，分别占 NBIA 的 50%、20%、10%、7%。致病机制涉及线粒体功能代谢障碍、脂质代谢障碍和细胞自噬途径等病理生理过程。目前仍有约 20% 患者未明确致病基因。

三、临床表现

NBIA 疾病谱系主要由铁代谢紊乱所致，虽然患者表型具有高度异质性，但也存在一定程度的共性。不同亚型以锥体外系症状为主要表现，可出现步态异常、肌张力障碍、静止性震颤、手足徐动、舞蹈病、构音障碍等，伴或不伴智力下降、痉挛性截瘫、共济失调、精神行为异常，疾病晚期可出现运动及认知功能倒退等神经退行性改变。

1. 泛酸激酶相关性神经变性病（pantothenate kinase-associated neurodegeneration，PKAN）：PKAN 由 PANK2 基因变异所致，为常染色体隐性遗传，是 NBIA 最常见的亚型，占所有 NBIA 的 35%~50%。

根据发病年龄，PKAN 可分为早发典型 PKAN 和晚发不典型 PKAN：①早发典型 PKAN 多于 6 岁前发病，常表现为锥体束征和运动障碍症状、认知发育迟滞或倒退、视网膜色素变性等。运动障碍症状包括帕金森综合征、肌张力障碍、舞蹈病、共济失调等，可同时合并精神异常，病情进展迅速，患者通常于发病 15 年内丧失行走能力，20 岁前生活不能自理。②晚发不典型 PKAN 发病年龄跨度大，病情进展缓慢，运动功能受累相对较轻，认知功能障碍和精神异常是常见症状，后者可表现为抑郁、情绪不稳、冲动等。

2. 非钙依赖型磷脂酶 A2 相关性神经变性病（PLA2G6－associated neurodegeneration，PLAN）：PLAN 由 *PLA2G6* 基因突变导致，为常染色体隐性遗传。PLAN 有 3 个临床亚型。

1）典型婴儿神经轴索营养不良：最常见的类型，通常在婴儿期和儿童早期发病，表现为进展迅速的精神运动发育迟滞或倒退，继而出现肌无力，严重躯干肌张力降低，小脑性共济失调，腱反射减弱或消失，视神经萎缩致视力障碍、斜视、眼震。

2）非典型婴儿神经轴索营养不良：通常于儿童期发病，发病年龄 1.5~6.5 岁，较典型婴儿神经轴索营养不良多进展相对缓慢，首发症状及主要表现为小脑性共济失调致步态异常，并伴视神经萎缩、斜视、眼震、癫痫发作、构音障碍、神经精神症状（如情绪不稳、多动、注意力下降、冲动等）、痉挛性截瘫，部分患者以肌张力障碍为主要表现。

3）*PLA2G6* 相关性肌张力障碍－帕金森综合征：通常于青少年期或成年早期发病，主要表现为继发性帕金森综合征、认知功能障碍、肌张力障碍和精神行为异常，部分患者伴锥体束征、眼球活动障碍、自主神经功能障碍、肌阵挛、癫痫发作等。

3. 线粒体膜蛋白相关性神经变性病（mitochondrial membrane protein－associated neurodegeneration，MPAN）：MPAN 由 *C19orf12* 基因突变导致，为常染色体隐性遗传，约占 NBIA 的 10%。通常于儿童期发病，也可于成年早期发病。儿童期发病首发症状为锥体束受累导致的痉挛步态，认知功能障碍、构音障碍、视神经萎缩、运动障碍、精神行为异常、上下运动神经元受累为常见临床表现。成年早期发病主要表现为帕金森样症状、混合步态异常、认知功能障碍、精神行为异常。患者均存在认知功能障碍，最终进展为痴呆，伴神经精神异常。

4. 脂肪酸羟化酶相关性神经变性病（fatty acid hydroxylase-associated neurodegeneration，FAHN）：由 *FA2H* 基因突变导致，呈常染色体隐性遗传。通常在儿童期起病，首发症状为步态异常、容易跌倒，逐渐进展为痉挛性步态、肌张力障碍、小脑性共济失调、构音障碍、吞咽障碍、视神经萎缩致视力障碍。大多数患者有不同程度的认知功能障碍，也可伴有癫痫。部分患者头部 MRI 显示铁沉积。

5. β-螺旋蛋白相关性神经变性病（β－propellerprotein－associated neurodegeneration，BPAN）：由 *WDR45* 基因突变导致，亦称为儿童期静态性脑病成年期神经变性，具有特征性双相病程，为 X 连锁显性遗传。儿童期出现全面性发育迟滞，包括运动功能、言语功能和认知功能发育迟滞。成年早期出现进行性加重的肌张力障碍、帕金森样症状和痴呆，亦可见锥体束受累。

6. Kufor-Rakeb 病（Kufor-Rakeb disease，KRD）：亦称 *PARK9* 相关性帕金森综合征，由 *ATP13A2* 基因突变所致，呈常染色体隐性遗传。常于青少年期发病，表现为多巴反应性帕金森综合征、锥体束征，可伴眼球运动障碍（核上性凝视麻痹、动眼危象）、认知功能障碍、神经精神症状，部分表现为面部、咽喉、手指轻度肌阵挛和幻视。

7. 神经铁蛋白变性病（neuroferritinopathy，NFT）：亦称遗传性铁蛋白病，由铁蛋白轻链（FTL）基因突变所致，呈常染色体显性遗传。通常于 40 岁左右发病，主要表现为成年期出现的精神症状、舞蹈样动作和认知功能障碍，亦可见肌张力障碍、共济失调、继发性帕金森综合征和锥体束征等。

8. 血浆铜蓝蛋白缺乏症（aceruloplasminemia，ACP）：是由编码铜蓝蛋白的继发性帕金森综合征基因突变所致，为常染色体隐性遗传。通常于中年期发病，主要表现为神经系统症状、糖尿病、视网膜色素变性三联征。神经系统症状可包括认知功能障碍、肌张力障碍、构音障碍、舞蹈样动作、震颤和小脑性共济失调等。约70%患者以糖尿病为首发症状，常合并贫血。患者血清铁和血清铜水平较低，血清铁蛋白水平明显升高，达正常参考值的3~40倍。

9. Woodhouse-Sakati综合征（Woodhouse-Sakati syndrome，WSS）：由 *DCAF17（C2orf37）* 突变所致的常染色体隐性遗传病，多见于中东地区，常于青春期发病，主要表现为性功能障碍、脱发、糖尿病、智力发育迟滞、听力障碍、肌张力障碍、构音障碍和认知功能障碍等。部分女性患者首发症状为闭经和性发育障碍，亦可见黄体生成素（LH）和卵泡刺激素（FSH）水平升高。男性患者均出现非梗阻性无精子症。所有患者均出现糖尿病，血清胰岛素水平降低。智力障碍程度不一致。部分患者可出现听力丧失，心电图显示T波低平。

四、诊断要点

1. 步态异常、进行性加重的运动障碍症状，伴有认知功能障碍、精神行为异常、视神经萎缩或视网膜色素变性等对NBIA有提示意义。

2. 发病年龄对诊断有重要意义。各亚型中除NFT和ACP中年起病，其余各型多为儿童、青少年起病，成年起病少见。

3. 特征性的临床表现有助于诊断：儿童期全面发育迟滞、成年期出现运动障碍症状的双相临床进程是BPAN的特点；对于少毛征、性腺功能减退、糖尿病、感音性耳聋、进行性加重的锥体外系症状应该考虑WSS的可能。

4. 临床提示NBIA可能的病例，应该进行MRI检查。选择GRE、SWI等磁敏感序列或者高磁场MRI检查，有助于发现铁沉积。但随着年龄增长，正常老年脑或其他神经变性病如多系统萎缩、阿尔茨海默病、帕金森病、PSP等的脑内特殊部位也可以有铁沉积，需注意鉴别。

5. 其他辅助检查：视力障碍是NBIA疾病谱系中的常见症状。视网膜色素变性是PKAN及ACP患者的常见表现，视神经萎缩见于PLAN、MPAN、FAHN等亚型，因而眼底检查、视觉电生理检查对诊断有帮助。铁蛋白水平对NFT的诊断、铜蓝蛋白水平对于ACP的诊断有重要意义。脑电图检查，尤其是发现额叶部位慢波背景上快节律波对于INAD诊断有帮助。神经电生理检查包括肌电图及神经传导速度，可以找到INAD患者周围神经病变的证据。少数PKAN患者外周血涂片可发现棘红细胞。

6. 对于临床症状不典型的患者，如仅表现为步态异常、运动障碍症状，影像学检查也未见明显铁沉积征象，在排除其他考虑的疾病后，应进行 *PANK2*、*PLA2G6* 基因检测，以确诊或排除这两种最常见的NBIA亚型。

五、治疗要点

目前对于 NBIA 疾病谱系的治疗还缺乏有效的手段。

1. 对症治疗。

1）帕金森样症状：左旋多巴治疗可能有效，对于 PLAN-DP、BPAN、AN、KRD 疗效相对确切，但早期易出现异动症、加重精神症状等并发症。不推荐使用多巴胺受体激动剂，尤其是伴有明显精神症状的患者。

2）肌张力障碍：对于局灶性或节段型肌张力障碍患者，注射 A 型肉毒毒素有效。偏侧性或全身型肌张力障碍患者，可口服苯海索、巴氯芬、复方左旋多巴、苯二氮䓬类药物。DBS 和经颅电刺激（transcranial magnetic electric stimulation，TMES）对部分患者有效，但是对于有明显认知功能障碍或痴呆的患者则不建议使用。

3）舞蹈样症状：若患者伴有明显的精神症状，可考虑给予不良反应相对小的第二代抗精神病药物，如喹硫平、奥氮平，小剂量起始，逐渐滴定，并关注不良反应。

4）痉挛状态：可使用巴氯芬，应用苯二氮䓬类药物或者注射 A 型肉毒毒素也有部分缓解痉挛症状的作用。

5）精神症状：请心理专科医生会诊，关注患者心理状况，对症治疗，合理用药，并应注意相应的药物不良反应。

6）认知功能障碍、语言障碍、运动障碍：认知行为疗法、语言功能训练及运动康复锻炼对于认知功能障碍、语言障碍及运动障碍有一定的改善作用。

2. 营养支持：关注患者营养状况，当患者存在假性球麻痹、肌无力导致吞咽困难时，应及时给予经鼻或胃造口等胃肠营养支持。

3. 预防并发症：患者呼吸肌无力可导致吸入性肺炎，丧失行动能力，长期卧床，易出现坠积性肺炎和骨质疏松，不少患者存在隐匿性骨折，应积极预防。

4. 其他治疗：PKAN 患者的临床研究显示，铁离子螯合剂可以减少铁沉积，但对于临床症状改善不明显。

六、护理要点

1. 防跌倒综合管理：见第六章第一节。

2. 营养支持：对于吞咽困难及口面部肌张力障碍患者给予留置胃管，鼻饲流质，及时请营养科会诊，以保证机体足够的营养供给，维持水及电解质平衡。

3. 安全护理：为患者提供安全的环境和设施，保持病房安静，室内光线柔和，无刺激，危险品远离床头柜，病床可放置软枕、棉絮等保护患者的肢体。

4. 并发症的预防：由于运动障碍、久卧病床，患者除容易发生肺部感染、压力性损伤、营养失调外，还可发生下肢静脉血栓形成、肢体挛缩和肌肉失用性萎缩。应协助患者翻身、拍背、活动肢体、按摩腹部，必要时穿弹力长袜、灌肠、导尿等。

5. 用药指导：

1）指导患者遵医嘱正确服药，告知药物的作用、不良反应、使用时间、方法及注意事项，使用精神科药物时，应注意监测肝功能和白细胞。

2）对于留置鼻胃管的患者应定时回抽胃液，注意观察胃液的颜色、性质。

6. 心理指导：注意患者心理状况，多与患者交谈，引导患者与周围患者建立良好的关系，鼓励家属关心患者。

7. 居家照护指导：

1）建立患者与家属的有效沟通系统，以帮助家属适应患者的病情。

2）为患者提供安全的环境，鼓励其按要求进行锻炼，在一天中选择患者状态最好的时间做日常活动锻炼。

3）为患者及家属提供情感支持，进行疾病知识宣教，并帮助他们寻求帮助。进行咨询指导，提供疾病知识教育、护理技巧教育、心理支持，鼓励照护者尽量多带患者散心，与患者交流、做游戏。

4）对于外出时需要人陪伴者，尤其是伴有精神障碍者，做好防走失的措施。患者可佩戴定位手环及写有住地及联系电话的卡片。

（陆晓双　程扬帆）

第九节　特发性震颤及其护理

特发性震颤（essential tremor，ET）又称原发性震颤，以上肢远端的姿势性或动作性震颤为特点，可伴有下肢震颤、头部震颤、口面部震颤或声音震颤，震颤频率为 8~12Hz，是最常见的运动障碍疾病。30%~70% 的 ET 患者有家族史，多呈常染色体显性遗传。传统观点认为 ET 是良性、家族遗传性的单症状性疾病，但目前观点认为它是缓慢进展的、可能与家族遗传相关的复杂性疾病。

一、流行病学

目前，ET 的患病率在文献中报道不一，可能与研究对象和统计方法不同有关。多数研究报道，ET 在人群中的患病率约为 0.9%，并随着年龄的增长而增加，65 岁以上老年人群的患病率高达 4.6%，部分研究报道男性患病率高于女性。

二、病因和发病机制

目前，ET 的病因和发病机制尚不清楚，可能与遗传、年龄、环境等因素综合作用相关。研究发现，ET 患者小脑的浦肯野细胞（PC）减少、PC 轴突肿胀以及轴突改变，上述改变导致抑制性 γ-氨基丁酸能输出减少引起的过度兴奋状态可能以某种方式导致震颤。

皮质-脑桥-小脑-丘脑-皮质神经环路的生理功能是为复杂的运动程序整合不同的肌肉群，并确保正在进行的运动程序不会因轻微或无关的外部影响而终止或被干扰。该环路节律性震荡可能是 ET 主要的病理生理学机制。

三、临床表现

1. 发病年龄：各年龄段均可发病，呈明显的双峰分布，多见于 40 岁以上的中老年人，青少年是另一发病高峰年龄。家族性 ET 比散发性 ET 发病年龄更早。

2. 临床症状。

1）运动症状：ET 常为双侧缓慢起病，随年龄增长逐渐进展，以双上肢 8~12Hz 动作性震颤为主要特征，可累及下肢、头部、口面部或咽喉肌等。震颤于日常活动时（如倒水、写字、进食等）明显，焦虑、情绪紧张等应激状态下震颤加重，50%~70%患者在饮酒后可减轻。随着病情的进展，震颤频率、幅度可增加。部分患者除震颤外，同时伴有无明确意义的神经系统体征，或伴有其他轻微神经系统症状（不足以诊断为其他相关综合征），称为 ET 叠加。

2）非运动症状：除运动症状外，ET 患者还可表现出多种非运动症状，包括认知功能障碍、心理障碍（焦虑、抑郁或社交恐惧）、睡眠障碍、感觉异常（嗅觉障碍和听力下降）等。

四、诊断要点

（一）诊断标准

1. 诊断标准：ET 的临床诊断需要同时满足以下 3 个方面。
1）双上肢动作性震颤，伴或不伴其他部位的震颤（如下肢震颤、头部震颤或声音震颤）。
2）不伴有其他神经系统体征，如肌张力障碍、共济失调、帕金森综合征等。
3）病程超过 3 年。

2. ET 叠加的诊断标准：具有 ET 的特征，同时伴有不确定临床意义的神经系统体征，如串联步态损害、轻度记忆力障碍、可疑的肌张力障碍性姿势等。但有研究显示，ET 叠加可能仅代表一种状态，即当疾病处于晚期时，ET 患者可能会出现这些额外的临床特征。

3. 排除标准：
1）存在引起生理亢进性震颤的因素，如药源性因素、代谢性因素等。
2）孤立的局灶性震颤，如声音震颤、头部震颤、下颌震颤、下肢震颤等。
3）孤立性任务或位置特异性震颤，如原发性书写痉挛、高尔夫球手等。
4）震颤频率>12Hz 的直立性震颤。
5）伴明显其他神经系统体征的震颤综合征，如肌张力障碍震颤综合征、继发性帕金森综合征、Holmes 震颤等。
6）突然起病或病情呈阶梯式进展恶化。

（二）体格检查

由于缺乏客观的、能明确诊断 ET 的辅助检查手段，体格检查显得尤为重要。检查需要特别关注震颤的类型、部位和频率。

1. 静止性震颤：在患者安静、仰卧位或活动身体其他部位时出现，常见于帕金森病，其震颤幅度通常在随意运动时减小或消失，精神紧张时增大。晚期 ET 也可出现静止性震颤，但在随意运动期间不会消退。

2. 动作性震颤：在自主运动中出现。

1）姿势性震颤：可在患者伸出双手或将双手放置于颏部下方时出现，在握重物如书或杯子时姿势性震颤更明显。ET 的姿势性震颤可在采取一种姿势时或站姿的动作中（如伸出双手时）开始出现，没有潜伏期。帕金森病的姿势性震颤通常会在完成一种体位动作（如上臂伸出）后，在十几秒到数十秒的潜伏期后出现，也叫"再现性震颤"。

2）运动性震颤：分为单纯运动性震颤和意向性震颤，前者的震颤在整个运动中大致相同，后者在接近目标时震颤加重，其严重程度可在自主运动中（如写字、进食或喝水等）被更准确地引发出来。

3）等距性震颤：在肌肉收缩对抗静止物体时发生，如握拳或抓住检查者的手指时。

4）任务特异性震颤：在精细运动如执行写字等特定任务期间发生。

3. 震颤频率：震颤频率可通过运动传感器或肌电图准确测量，分为<4Hz、4~8Hz、8~12Hz 和>12Hz，大多数病理性震颤频率是 4~8Hz，肌肉律动和一些腭肌震颤频率<4Hz，节律性皮质肌阵挛的频率常>8Hz，强化的生理性震颤的频率是 8~12Hz，原发性直立性震颤的频率通常为 13~18Hz。

4. 震颤临床分级：可以参考 1996 年美国国立卫生研究院特发性震颤研究小组提出的震颤分级标准。0 级：无震颤；1 级：轻微，震颤不易察觉；2 级：中度，震颤幅度<2cm，非致残；3 级：明显，震颤幅度为 2~4cm，部分致残；4 级：严重，震颤幅度>4cm，致残。

（三）辅助检查

1. 常规检查：血常规、尿常规、大便常规、血生化（肝肾功能、电解质、血糖、血脂）、甲状腺功能等。上述检查一般无异常。

2. 药物和毒物检测：排除代谢、药物、毒物等因素引起的震颤。

3. 血清铜蓝蛋白：排除 WD。

4. 头颅 CT/MRI：排除颅内病灶、小脑疾病或创伤后事件相关的震颤，为了明确病因，必要时可行 PET 或 SPECT。

5. 神经电生理：肌电图可记录震颤的存在、测量震颤的频率并评估肌电爆发模式，在震颤的电生理评估中被广泛应用。加速度计结合肌电图进行震颤分析可对各种原因导致的震颤起到一定的鉴别诊断作用。

6. ET 的临床评估工具主要为量表，评估内容主要包括两方面：震颤严重程度的评估、震颤导致的功能障碍和生活质量下降的评估。常用量表如 Fahn-Tolosa-Marin 震颤评估量表［国际运动障碍协会（Movement Disorder Society，MDS）推荐］、Bain-Findley 震颤评估量表（MDS 推荐）、WHIGET 震颤评估量表（MDS 推荐）等。

（四）鉴别诊断

1. 帕金森病样震颤：帕金森病是临床上最容易与 ET 相混淆的疾病，PD 常见于年龄>50 岁的人群。典型的帕金森病样震颤是单侧不对称性静止性震颤，患者在安静放松时震颤幅度比维持某种姿势时大得多，频率（4~6Hz）低于 ET（8~12Hz），中等强度，可有动作性震颤，其中最典型的表现为搓丸样动作，多巴胺能药物治疗通常可改善帕金森病样震颤。虽然仅靠频率分析不足以鉴别，但静止性震颤和姿势性震颤或动作性震颤还是有一定的鉴别意义。除震颤形式不同外，帕金森病还有肌僵直、动作迟缓、姿势步态异常等神经系统体征。

PET 扫描发现 ET 患者壳核能摄取 ^{18}F－多巴、多巴胺转运蛋白功能、基底节多巴胺 D2 受体功能正常，而帕金森病壳核摄取 ^{18}F－多巴减少，多巴胺转运蛋白功能减弱，早期患者患侧基底节多巴胺 D2 受体功能上调。大多数帕金森病患者的黑质超声检查发现黑质回声增强超过 20mm^2。

2. 小脑性震颤：由明确的小脑病变引起的震颤，以意向性震颤为主，可有姿势性震颤，震颤频率较低（3~4Hz），常伴有小脑的其他体征，如眼球震颤、构音障碍、共济失调、轮替运动笨拙、辨距不良等。MRI 或 CT 检查可发现小脑萎缩，而 ET 患者通常不伴有小脑症状。

3. WD：震颤可表现为静止性、姿势性或运动性，常累及上肢远端和头部，还可出现舞蹈样动作、面部怪容、手足徐动等。在疾病早期，可表现较轻的静止性震颤或姿势性震颤，晚期可出现上肢扑翼样震颤。眼科检查可见特征性的 K－F 环。MRI 或 CT 可发现双侧豆状核对称性异常信号，基因检测有助于明确诊断。

4. 功能性震颤：多在有某些精神因素如焦虑、紧张、恐惧时出现，与 ET 相比，其频率较快（8~12Hz）但幅度较小，有相应的心理学特点，去除促发因素后症状即可消失，最常见的因素是交感神经活性增强。

5. 代谢性震颤：最常见的病因是甲状腺功能亢进，引起上肢高频细微的姿势性震颤，常伴有其他系统性体征，如突眼、多汗及体重减轻。其他病因包括肾衰竭、低血糖反应和肝病。

6. 药源性震颤：对于短时间出现震颤的患者要注意询问用药史，诱发震颤的常见药物包括 β 受体激动剂、茶碱类、抗抑郁药物、甲状腺素和胺碘酮等。阻断或抑制多巴胺的药物可引起静止性震颤以及继发性帕金森综合征，包括抗精神病药物（氟哌啶醇、利培酮等）、多巴胺耗竭剂丁苯那嗪以及钙拮抗剂（桂利嗪和氟桂利嗪）等。

五、治疗要点

（一）治疗原则

大多数 ET 患者仅有轻微的震颤，只有 0.5%~11.1% 患者需要治疗。ET 的治疗分为药物治疗（口服药物及 A 型肉毒毒素肌内注射）和手术治疗。其治疗原则如下。

1. 轻度震颤无需治疗。
2. 轻到中度患者由于工作或社交需要，可选择事前半小时服药以间歇性减轻症状。
3. 影响 ET 患者日常生活和工作的中到重度震颤需要药物治疗。
4. 药物难治性重症患者可考虑手术治疗。
5. 头部或声音震颤患者可选择 A 型肉毒毒素肌内注射治疗。

根据国际 ET 治疗循证 A、B、C 级推荐水平，结合我国的实际情况，将治疗 ET 的药物分为一线用药、二线用药和三线用药。一线用药有普萘洛尔、阿罗洛尔、扑米酮，是治疗 ET 的首选用药，且临床证实有确切疗效；二线用药有加巴喷丁、托吡酯、阿普唑仑、氯硝西泮、阿替洛尔、索他洛尔；三线用药有纳多洛尔、尼莫地平、A 型肉毒毒素。当单药治疗无效时可联合应用，A 型肉毒毒素肌内注射和手术治疗适用于症状严重、药物难治性患者。

（二）药物治疗

1. 一线用药。

1）普萘洛尔：为非选择性 β1 和 β2 肾上腺素受体阻滞剂，是经典的一线用药，可改善约 50% 患者的肢体震颤幅度，但对轴性震颤（如头部震颤、言语震颤等）无明显疗效。一般建议从小剂量开始（每次 10mg，2 次/天），逐渐加量（每次 5mg）至 30~60mg/d 即可有症状改善，一般不超过 360mg/d，维持剂量为 60~240mg/d。标准片 3 次/天，控释片 1 次/天，早晨服药，在 2 小时内可明显地降低震颤幅度。常见不良反应有血压下降和心率降低，但不低于 60 次/分钟的心率基本能耐受，用药期间应密切观察血压和心率变化，如心率<60 次/分钟可考虑减量，<55 次/分钟则停药。对于心脏传导阻滞、哮喘、糖尿病等疾病的患者相对禁忌，但可用于治疗伴左心室收缩功能障碍的稳定型心功能障碍的 ET 患者。

2）阿罗洛尔：具有 α 及 β 受体阻滞作用（其作用比大致为 1∶8），可减少姿势性震颤和动作性震颤的幅度，疗效与普萘洛尔相似。与普萘洛尔相比，阿罗洛尔的 β 受体阻滞活性是其 4~5 倍，且不易通过血-脑屏障，不会像普萘洛尔那样产生中枢神经系统的不良反应。因此，对于无法耐受普萘洛尔的患者可考虑给予阿罗洛尔治疗。一般从每次 10mg，1 次/天开始，如疗效不充分，可加量至每次 10mg、2 次/天，最高剂量不超过 30mg/d。常见不良反应有心动过缓、眩晕、低血压等。用药期间应密切观察血压和心率变化，如心率<60 次/分钟或有明显低血压应减少剂量或停止用药。

3）扑米酮：一种抗惊厥药，在体内的主要代谢产物为苯巴比妥和苯乙基二酰基胺（PEMA），其前体药物和代谢药物均有改善症状的作用，可有效减少 40%~50% 手部震颤的幅度，因此扑米酮对震颤的改善优于单独的苯巴比妥和 PEMA。主张少量多次给药，首次剂量不超过 25mg/d，一般从每晚 25mg 开始，逐渐加量 25mg/次，有效剂量在 50~500mg/d，每天口服 2~3 次，一般 250mg/d 疗效佳且耐受性好。对扑米酮无法耐受的患者可使用苯巴比妥。在用药早期，急性不良反应的发生率相对较高，包括眩晕、恶心、呕吐、嗜睡、步态不稳、急性毒性反应等，但多为暂时性，无需停药。

2. 二线用药。

1）加巴喷丁：一种 γ-氨基丁酸类似物，属于新型抗癫痫药物及抗神经痛药物，主要用于普萘洛尔、扑米酮有禁忌证，或不能耐受这两种药物者。起始剂量为 300mg/d，有效剂量为 1200～3600mg/d，分 3 次服用。常见不良反应有嗜睡、头晕、乏力和步态不稳等，一般较轻，用药 2 周后消失。

2）托吡酯：也属于新型抗癫痫药物，在一定程度上能改善各类震颤。起始剂量为 25mg/d，以 25mg/w 的递增速度缓慢加量，常规治疗剂量为 200～400mg/d，分 2 次口服。建议 2 次/天或睡前服用，以减少其不良反应。托吡酯在二线用药中可能是最有效的，作用效果和一线用药相当，但中枢神经系统的不良反应最显著，嗜睡、眼球震颤、复视呈剂量相关性，其他不良反应有体重减轻、食欲减退、感觉异常、恶心、肾结石、上呼吸道症状、认知功能损害等。

3）阿普唑仑：短效的苯二氮䓬类制剂，可以减少 25%～34% 的震颤幅度，可用于不能耐受普萘洛尔、阿罗洛尔和扑米酮的老年患者，可缓解压力、焦虑等情况下加重的震颤。起始剂量为 0.6mg/d，老年人起始剂量为 0.125～0.250mg/d，有效剂量为 0.6～2.4mg/d，分 3 次给药，平均有效剂量为 0.75mg/d。不良反应有反应迟钝、疲劳、过度镇静等，长期使用可出现药物依赖性，故慎用。

4）氯硝西泮：长效的苯二氮䓬类制剂，能有效减小动作性震颤幅度。起始剂量为 0.5mg/d，平均有效剂量为 1.15～2.00mg/d。不良反应有头晕、步态不稳、过度镇静等。使用该药要谨慎，因为有滥用危险，并可出现戒断综合征。

5）阿替洛尔：选择性 β1 受体阻滞剂，疗效逊于非选择性肾上腺素受体阻滞剂，适用于不能使用 β2 及非选择性肾上腺素受体阻滞剂的哮喘患者。50～150mg/d 可以缓解症状。不良反应有恶心、头晕、口干、咳嗽、困倦等。

6）索他洛尔：非选择性 β 受体阻滞剂，通常用于控制心律失常，具有一定的抗震颤作用。一项临床随机对照研究表明，索他洛尔每次 80mg，2 次/天能有效改善 ET 患者的震颤症状。不良反应有呕吐、恶心、疲倦、腹泻、皮疹、嗜睡等，药物过量可致心动过缓、传导阻滞和低血压等。

3. 三线用药：

1）非选择性 β 受体阻滞剂纳多洛尔 120～240mg/d，或钙离子拮抗剂尼莫地平 120mg/d，对改善肢体震颤可能有效。

2）A 型肉毒毒素多点肌内注射对治疗头部震颤、声音震颤更具优势，且同样可用于肢体震颤的治疗，但有剂量相关性不良反应。单剂量 40～400IU 的 A 型肉毒毒素可改善头部震颤；选择桡、尺侧腕伸屈肌进行多点注射，50～100IU，可减小上肢的震颤幅度，平均治疗时间为 12 周（一般为 4～16 周）；0.6～15.0 IU 的软腭注射可改善声音震颤，但可能出现声音嘶哑和吞咽困难等不良反应；A 型肉毒毒素治疗难治性震颤属于对症治疗措施，通常 1 次注射疗效持续 3～6 个月，需重复注射以维持疗效。

（三）手术治疗

ET 的手术治疗方法包括立体定向丘脑毁损术、DBS 及磁共振成像引导下的聚焦超声（magnetic resonance-guided focused ultrasound，MRgFUS）丘脑切开术，但仅限于药物难治性肢体震颤的治疗，对头部震颤和声音震颤效果不肯定。

1. 立体定向丘脑毁损术：显著减轻 ET，但易出现认知功能障碍、构音障碍等严重并发症，因此仅适用于单侧 ET 患者。

2. DBS：丘脑腹中间核（Vim）是 ET 手术的经典和首选刺激靶点，Vim-DBS 对震颤改善率可达 70%~90%。丘脑后下区（PSA）也是治疗 ET 的重要靶点，PSA-DBS 治疗可显著改善患者震颤症状，其疗效及不良反应均与 Vim-DBS 相当。DBS 长期刺激将增加靶点的耐受性，疗效会逐渐下降。它具有低创伤性、可逆性、可调控性的特点，不良反应包括局部疼痛、感觉异常、平衡失调、构音障碍等，部分通过改变刺激参数可以得到纠正。需明确的是，手术的主要目的是提高 ET 患者的生活质量，尚不能根治疾病或阻止疾病进展。

3. MRgFUS 丘脑切开术：一种新型的微创消融治疗方法，一般于单侧丘脑进行手术，能有效减轻 ET 患者肢体震颤，震颤症状改善 60% 以上，其疗效能稳定维持至少 2 年，不良反应包括感觉异常、共济失调等，且与手术范围及手术部位有关。当手术范围 >170mm^3 时，不良反应的发生风险明显增高。

六、护理要点

1. 康复护理：目的是改善各种运动功能障碍，最大限度地延缓疾病进展，提高患者的生活质量。根据疾病的严重程度、震颤的类型和严重程度，制定个体化康复护理措施。

1）运动疗法：有氧运动在一定程度上可缓解患者的姿势性震颤。抗阻力训练是常见的运动疗法，其主要目的是训练肌肉。传统的抗阻力训练包括俯卧撑训练、哑铃训练、杠铃训练等，其他运动疗法包括手功能活动训练、肌力训练、姿势训练、平衡训练、关节活动范围训练。指导患者进行起、坐、立、卧等动作训练，重症患者可以在床上进行坐位、卧位和翻身（左侧位、右侧位、仰卧位）等体位改变的训练。着重进行各关节活动范围的训练，通过日常技能训练或医疗体操维持躯干和四肢各关节的活动范围，特别是手部精细动作锻炼，如穿衣、握筷子、扣纽扣、系鞋带等。

2）物理疗法包括躯体和脑部、四肢关节的理疗。在脑部理疗中，可以使用 10% 碘化钾离子导入治疗。对于局部症状，可以根据不同情况选择合适的理疗方法。①颈肩部僵硬：可以采用温热疗法，如烤灯、红外线或局部蜡疗。②呼吸肌运动障碍：可用低频脉冲疗法以刺激膈神经；③肋间肌训练：可以用于中频电疗，以增加呼吸肌力量和提升呼吸功能；④震颤伴有面具脸，可以使用低频脉冲电刺激面部肌肉，以纠正面部肌肉活动的刻板情况。

2. 心理护理：ET 患者常伴有明显的焦虑和抑郁等心理障碍，在一定程度上影响患者的生活质量。因此，对 ET 的治疗不仅需要改善患者的震颤症状，还需重视抑郁和焦虑等心理问题，应提供有效的心理指导，必要时可适当使用抗抑郁、抗焦虑的药物，以减轻患者的心理负担。

3. 饮食护理：多数患者病因不明，震颤随着年龄缓慢进展，因存在 ET 叠加，患者体力消耗大,且年龄增长,营养不良是常见症状。因此要保证营养摄入量,为患者提供高热量、高蛋白、高维生素、易消化饮食,采用少量多餐的进食方法,以减轻胃部不适及消化道负担。对食欲不振者,根据其饮食习惯,给予平时喜爱的食物,但禁食辛辣及刺激性食物,必要时可请营养科会诊,制订针对患者的营养方案;同时给予营养支持,给予静脉输液补充水、能量合剂、维生素C、大量B族维生素及电解质等,以纠正水电解质紊乱和酸中毒。

4. 对症护理:对于震颤症状严重患者,应将其安置在安静舒适的单人房间,使其尽量卧床休息,给予床档保护,必要时给予保护性约束,陪护人员守护在患者身边增加其安全感。震颤发作时,护士密切观察其症状,并记录生命体征,必要时遵医嘱用药。因服用抗胆碱能药物易引起食欲不振、呕吐、恶心等胃肠道反应及直立性低血压,故应注意饭后服药,站立的动作缓慢,做各项检查时应有专人陪护,并向陪护人员交代清楚,上洗手间时也应有人陪护防止跌倒等不良事件的发生。对于有睡眠障碍的患者,应重视对睡眠状态的观察,患者要注意保持充分睡眠,不要昼夜颠倒,必要时给予安眠药,不能让患者以被蒙头睡眠,以免妨碍观察,以及预防自杀行为的发生。巡视时护士动作轻柔。对于有抑郁、幻觉的患者,要注意防止意外事件的发生,严防自杀。对于痴呆、记忆力下降的患者,严防走失,嘱家属24小时留陪,患者穿防走失病员服,腕带及床头牌贴防走失标识,标识上注明医院、科室及科室电话、家属电话。

5. 并发症的护理:对于重症长期卧床不起的患者应鼓励其翻身、进行被动活动,照护者可被动活动其关节,以防止关节固定、坠积性肺炎、压力性损伤、深静脉血栓等并发症发生。对长期卧床不起的患者协助其更换卧位,每隔2小时翻身一次,翻身时注意观察患者皮肤情况,保持皮肤清洁干燥,床单位应保持干净、整洁无碎屑。用温水擦澡、擦背或局部按摩,注意按摩部位是否有血栓,有血栓部位应避免按摩。注意保暖,避免受凉,保持呼吸道通畅,鼓励患者深呼吸,鼓励患者咳嗽、咳痰,必要时可以使用震动排痰仪;对于痰液黏稠者,可雾化稀释痰液,床旁备吸痰装置,必要时吸痰。

6. 健康教育:大多数患者对ET的发病机制、治疗原理、护理、注意事项缺乏认识,医护人员可采取健康手册、公众号等宣教形式向患者及家属讲解疾病相关知识。注重患者可能出现的心理障碍、失眠、认知功能下降等非运动症状,临床上应加强对ET患者的护理工作,特别是改善其心理状态,提高患者的睡眠质量及生活质量,消除患者的恐惧感,鼓励患者以乐观积极的心态面对疾病。

七、预后

ET的发病年龄与预后无关,震颤的严重程度与死亡率也无关。然而部分患者由于严重的震颤可能导致生活自理困难,社会交往活动减少,最终丧失劳动力。这种情况通常在起病10~20年后发生,发生率随着病程和年龄的增长而增加,部分ET患者因丧失劳动能力而提前退休。

八、注意事项

注意是否存在ET叠加,不仅要考虑控制患者的运动症状,也应改善非运动症状。

采取包括药物、心理指导、运动康复等的全方位综合治疗，心理疏导和康复治疗应该贯穿治疗的全过程，强调个体化治疗原则。观察 ET 是否向帕金森病转化，若出现转化，需早期诊断并采取相应措施控制帕金森病进展。

（李成　程扬帆）

第十节　肌张力障碍及其护理

肌张力障碍（dystonia）是一种运动障碍，其特征是持续性或间歇性肌肉收缩引起的异常运动和（或）姿势，常重复出现。肌张力障碍性运动一般为模式化的扭曲动作，可以呈震颤样。肌张力障碍常因随意动作诱发或加重，伴有肌肉兴奋的泛化。肌张力障碍是神经系统运动增多类疾病的常见类型。

肌张力障碍作为不自主运动的一种形式，常可以观察到以下现象。

1. 缓解技巧/感觉诡计（alleviating maneuvers/sensory tricks）：用于纠正异常姿势或缓解肌张力障碍性运动的随意动作，通常是涉及受累部位的简单运动或触摸，而不是用力对抗肌张力障碍症状。

2. 镜像运动（mirror dystonia）：一种由对侧肢体运动诱发的患侧肢体的不自主姿势或运动，与肌张力障碍的特征相同或类似，常见于受累较严重的一侧肢体。

3. 泛化（overflow）：常在肌张力障碍性运动的高峰出现，在肌张力障碍受累部位的邻近身体区域出现范围扩大的肌肉不自主兴奋。

4. 动作特异性（action-specific）：仅在特定活动或执行特定任务时出现肌张力障碍，如某些职业（如书写痉挛、音乐家痉挛）或运动，以局灶型肌张力障碍多见。

5. 零点（null point）：异常的肌张力障碍性姿势在不刻意纠正下充分展现的身体位置，此处肌张力障碍性震颤往往减轻。

6. 肌张力障碍性震颤（dystonic tremor）：一种自发的振荡性、节律性运动，常不恒定，由肌张力障碍受累部位肌肉收缩导致，在试图维持正常姿势时常加重。在零点时，肌张力障碍性震颤往往减轻。肌张力障碍性震颤有时可能需要与原发性震颤相鉴别。

一、流行病学

肌张力障碍的发病率具有一定的种族和地域差异。原发性肌张力障碍好发于 7~15 岁儿童或少年。

二、病因和发病机制

原发性肌张力障碍大多为散发，少数有家族史，目前病因尚不清楚，可能与遗传因素、环境因素等有关。随着分子遗传学的发展，遗传因素在原发性肌张力障碍发病机制中的作用越来越受到关注，多个原发性肌张力障碍的致病基因和功能蛋白被相继定位和发现，为阐明该病的发病机制提供了重要证据。目前，国外学者已定位了超过 30 种遗传性原发性肌张力障碍的基因型亚型，命名为 *DYT1*～*DYT30*，今后还可能有一些新的基因分型将被发现。而目前更倾向于按照遗传模式分类，如常染色体显性遗传、常染色体隐性遗传、X 连锁遗传、线粒体遗传。

原发性扭转痉挛可见非特异性病理改变，包括壳核、丘脑及尾状核神经元变性，基底节脂质和脂色素增多。痉挛性斜颈、书写痉挛和职业性痉挛等局限性肌张力障碍病理上无特异性改变。大部分 Meige 综合征患者病理检查无实质性病变。继发性肌张力障碍则由于病因不同，可能在纹状体、丘脑、蓝斑、脑干网状结构等有相应的病理改变。

三、临床表现

不同年龄、不同部位、不同病因的肌张力障碍具有各自的临床特点，其中约 50％的患者为局限性肌张力障碍，某些继发性肌张力障碍在发病初期仅累及部分肢体，随着病程进展，可由局限型发展至节段型，甚至全身型。临床上较常见的肌张力障碍有以下几种。

1. 全身型肌张力障碍：又称变形型肌张力障碍（dystonia musculorum deformans），是指全身型扭转型肌张力障碍。起病时可先表现为局限性肌张力障碍症状，随后可波及全身。儿童起病者多有阳性家族史，常见为 *DYT1* 基因突变导致的早发型扭转型肌张力障碍，症状多从一侧或双侧下肢开始，病初大多为一侧下肢的牵拉或僵硬，行走不便，逐渐进展至广泛不自主扭转运动和姿势异常，出现严重的运动障碍，如病足内旋似"马蹄内翻"样，行走时脚跟不能着地。成年期起病者多为散发，症状常从上肢或躯干开始，逐渐波及全身，可表现为上肢弯曲、手指伸直、手和前臂内翻、书写障碍、斜颈、构音障碍等，当躯干及脊旁肌受累时可引起全身的扭转运动。病程较长时，患者常呈现异常的姿势，如腰椎过度前凸、骨盆倾斜、躯干侧弯畸形。

2. 痉挛性斜颈：由胸锁乳突肌、斜方肌等颈部肌群自发性不自主收缩引起的头向一侧扭转或阵发性倾斜，是局限型肌张力障碍中的常见类型，亦可为全身型扭转痉挛的组成部分。通常 30～40 岁发病，女性较多，起病缓慢，早期常为阵发性，最终可发展为持续性斜颈，导致头固定于某一姿势。受累肌肉可有痛感，亦可肥大。症状常于情绪激动时加重，头部得到支持时减轻，睡眠时消失。

3. Meige 综合征：由法国 Henry Meige（1910 年）首先描述，主要表现为眼睑痉挛和口－下颌肌张力障碍。中老年女性多见，双眼睑痉挛为最常见的首发症状，部分由单眼起病，逐渐发展至双侧眼睑痉挛。常在睡眠、讲话、唱歌、打呵欠、张口时改善，在强光下、疲劳、紧张或阅读、注视时加重。口－下颌肌张力障碍表现为不自主张口、闭口、噘嘴和收缩嘴唇、伸舌、咬牙等，严重者可使下颌脱臼、牙齿磨损或脱落，常影响发声和吞咽。Meige 综合征的临床表现可分为三型：①眼睑痉挛型；②眼睑痉挛合并口－下颌肌张力障碍型；③口－下颌肌张力障碍型。前两种类型多见。

4. 书写痉挛：仅在执笔书写时手和前臂才出现肌张力障碍异常运动和姿势。表现为书写时手臂僵硬、握笔不自如、写字变形、手腕屈曲、肘部不自主地外弓形抬起等，而在进行与书写无关的动作时则表现正常。患者常不得不用另一只手代替写字。本病也可出现在打字、弹钢琴、使用螺丝刀或餐具等活动中。药物治疗通常无效。

四、诊断要点

肌张力障碍的诊断可分为 3 步：

1. 根据不自主运动的特点，明确不自主运动是否为肌张力障碍性运动。
2. 根据肌张力障碍的临床特点（起病年龄、身体累及的部位、时间规律，以及单纯型、复合型或复杂型），明确肌张力障碍是否为获得性、遗传性或特发性。
3. 根据检测结果，明确肌张力障碍的遗传性病因。

（一）遗传学检测

遗传性肌张力障碍基因检测的策略：首先考虑主要症状特征，其次考虑起病年龄和遗传方式等因素，综合考虑筛选候选基因进行检测，并针对候选基因选取相应的检测技术，必要时可选择二代高通量测序技术。

1. 对于单纯型肌张力障碍，当以全身型表现为主时，应考虑 DYT－TOR1A、DYT－THAP1、DYT－HPCA、DYT－TUBB4 等亚型，尤其对于起病年龄<26 岁或者有早发患病亲属的患者，应首先检测 *TOR1A* 基因，其次检测 *THAP* 基因，之后可结合具体遗传方式和临床特点进行相应基因的检测。而当以局灶型和节段型表现为主时，尤其是颅颈部受累明显时，应考虑 DYT－GNAL、DYT－ANO3、DYT－COL6A3 等亚型，并优先检测 *GNAL* 基因。

2. 对于复合型肌张力障碍，对早发、诊断不明的患者优先考虑 DYT－GCH1、DYT－TH 等亚型，并进行基因检测。当持续性肌张力障碍主要伴随肌阵挛表现时，应考虑 DYT－SGCE、DYT－CACNA1B、DYT－KCTD17 等亚型；进行基因检测时，应首先检测 *SGCE* 基因，其次需结合具体遗传方式和临床特点进行相应基因的检测。而当以伴随帕金森综合征表现为主时，应考虑 DYT－TAF1、DYT－ATP1A3、DYT－PRKRA、DYT－GCH1、DYT－TH 等亚型，但值得注意的是，*PARK －Parkin*、*PARK －PINK1*、*PARK －DJ1* 等帕金森病致病基因也常导致肌张力障碍合并帕金森综合征的类似表现。

3. 对于发作性肌张力障碍，根据诱发因素，选择检测相应的基因。如以随意运动为主要诱发因素，则首选 *PRRT2* 基因进行检测，其次检测 *SLC2A1*、*MR－1* 基因；如无明显随意运动诱发，则首先检测 *MR－1* 基因，其次检测 *PRRT2*、*SLC2A1*、*KCNMA1* 基因；如以持续运动为主要诱发因素，则首先检测 *SLC2A1* 基因，其次检测 *PRRT2*、*MR－1* 基因。

随着二代测序技术的不断进步，基因检测成本显著降低。由于多个基因可以导致同一表型，除非非常特异，为了节约成本，常常进行全外显子测序或全基因组测序，不仅能找到已知的致病基因，还可能发现新的致病基因。进行基因报告解读时，一定要考虑患者的临床实际情况。

（二）神经电生理检测

对于某些仅凭临床特征不足以诊断的病例，神经电生理检测是辅助诊断的有力工具。

（三）脑影像学检查

1. 筛查或排除获得性肌张力障碍需行脑影像学检查，特别是对于肌张力障碍症状累及较为广泛的儿童或青少年患者。

2. 除非怀疑颅内钙化，否则头颅 MRI 对肌张力障碍的诊断价值优于脑 CT。磁敏感加权成像（susceptibility weighted imaging，SWI）或 T2*WI 对于 NBIA 的诊断价值优于常规 MRI。

3. 目前尚没有证据显示更复杂、高超的影像学技术如脑容量形态测量（voxel based morphometry）、弥散加权成像（diffusion weighted imaging）、功能磁共振（functional MRI）对肌张力障碍的诊断或分类具有任何价值。但 MRI 中的一些特殊序列如 SWI 或 T2*WI、弥散张量成像（diffusion tensor imaging）等可能有助于 DBS 靶点定位。

（四）鉴别诊断

1. 器质性假性肌张力障碍：眼部感染、干眼症和眼睑下垂应与眼睑痉挛鉴别；牙关紧闭或下颌关节病变应与口-下颌肌张力障碍鉴别；颈椎骨关节畸形、外伤、疼痛、感染或眩晕所致强迫头位，先天性肌性斜颈或第Ⅳ脑神经麻痹形成的代偿性姿势等应与颈部肌张力障碍鉴别；掌腱膜挛缩、扳机指、低钙血症等应与手部肌张力障碍鉴别。其他需鉴别的还有脊柱侧弯、僵人综合征、后颅窝肿瘤、脊髓空洞症、裂孔疝-斜颈综合征（Sandifer 综合征）、Satoyoshi 综合征、神经肌肉病等的异常姿势或动作。

2. 获得性肌张力障碍：以下临床线索往往提示获得性肌张力障碍。

1）起病突然，病程早期进展迅速。

2）持续性偏身型肌张力障碍。

3）儿童期颅段起病。

4）成人起病的下肢或全身型肌张力障碍。

5）早期出现固定的姿势异常。

6）除肌张力障碍外存在其他神经系统体征。

7）早期出现语言障碍，如构音障碍、口吃。

8）复杂型运动障碍伴神经系统异常，如痴呆、癫痫、视觉障碍、共济失调、肌无力、肌萎缩、反射消失、感觉缺失、自主神经功能障碍等。

3. 功能性肌张力障碍：功能性运动障碍的一种形式。诊断线索包括常与感觉不适同时出现、多重的躯体症状、自我伤害、古怪的运动或假性发作、明显的精神疾病、无人观察时好转、暗示下急性加重。应用心理治疗、强烈暗示、安慰剂或物理治疗可好转甚至痊愈。

五、治疗要点

1. 药物治疗。

1) 抗胆碱能药物：如苯海索可用于全身型和节段型肌张力障碍，对儿童和青少年可能更为适宜。对长期应用抗精神病药物所致的迟发性肌张力障碍，抗胆碱能药物常有较好的疗效。对抗精神病药物、甲氧氯普胺等引起的急性肌张力障碍有效。

2) 抗癫痫药：苯二氮䓬类、卡马西平、苯妥英钠等，主要对发作性运动诱发的肌张力障碍有效。

3) 抗多巴胺能药物：经典抗精神病药如氟哌啶醇或匹莫齐特可以缓解肌张力障碍的症状，但由于其不良反应多，目前不主张使用这类药物进行治疗。

4) 多巴胺能药物：仅对多巴反应性肌张力障碍患者使用左旋多巴及多巴胺受体激动剂有效。对于儿童期发病，全身型及节段型肌张力障碍的患者，应首选左旋多巴进行诊断性治疗。

5) 肌松剂：巴氯芬为GABA受体激动剂，对部分口-下颌等局灶型或节段型肌张力障碍可能有效。

2. 肉毒毒素治疗：A型肉毒毒素肌内注射可引起局部的化学性去神经支配作用，可迅速消除或缓解肌痉挛，重建主动肌与拮抗肌之间的平衡，改善肌肉异常或过度收缩相关的疼痛、震颤、姿势异常、运动障碍等表现，明显提高患者的生活质量，是治疗肌张力障碍的有效手段。

3. DBS：内侧苍白球或丘脑底核持续电刺激已应用于各种肌张力障碍的治疗，主要用于药物治疗无效的患者。通常DBS植入后肌张力障碍性动作可在短时间内改善，而肌张力障碍性姿势（强直样特征）一般要经过数周至数月才能改善。需要注意手术相关的并发症、刺激导致的不良反应和硬件相关的安全问题。内侧苍白球是原发性（包括遗传性或散发性）全身型或节段型肌张力障碍和难治性颈部肌张力障碍行DBS的适合靶点。

六、护理要点

1. 躯体移动障碍的护理：做好患者的生活护理，加强巡视病房，主动了解患者的需要，指导及鼓励患者进行自我护理，做自己力所能及的事情，并适当给予协助。对于出汗多的患者，指导其穿柔软、宽松的棉质衣服，保持皮肤清洁、干燥，床单位整洁、干净。对于行动不便、起坐困难的患者，将呼叫器放于床边，生活物品放于易拿易取处。对于卧床患者，要定时翻身，做好皮肤护理，训练其学会床上使用便器。

2. 语言沟通障碍的护理：将呼叫器及日常用品（手纸、水杯、眼镜等）放在患者易拿易取处，给患者足够的时间表达自己的需要，通过交流板、大声朗读、与亲友交谈等进行语言交流能力康复训练。

3. 饮食护理：给予高热量、高维生素、低脂、适量优质蛋白的易消化食物。告知服用左旋多巴药物的患者不宜摄入过多的蛋白质。每天喝6~8杯水及饮品，采用坐位或半卧位进食或饮水，缓慢进餐。根据患者的咀嚼能力决定饮食状况和进食途径：①对咀嚼能力及消化功能差的患者，给予易消化、易咀嚼、细软、无刺激的软食或半流质食物；②对于咀嚼能力差及吞咽功能障碍患者，给予稀粥、面片、蒸蛋等黏稠不易反流的食物；③对进食困难、饮水呛咳患者，给予鼻饲饮食。以上方式均无效者，可给予胃肠外营养支持，如遵医嘱给予静脉补充葡萄糖、电解质、脂肪乳等。每周评估一次营养状况，了解患者吞咽困难的程度及每天进食情况。

4. 用药指导：

1）用药过程中观察肢体不自主运动和姿势及运动功能的改善情况，以确定药物的疗效。

2）给患者讲解药物的不良反应，并注意观察。盐酸苯海索（安坦）：不良反应有口干、唾液和汗液分泌减少、瞳孔扩大、便秘、尿潴留等；左旋多巴：急性不良反应有恶心、呕吐、低血压和意识模糊等，偶尔出现心律失常；多巴丝肼片（美多芭）：可见异动症。

3）遵医行为教育：强调必须遵医嘱服药，不可随意停药或减药，要坚持长期治疗。

5. 心理护理：向患者介绍疾病有关知识，使其了解其病程及预后。指导家属照顾患者，使患者感受到来自家庭的支持和爱心。细心观察患者的心理反应，鼓励患者表达并注意倾听其心理感受，给予正确的信息和引导。鼓励患者培养兴趣爱好，保持良好的心态。针对个体情况，进行针对性的心理护理。

6. 基础护理：做好口腔护理、更换体位、晨晚间护理等工作。

7. 评价：可以采用量表或问卷对肌张力障碍进行评价。推荐参照标准录像流程如实记录异常运动的表现，联合应用量表或问卷，客观评价疾病特点、严重程度及临床干预疗效。

（赵萍　林隽羽）

第十一节　抽动-秽语综合征及其护理

抽动-秽语综合征（tics-coprolalia syndrome）又称 Tourette 综合征（Tourette syndrome，TS），是一种神经发育障碍性疾病，临床特征为表情肌、颈肌或上肢肌肉反复、迅速、不规则地抽动，多表现为挤眼、皱眉、摇头、仰颈等。TS 常于儿童期起病，症状发作频繁且呈波动性，病程至少持续 1 年，其中约有 40% 患儿伴有重复性、暴发性无意义的单调怪声，85% 的患儿可出现轻至中度行为异常甚至出现自伤行为。

一、流行病学

据报道，TS 在全世界的发病率约为 1%。TS 好发于男性，男女发病率比例为 (3~4)：1。TS 多于儿童期起病，多数患儿至成年期症状缓解，病程可以是短暂的或是长期、慢性的。不同种族人群的 TS 患病率相近。

二、病因和发病机制

TS 的病因尚不清楚，遗传因素可能是其病因的一个方面。目前研究提示 TS 和其他原发性抽动障碍具有相同的多基因风险，已确定了多种 TS 风险基因变异（如 CNTN6、NRXN1、SLITRK1 和 HDC），但它们只解释少部分 TS 患者的遗传易感性，仍需进一步的研究加以证实。

TS 的发病机制有以下几种假说：①纹状体多巴胺系统中多巴胺活动过度或多巴胺受体超敏；②脑发育早期兴奋性氨基酸和性激素的过度营养作用、基底节和边缘系统特定神经元的异常增加与过度派生；③感染相关的神经免疫异常激活，如 β-溶血性链球菌感染等。

三、临床表现

抽动是 TS 的典型临床特征，表现为正常活动时突然、短促、间歇性地运动或发声。患者平均于 5 岁左右发病，随后病情的严重程度逐渐加重，至 10~12 岁时病情最为严重，此后病情逐渐减轻，近半数患者至 18 岁时症状完全消失。

1. 运动抽动（motor tics）：单纯性运动抽动包括频繁眨眼、耸肩、甩头等。复杂性运动抽动是指快速、协调性的一系列不自主运动，可以表现为踢腿、跳跃、步态异常、抓挠动作等。面部发生迅速抽动时，表现为频繁眨眼、扮鬼脸、噘嘴、皱眉等；颈部发生迅速抽动时，表现为点头、摇头、颈部伸展、仰颈等；肩部发生迅速抽动时，可出现耸肩等运动障碍表现。抽动也可累及胸部及肢体，反复出现投掷、转圈、踢腿、顿足、躯干弯曲或扭转等运动障碍。抽动频繁时，每天可达十余次甚至数百次。情绪激动、精神紧张时，抽动可加重；精神松弛时，抽动可减轻；睡眠时，抽动可消失。

2. 发声抽动（phonic tics）：单纯性发声抽动是因喉部肌肉抽动而反复爆发出无意义的单调异常喉音，如喷气音、清嗓音、犬吠音、咂舌音，以及"嘘""吱""嘎"等声响。复杂性发声抽动是指患者可无意识刻板地发出粗俗淫秽的言语和咒骂，有时还可模仿他人言语或动作，经常重复词或短语。

3. 精神病学合并症：许多 TS 患者除核心运动症状外，还可出现强迫症（obsessive compulsive disorder，OCD）、注意力缺陷多动障碍（attention deficit hyperactivity disorder，ADHD）、抑郁、焦虑、冲动控制障碍（impulse control disorder，ICD）等精神病学合并症。

四、诊断要点

1. 诊断标准。参照精神疾病诊断与统计手册（DSM-5）的诊断标准：①同时有多种运动抽动和 1 种或多种发声抽动，但运动抽动和发声抽动不一定同时出现；②18 岁前起病；③抽动首次发病后，抽动发作频率可增加或减少，抽动症状持续时间可超过 1 年；④抽动症状不由某些药物或物质或其他医疗事件引起。

2. 鉴别诊断：神经棘红细胞增多症、脑炎、既往抗精神病药物使用史、头部外伤等可以导致类似 TS 的表现。在诊断 TS 之前，需首先排除以上病因。TS 与小舞蹈病的鉴别在于小舞蹈病患者呈持续的舞蹈样不自主运动，且为自限性疾病。TS 的抽动速度介于阵挛性抽动与肌张力障碍性抽动之间。患者的先兆性感觉、间歇性发作以及较短时间内可抑制的特点，有助于与其他运动障碍疾病相鉴别。

五、治疗要点

评估抽动对患者情绪、社会功能、学习能力、职业功能造成的影响非常重要，这可以决定是否对患者进行治疗以及何时对患者加以干预治疗。如果抽动轻微且未对社会功能及学习能力造成影响，则无需治疗；若症状较为严重，则需进行治疗。

1. 核心症状的治疗：α 肾上腺素受体阻滞剂（可乐定、胍法辛）可减轻抽动及发音痉挛的频率和严重程度；多巴胺受体阻滞剂（氯硝西泮、巴氯芬、利培酮等）、多巴胺耗竭剂（丁苯那嗪、利血平）疗效更佳，但更易出现迟发性肌张力障碍等不良反应，因此，多巴胺受体阻滞剂、多巴胺耗竭剂通常作为二线或三线用药。

2. 精神病学合并症的治疗：识别出 TS 患者合并的精神症状并加以治疗，对患者至关重要。如合并强迫症、注意力缺陷多动障碍、抑郁、焦虑，均需进行治疗。治疗强迫症的药物可选择氟西汀、舍曲林、帕罗西汀等选择性 5-羟色胺再摄取抑制剂；治疗注意力缺陷多动障碍可选择中枢兴奋剂，如哌甲酯、匹莫林等。药物治疗的同时，需辅以心理和行为治疗。

六、护理要点

1. 病情观察：TS 患儿多数以运动抽动为首发症状，其中频繁眨眼居多，大多家长对此病认识不足，误认为是不良习惯而加以训斥或就诊于眼科、儿科，甚至认为是患儿故意做这些动作，从而导致延误治疗。入院后护士应重点观察 TS 患儿抽动发作的部位、形式、时间、频率、强度、复杂性及干扰程度等，评估患儿接受护理干预的程度且详细记录，以作为临床诊断和疗效观察的依据，充分了解引起抽动加重或减轻的因素，同时要注意观察有无发作诱因或先兆。

2. 用药护理：医护人员应主动向患儿及家长介绍药物名称、用药时间、剂量、方法、作用、注意事项、可能出现的不良反应，以及药物不良反应的处理方法。如服用氟哌啶醇最常见的不良反应是锥体外系反应，轻者可出现烦躁、嗜睡、静坐不能、双眼上翻，重者则可出现扭颈、手抖、吞咽困难等，个别还会出现药物过敏或白细胞计数降低等，但停药后上述症状均可自然消失。

3. 生活护理：合理安排饮食，多食易消化、营养丰富的食物，多食富含维生素、粗纤维的蔬菜和水果，避免进食辛辣、刺激性食物，切勿暴饮暴食。同时还应教育患儿禁止观看惊险、恐惧的电视剧及影片，以免精神过度紧张而致抽动加重。对秽语儿童要正确引导使用文明语言，对已上学患儿应注意学习负担不要过重。若抽动影响患儿生活，要协助生活护理，如头颈部抽动可影响患儿进食，四肢抽动可影响患儿穿衣，患儿频繁强迫性咬唇、咬牙等，容易造成身体感染，护士应根据情况协助进食、穿衣、大小便等，还应注意保持皮肤清洁，注意手卫生，指甲、头发不宜过长，衣领不宜过高过硬等。此外，感冒和各种感染性疾病在一定程度上可能会诱发甚至加重病情，因此预防尤为重要。应告诉患儿家长平时必须让患儿养成良好的卫生及生活习惯，多饮水，适度进行体育锻炼，随天气变化随时增减衣服。

4. 心理护理：TS患儿虽然没有生命危险，但可能有心理缺陷，主要表现为胆小、紧张、缺乏自信、人际交往障碍等。TS还会影响其和同学、朋友的交流，使其长大后产生自卑心理，失去自信，影响社交。因此心理护理十分重要。

1）家庭和学校的作用：在心理治疗和心理护理中，取得家庭和学校的支持，保证患儿的情绪稳定，营造一个适合疾病康复的家庭环境对巩固疗效十分重要。当患儿犯错时一定不能辱骂、殴打或大声吵闹，最好在没有他人的时候再告诉患儿错在哪里，并细心、耐心地开导，使其情绪平稳顺从。对患儿平时生活中的点滴进步和优点应多加鼓励，在外人面前多表扬，让其体会到满足感和成就感，使其增强自信心。同时还要与学校沟通，共同配合心理护理，让老师给予更多的正向引导，鼓励同学们互相帮助，一定不要出现孤立、歧视的现象，多让同学们一起带着患儿参与团队活动，用团结和友爱感染和鼓励患儿，让患儿觉得自己所处的环境是和谐温馨的，进而有利于抽动症状的缓解。

2）相互信任，正面引导：护士应积极主动、态度诚恳地与患儿交谈，以建立良好的护患关系。TS患儿易激惹，当其发脾气时不能训斥，要耐心讲道理，以理服人，尽量不谈令患儿不愉快的事情，对他们的进步除了及时表扬外，还可以适当给予实质性奖励，如在条件允许的情况下设光荣栏，表现好时予以小红花，以增强其自信心。另外还可以为患儿提供适当宣泄情绪的环境和途径，避免过度兴奋或忧郁的情绪对疾病产生负面影响，这对患儿全面康复有非常重要的意义。

七、预后

大多数患者预后良好，药物治疗可控制抽动及相关精神病学合并症。症状随年龄增长而逐渐减轻，甚至可完全消失。

（刘昌龄　张斯睿）

第十二节　迟发性运动障碍及其护理

迟发性运动障碍（tardive dyskinesia，TD）是与长期服用多巴胺受体阻滞剂（dopamine receptor blocking agent，DRBA）相关的一种多动性运动障碍，表现为各种不自主运动与异常姿势，可累及颅颈部，表现为反复张口/闭口、伸舌、咀嚼、噘嘴、歪颌或转颈等，也可累及四肢和躯干，表现为四肢躯干的不自主摆动、抽动、舞蹈样动作、扭转性运动等。67%~89%的TD患者不自主运动状态永久存在，具有较高的致残率。

一、流行病学

研究表明，在长期使用DRBA的人群中，10%～30%患有TD。使用第一代抗精神病药物的精神病患者发生TD的概率为32.4%，使用第二代抗精神病药物的精神病患者发生TD的概率为13.1%。

二、病因和发病机制

1. 病因。

1) 抗精神病药物：第一代抗精神病药物和第二代抗精神病药物是大多数TD的病因，包括氯丙嗪、氟哌啶醇、奋乃静等典型的抗精神病药物，以及利培酮、奥氮平、阿立哌唑等非典型抗精神病药物，若长期（1年及以上）使用，突然减量或者停药，均可引发TD。

2) 其他药物：甲氧氯普胺是一种苯甲酰胺类止吐药，具有D2受体阻滞作用，可造成多巴胺受体超敏而引起TD。

2. 发病机制。

1) 多巴胺受体超敏：抗精神病药物等外界刺激可对黑质纹状体的多巴胺系统产生慢性阻断作用，引起多巴胺受体对多巴胺的敏感度增高，使得间接运动通路抑制解除，导致运动增多，进而引起TD。

2) 氧化应激与神经元变性：抗精神病药物等外界刺激使得多巴胺代谢加快，继而导致氧自由基生成增多，最终引起神经元受损、变性、坏死，进而引起TD。

3) 突触可塑性异常：在多巴胺受体超敏的基础上，皮质纹状体突触传递可塑性，也就是突触调节神经传递的能力适应异常，基底节区直接和间接运动失衡，进而引发TD。

4) 遗传因素：TD具有一定的家族聚集性，可能与*DRD2*等多巴胺通路相关基因、*CYP2D6*等药物代谢酶相关基因、*HTR2A*等5-羟色胺能通路相关基因发生突变有关。若长期使用抗精神病药物后突然减量或者停药，携带以上突变基因的人更容易发生TD。

三、临床表现

1. 临床症状：起病隐匿，无早期的发病征兆。

1) 口-舌-颊三联征：TD经典的临床表现即口、唇、舌、面的不自主运动，具体为吐舌、咂嘴、舔唇、咀嚼等。

2) 四肢、躯干运动障碍：TD患者尤其是年轻患者可有四肢或躯干运动障碍，如无目的抽动、舞蹈样动作和指划动作、手部搓丸性动作，坐位时下肢轻微抖动，手足徐动或四肢躯干扭转性运动等。

3) 其他：部分患者还会出现口面部疼痛、频繁眨眼、颈部倾斜或后仰、腰软不能直起、腹部突出等。

2. 常见并发症。

1) 进食障碍：由于发生口-舌-颊三联征，患者腭部异常运动，无法正常进食，引起进食障碍。表现为想进食但是却不能顺利吞咽，还可能由于异常运动而出现呛食、哽噎等症状。

2) 营养不良：如长期伴有进食障碍，患者则无法有效补充身体所需的营养物质，容易出现营养不良的状况，主要表现为体重减轻、精神萎靡、反应迟钝等。

3) 发音障碍：由腭部异常运动引起的言语不清、发音费力等。

4) 呼吸障碍：口-舌-颊三联征若进一步加重，还会对患者的呼吸造成影响，表现为张口呼吸、脸色苍白、面色青紫等呼吸障碍。

5) 行走困难：患者在疾病发作时，腿部会出现不自主运动，导致行走困难，表现为拖步、走路摇晃等。

6) 意外伤害：由于多动性运动障碍不受控制，或出现姿势异常，容易在日常生活中导致碰撞、摔伤等意外伤害。

四、诊断要点

1. 体格检查：通过视诊观察患者是否有不自主地吐舌、咂嘴、舔唇等口-舌-颊三联征表现，是否伴有四肢躯干的肢体症状，以及是否有营养不良、呼吸障碍、行走困难等并发症。通过听诊了解是否存在言语不清、发音费力等发音障碍的表现。

2. 异常不自主运动量表（abnormal involuntary movement scales，AIMS）：可用于诊断迟发性运动障碍及评估其发展程度，至少一项评分≤3分或者至少两项评分≥2分，且症状持续时间≥3个月，才能够诊断为TD（表8-1）。

表 8-1　异常不自主运动量表

	项目	评分
面部运动	1. 面部表情：如前额、眉毛、眼周和面颊运动，包括皱眉、眨眼、微笑和做鬼脸	☐0分 无或正常 ☐1分 极轻，可能接近正常 ☐2分 轻度 ☐3分 中度 ☐4分 重度
	2. 唇部和口周部：蹙嘴、噘嘴和咂嘴	☐0分 无或正常 ☐1分 极轻，可能接近正常 ☐2分 轻度 ☐3分 中度 ☐4分 重度
	3. 颌部：空咬、咀嚼、张口或向一侧运动	☐0分 无或正常 ☐1分 极轻，可能接近正常 ☐2分 轻度 ☐3分 中度 ☐4分 重度

续表8-1

	项目	评分
面部运动	4. 舌部：按舌头在口内和口外的运动增加记分，即患者舌的伸缩、卷曲等运动的程度，但不包括舌的伸缩不能或运动不能	□0分 无或正常 □1分 极轻，可能接近正常 □2分 轻度 □3分 中度 □4分 重度
肢体运动	5. 上肢：手臂、手腕及手指等部位，包括舞蹈样动作（快速、无目的、不规则和不自主的运动）和指划动作（缓慢、不规则、固定而呈直线的运动），不包括震颤（重复、规则和有节奏的运动）	□0分 无或正常 □1分 极轻，可能接近正常 □2分 轻度 □3分 中度 □4分 重度
	6. 下肢：腿、膝、踝及足趾等，包括膝部运动、脚尖轻击、足扭动、足内翻和外翻	□0分 无或正常 □1分 极轻，可能接近正常 □2分 轻度 □3分 中度 □4分 重度
肢干运动	7. 颈、肩和臀：扭动、摇动、转动和骨盆旋转	□0分 无或正常 □1分 极轻，可能接近正常 □2分 轻度 □3分 中度 □4分 重度
总体评定	8. 异常运动的严重程度	□0分 无或正常 □1分 极轻，可能接近正常 □2分 轻度 □3分 中度 □4分 重度
	9. 因异常运动而影响正常活动	□0分 无或正常 □1分 极轻，可能接近正常 □2分 轻度 □3分 中度 □4分 重度
	10. 患者对异常运动的察觉，仅按患者的叙述记分表示	□0分 未察觉到 □1分 能察觉到，但不感到痛苦 □2分 能察觉到，感到轻度痛苦 □3分 能察觉到，并有中度痛苦 □4分 能察觉到，有严重痛苦
牙齿状况	11. 目前有平齿或义齿问题	□0分 否 □1分 是
	12. 患者是否常戴义齿	□0分 否 □1分 是
总分 （运动评分）		

3. 血常规：主要用于检查患者身体的基本情况，若白细胞计数（$>10\times10^9/L$）及中性粒细胞比例（$>70\%$）升高，提示发生细菌感染或病毒感染。

4. 血生化：主要用于评估患者目前的营养状况，关注指标主要有血糖、血钠、血钾、血钙等。

5. 脑 CT 或 MRI：明确患者是否存在颅骨骨折、脑出血等颅脑损伤情况，如 CT 不能明确可选择 MRI。

五、治疗要点

TD 往往具有不可逆性，因此疾病的预防最为重要。目前可以通过病因治疗、药物治疗、手术治疗等手段缓解症状，多数年轻患者预后较好，运动障碍症状明显减轻，但是老年患者恢复较慢，且有死于意外伤害的可能。

1. 病因治疗：需结合患者精神疾病控制情况和精神病性症状复发/加重的可能性，谨慎考虑停用或减用抗精神病药物。

2. 药物治疗：囊泡单胺转运体 2 抑制剂（VMAT2）是 TD 主要的对症治疗药物，包括丁苯那嗪以及两款新型 VMAT2 抑制剂缬苯那嗪和氘丁苯那嗪。丁苯那嗪的优势在于价格较低，患者可及性高、负担小，但因丁苯那嗪治疗 TD 相关临床研究样本量较小及上市后药物不良反应报告（如加重精神症状、诱发帕金森样症状及嗜睡）等原因，丁苯那嗪仅在 2008 年被美国 FDA 获批用于治疗 HD，并未获批治疗 TD 的适应证。缬苯那嗪和氘丁苯那嗪的优势在于药物半衰期更长、使用方便，且不良反应小。此外，银杏叶提取物、氯硝西泮、金刚烷胺等也可能有效，其中氯硝西泮仅限短期（约 3 个月内）治疗使用。

3. 手术治疗：TD 与锥体外系异常增强的电信号相关，通过脑起搏器的使用控制锥体外系的异常电流可能对 TD 有效。但目前指南认为临床数据不足，尚不能给出支持或拒绝这种治疗方式的明确证据。

4. 肉毒毒素治疗：肉毒毒素局部注射对局灶性肌张力障碍具有较好的治疗效果，肉毒毒素可以选择性地作用于胆碱能神经末梢，抑制乙酰胆碱释放，从而引起注射部位肌肉松弛，改善局部运动症状。

5. 中医治疗：某些中药或针灸可能对本病有效，若需要中医治疗，应到正规医院由专业中医师治疗。

六、护理要点

1. 用药指导：TD 的初始用药需结合基础精神疾病情况和精神病性症状复发/加重的风险，尽量减停致病药物的使用，但当患者存在严重精神疾病时，如精神分裂症，往往无法停用抗精神病药物。对于优化抗精神病药物使用方案的患者，权衡精神疾病严重程度、TD 致残程度与生活质量以及进一步治疗的潜在不良反应及负担后，考虑是否给予 TD 的药物治疗。目前 TD 的药物治疗方案如下。

1）单胺耗竭剂：比如丁苯那嗪，本药可有效降低突触间隙单胺浓度，改善异常运动，适用于运动障碍明显的患者。但是本药可能会引起困倦、情绪低落、静坐不能等不良反应，使用时需要注意观察患者抑郁状态或自杀风险等。对本药过敏者、孕妇、哺乳期女性、有强烈自杀倾向的抑郁患者禁用。

2）γ-氨基丁酸受体激动剂：如氯硝西泮，可有效减少不自主运动的发生频次，适用于轻度患者，治疗周期一般为3个月。氯硝西泮常见嗜睡、头痛等不良反应，需要告知患者。对本药过敏者、孕妇和青光眼患者禁用。

3）氧自由基清除剂：如褪黑激素，可以有效清除多种自由基，减少氧化应激反应，有效改善本病状态。褪黑激素适用于症状明显的患者，但是若长期大量使用，可引起脑卒中、性欲下降、不孕不育、失眠等不良反应。且本药物禁用于孕妇、肝肾功能不全者。

4）其他药物：比如肉毒碱，可以有效抑制神经末梢乙酰胆碱的释放，干扰神经冲动传导，有效抑制肌肉收缩，适用于伴有伸舌、不停眨眼、颈部倾斜或后仰等局灶性运动障碍的患者。注射时可能出现注射部位淤青、无力等不良反应，注意告知患者这些不良反应。严重胃酸过多、慢性复发性胰腺炎等疾病的患者禁用。

2. 营养支持。

1）碳水化合物-葡萄糖：葡萄糖每天最低需求量为100g，输注葡萄糖的速度应低于4~5mg/（kg·min）。一般以4~5g/（kg·d）为宜，严重应激、高分解代谢输注速度为3~4g/（kg·d）。严重应激、高分解代谢状态输注速度为2.0~2.5mg/（kg·min）。

2）脂肪-脂肪乳：成人一般需要量为1.0~1.5g/kg。脂肪乳剂必须与葡萄糖同时使用才有进一步的节氮作用。脂肪乳的单独输注时间应超过10小时。

3）蛋白质-氨基酸：成人需氮0.35g/（kg·d）。蛋白质-氨基酸应和其他能源物质同时输注，以利于蛋白质的合成。

3. 症状管理：一部分TD患者有时会表现为迟发性静坐不能、迟发性肌张力障碍等同时并存的复杂的迟发性综合征，要准确识别患者的症状与体征，进行定位与定性的诊断和鉴别诊断，合理选择用药方案控制患者症状。患者紧张、激动时症状加剧，进入睡眠后症状消失，注意消除患者的紧张情绪。

4. 心理指导：帮助患者树立战胜疾病的信心，在明确病因或治疗方案后，要向患者讲述治疗的积极意义。患者在看到病情逐渐好转后，再加上家人的支持引导，会强化治疗的信心。平时还要引导患者多接触一些外界事物，让他们感受自然的美好，要引导患者多与病友和亲戚朋友交流沟通，让患者减少胡思乱想，这对于治疗非常有帮助。

5. 睡眠指导。

6. 康复锻炼指导。

1）运动疗法：帮助患者进行下肢主被动训练、坐位训练、站位训练、平衡能力训练、步行训练等。主要采用运动的机械性物理因子对患者进行治疗，着重进行躯干运动以及感知性平衡训练，包括关节训练、肌力训练、平衡训练等。

2）作业疗法：对患者日常生活及自理能力的训练，帮助患者逐渐巩固日常的过马路、购物等训练，应有目的地通过选择作业活动，引导患者自己完成简单的日常工作。对于身体、心理、精神、发育方面有功能障碍或残疾导致不同程度丧失生活自理及劳动能力的患者进行评价、治疗和训练。

7. 居家照护指导：

1）家居环境要保持空气流通，注意防寒保暖或通风散热，协助和鼓励患者多咳嗽，帮助他们拍背，及时咳出气管内不易排出的分泌物。

2）要学会慢食，防止呛入气管；同时，要做好患者的口腔护理工作，谨防吸入性肺炎的发生。

3）对于排尿困难的患者，帮助他们按摩下腹部帮助排尿。

4）主动向患者提供生活支持，谨防患者因不好意思等心理而出现不好的后果。

5）协助完成洗漱、如厕、饮食、坐轮椅等日常活动，在一段时间后观察患者自己完成这些活动的情况，留存基本信息。

6）对卧床患者要保持床褥清洁干燥，定时协助患者翻身，患侧肢体应放置功能位，对突出且容易受压的部位用软枕等物件予以保护。截瘫患者应卧于放置排便器的木板床上，谨防腰骶部的皮肤被便器磨伤。

7）部分患者会发生肌张力障碍，容易出现屈曲痉挛等症状，需要及时对患者肢体进行被动运动和按摩，帮助恢复患者自主神经。同时，被动运动还可以对患者的大脑形成反馈刺激，使患者逐渐适应和习惯相应行为刺激，固化大脑记忆。待到患者可以自主运动后，多鼓励患者运动，可以让患者用健侧肢体带动患侧肢体练习翻身、起卧、伸展等。在患侧肢体恢复到一定程度时，要鼓励患者离床行走，逐步锻炼直至恢复正常的运动功能。还需要对患者辅以被动按摩，同时时刻照护患者，谨防患者出现碰伤、坠床、跌倒等意外伤害。当患者的自主运动恢复后，要尽早对患者进行生活自理能力的训练。

（赵宇 张斯睿）

第十三节 不宁腿综合征及其护理

不宁腿综合征（restless legs syndrome，RLS）也称为不安腿综合征，是临床常见的一种主要累及下肢的神经系统感觉运动障碍性疾病。患者主要表现为静息状态下双下肢难以形容的感觉异常与不适，有强烈的、几乎不可抗拒的活动下肢的欲望，患者不断被迫敲打下肢或活动下肢以减轻痛苦，症状常在夜间休息时加重，而白天症状相对轻微。该病由英国学者 Willis 于 1672 年首次报道，1945 年由瑞典学者 Ekbom 进行了系统总结并首次全面描述，因此又称 Willis-Ekbom 病（Willis-Ekbom disease，WED）。该病虽然对生命没有直接危害，却严重影响患者的生活质量。

一、流行病学

不同地区、族群、性别和年龄人群的 RLS 患病率有差异。流行病学调查显示，RLS 在高加索人种中常见，患病率为 5%～10%，而亚洲人群的患病率较低，为 0.1%～3.0%。RLS 可发生于任何年龄阶段，发病率随着年龄增长而升高，且研究发现女性患病率高于男性。

二、病因和发病机制

1. 病因：根据是否有原发病，RLS 分为原发性 RLS 和继发性 RLS 两种类型。原发性 RLS 的病因不明，患者可能存在 RLS 家族史，可能与遗传、脑内多巴胺功能异常以及铁缺乏或代谢障碍有关。继发性 RLS 多在 40 岁以后发病，与缺铁性贫血、尿毒症、糖尿病等密切相关，也可见于多种神经系统疾病，如脊髓小脑性共济失调 3 型、腓骨肌萎缩症Ⅱ型、帕金森病等。

2. 发病机制：尚不清楚，目前有以下几种学说。

1）血液循环障碍：研究发现在应用改善下肢血液循环方法治疗后 RLS 症状明显缓解，因此认为肢体血液循环障碍可能是 RLS 的发病机制之一。

2）多巴胺能神经元损害：中枢神经系统非黑质纹状体系统多巴胺神经元损害，如间脑 A11 区、第三脑室旁 A14 区、视上核和视交叉多巴胺能神经元以及脊髓多巴胺能神经元的损伤可能是导致 RLS 发病的重要机制。补充多巴胺或多巴胺受体激动剂可明显缓解症状。

3）神经递质功能异常：研究数据表明 RLS 的发病机制与多种神经递质功能异常有关，包括内源性阿片类物质、谷氨酸和谷氨酰胺、腺苷、组胺以及 GABA。

4）铁缺乏：铁代谢障碍目前被认为是 RLS 发病的一个重要原因。有研究证明，血清铁转运至大脑功能区障碍是发病的主要原因。MRI 和脑脊液相关蛋白分析显示，RLS 患者黑质纹状体 A9 区、间脑 A11 区和第三脑室旁 A14 区铁含量减少。

5）遗传因素：55%~92%RLS 患者有阳性家族史，大部分家族性 RLS 呈常染色体显性遗传。目前的全基因组关联分析研究已发现 *MEIS1*、*BTBD9*、*MAP2K5*、*LBXCOR1* 等 19 个基因可能与 RLS 有关，中国人群的基因学研究证实了 *BTBD9* 和 *MAP2K5/SKOR1* 与原发性 RLS 有关。

三、临床表现

患者有强烈活动双腿的愿望，常伴有各种不适的感觉症状（如撕裂感、蠕动感、烧灼感、瘙痒感甚至疼痛），尤以小腿显著，偶尔累及大腿和上肢，通常呈对称性，患者不停地活动下肢或下床行走，一旦恢复休息状态再次出现上述不适感。很多患者往往被误诊为"失眠"。少数患者疼痛明显，往往被误诊为慢性疼痛性疾病，感觉症状可累及踝部、膝部或整个下肢，近一半患者可累及上肢。

80% 的患者有睡眠期周期性肢动（periodic limb movements of sleep，PLMS），即睡眠期间周期性发作的重复、高度刻板的肢体运动，主要表现为睡眠时重复出现的刻板样的髋关节、膝关节、踝关节的三联屈曲致使趾背伸。偶见髋关节和膝关节屈曲，类似 Babinski 征。

下肢不适感多出现在傍晚或夜间，发作高峰为午夜与凌晨之间，白天症状相对轻微。RLS 严重干扰睡眠，导致入睡困难、夜间觉醒次数增加，患者出现疲劳、记忆力减退、情绪低落、血压波动，影响生活质量。由于夜间不适感明显，加之 PLMS 影响睡眠，95% 的患者合并睡眠障碍。

四、诊断要点

(一) 诊断标准

根据 2014 年美国睡眠医学会（American Academy of Sleep Medicine，AASM）出版的睡眠障碍国际分类第 3 版（American Academy of Sleep Medicine International Classification of Sleep Disorders, 3rd ed, ICSD3）和国际不宁腿综合征研究小组（International Restless Legs Syndrome Study Group，IRLSSG）2012 年制定的诊断标准，诊断需同时满足 1~3 点。

1. 有迫切需要活动腿部的欲望，通常伴腿部不适感或认为是由腿部不适感所致，同时符合以下条件：①症状在休息或不活动状态出现或加重，如躺着或坐着。②运动可使症状部分或完全缓解，如行走或伸展腿部，至少活动时症状缓解。③症状全部或主要发生在傍晚或夜间。

2. 上述症状不能由其他疾病或行为问题解释（如腿抽筋、姿势不适、肌痛、静脉曲张、下肢水肿、关节炎或习惯性跺脚）。

3. 上述症状导致患者忧虑、苦恼、睡眠紊乱，或心理、躯体、社会、职业、教育、行为及其他重要功能受损。

(二) 支持诊断的证据

PLMS 存在、多巴胺制剂有效、RLS 阳性家族史以及缺少显著日间思睡可作为支持 RLS 诊断的证据。

(三) 辅助检查

1. 实验室检查：主要用于排除继发性因素。血常规、血清铁蛋白、总铁结合度、转铁蛋白饱和度等贫血相关检查，有助于了解铁利用情况，排除缺铁性贫血继发性 RLS。血尿素氮、肌酐等肾功能检测排除慢性肾衰竭或尿毒症继发性 RLS。血糖、糖化血红蛋白检查排除糖尿病所致继发性 RLS。对于有 RLS 阳性家族史患者，可行基因学筛查，寻找风险基因；如果家系足够大，甚至可以发现新的致病基因。

2. 多导睡眠监测（PSG）：PSG 能客观显示 RLS 患者的睡眠紊乱，如睡眠潜伏期延长、觉醒指数升高等睡眠结构改变和辨别是否伴有 PLMS。70%~80% 的成年 RLS 患者单夜 PSG 监测显示 PLMI≥5 次/小时，可作为支持 RLS 诊断的证据。多夜监测 PLMI 的阳性率可达 90% 以上。

3. 制动试验（suggested immobilization test，SIT）：SIT 可用于评估清醒期周期性肢体运动（periodic limb movements of wake，PLMW）和相关感觉症状。在就寝前 1 小时，患者在清醒状态下舒适地坐在床上，双下肢伸展，与身体成 135°角，使用无呼吸导联的 PSG，如监测期间清醒期周期性肢体运动指数（periodic limbmovements of wake index，PLMWI）≥40 次/小时，则支持 RLS 的诊断。

4. 下肢神经电生理及血管超声检查：有助于排除脊髓病变、周围神经病变、下肢血管病变等继发的 RLS。

五、治疗要点

1. 一般治疗：在进行 RLS 的治疗前需首先评估可能加重 RLS 症状的潜在因素，尽可能消除或减少这些因素的影响。建议避免使用可能诱发 RLS 的药物，如多巴胺受体拮抗剂、抗抑郁药、抗组胺药和钙离子通道阻滞剂。

2. 药物治疗。

1）原发病的治疗：继发性 RLS 首先治疗原发病，对于缺铁性贫血或铁缺乏患者给予补铁，对于四肢血液循环不良患者给予改善循环治疗。

2）多巴胺受体激动剂。

（1）普拉克索：迄今唯一在中国获批的 RLS 适应证药物，可降低 PLMI，改善主观睡眠质量、生活质量及情绪障碍。

（2）罗匹尼罗：可减轻中重度 RLS 患者的临床症状和睡眠质量。

（3）罗替高汀：可改善 RLS 症状、PLMS、主观睡眠质量及生活质量。

3）左旋多巴制剂：复方左旋多巴制剂（左旋多巴-卡比多巴、多巴丝肼）。左旋多巴是最早用于治疗 RLS 的多巴胺能药物，目前多使用复方制剂，注意有症状恶化风险。100~200mg 可有效减轻 RLS 症状，但对健康相关生活质量的改善并不显著。

4）α2δ 钙通道配体：针对 α2δ 钙通道配体的药物如加巴喷丁、普瑞巴林也用于 RLS 的治疗。与多巴胺能药物相比，其优势在于不存在与多巴胺受体激动剂类似的不良反应，且症状恶化风险相对低。但目前这些药物尚未在中国获批用于 RLS 的治疗。

3. 非药物治疗。

1）适当的体育锻炼：可改善原发性 RLS 腿部不适症状，尤其是渐进式有氧运动训练。

2）物理治疗：建议在每晚腿部不适症状发生前使用气动压缩装置。

3）针灸疗法：建议使用针灸疗法改善 RLS 症状及睡眠质量。

六、护理要点

护理目标是减轻或消除 RLS 症状，包括减少夜间腿动次数、减轻腿动幅度、缩短夜间清醒时间、改善日间功能、提高睡眠质量和生活质量。

1. 症状护理：对于轻度 RLS，建议患者调整生活方式，培养健康的睡眠习惯，尝试每天在同一时间入睡，睡前洗澡或进行简单的活动，尽可能避免睡眠剥夺，避免或减少咖啡因、茶、能量饮料、尼古丁、酒精等的摄入。其他非药物治疗包括腿部按摩、凉水澡或温水澡、腿部使用加热垫或振动垫。

2. 饮食护理：合理膳食，三餐规律，控制盐摄入量，饮食要清淡、易消化，多进食富含维生素的食物，戒烟、戒酒。缺铁患者应多进食含铁食物，如菠菜等。多食水果、蔬菜等食物，不仅可以促进肠道蠕动，还可以增加机体的维生素含量。

3. 康复锻炼：鼓励生命体征稳定的患者参加体育锻炼，向患者解释体育锻炼的重要意义，指导患者做有氧运动，如骑自行车、太极拳、散步等（住院患者可每天在病区走廊走动1小时)。这样既能强身健体、控体重，又能改善睡眠以及缓解焦虑、抑郁的情绪。

4. 心理护理：RLS发作时患者常有不安、烦躁、焦虑情绪。白天休息时常走来走去，夜间躺在床上辗转反侧，不停地摆动腿，反复地伸展、屈曲以致彻夜失眠。护士应当耐心倾听患者的诉说，给予安慰并告诉患者RLS是完全可以治愈或缓解的，使其消除不良情绪，树立战胜疾病的信心，积极配合治疗和护理。

（何冰怡　张斯睿）

第十四节　遗传性共济失调及其护理

遗传性共济失调（hereditary ataxia，HA）是由遗传因素导致的，以慢性进行性平衡失调和肢体协调运动障碍为主要特征的一组中枢神经系统变性疾病。其临床症状复杂、表型交错重叠，具有高度的临床和遗传异质性，病死率和病残率较高，占神经系统遗传性疾病的10%~15%。其根据遗传方式分为4类，即常染色体显性遗传性共济失调、常染色体隐性遗传性共济失调、线粒体遗传性共济失调和X连锁遗传性共济失调。本节将分别详述Friedreich共济失调（Friedreich ataxia，FRDA）（常染色体隐性遗传）和脊髓小脑性共济失调（spinocerebellar ataxia，SCA）（常染色体显性遗传）。

一、Friedreich共济失调

1. 病因和发病机制：FRDA是由9号染色体长臂上的FRD基因缺陷所致。正常人的GAA重复在42次以下，95%以上的FRDA患者GAA重复数达66~1700次。当GAA重复次数>66次时，扩增的GAA形成异常螺旋结构，影响基因转录，使蛋白产物减少，导致脊髓、小脑和心脏等部位的细胞分化、线粒体功能障碍而致病。通常GAA重复扩增次数越多，发病年龄越小。

2. 临床表现：FRDA通常于5~18岁起病，25岁后起病者罕见，男女患病率基本相等，呈缓慢进行性发展。早期病变起于双下肢的感觉性共济失调，表现为站立和步态不稳、左右摇晃和易跌倒等。患者常分开双脚站立，不断变换姿势以维持身体平衡，同时需要视觉代偿，闭目时易发生跌倒。跟膝胫试验、Romberg征阳性，下肢音叉振动觉及关节位置觉减退是早期的主要体征。

FRDA晚期主要表现为混合型感觉性共济失调及小脑性共济失调，逐渐进展到双上肢，表现为动作笨拙、取物不准、辨距不良和意向性震颤，常伴有小脑性构音障碍或爆发性语言。后期还会出现呼吸、吞咽功能的不协调。查体见水平性眼球震颤，侧视时更明显；双下肢无力、肌张力低、腱反射减弱或消失；双上肢反射可保留，轻触觉、痛觉一般不受累。后期可出现病理征、肌萎缩，偶有括约肌功能障碍。

少数FRDA患者有耳聋、视神经萎缩、糖尿病。75%的患者有上胸段脊柱畸形，而进行性严重的脊柱后侧凸畸形可致功能残疾和慢性限制性肺部疾病。50%的患者因足

内侧肌无力和萎缩致弓形足、马蹄足内翻。85%的患者伴有心肌疾病、心律失常或心脏杂音，可致充血性心力衰竭，是主要的死因。弓形足和脊柱侧弯可出现于神经系统症状之前，也可在发病后数年出现。

3. 诊断要点。

1) 辅助检查：

(1) X线检查见脊柱和骨骼畸形，MRI见脊髓变细。

(2) 心电图见T波倒置、心律失常和传导阻滞，超声心动图显示心室肥大。

(3) 脑脊液检查结果正常。

(4) DNA分析：*FRDA*基因1号内含子GAA重复次数>66次。

2) 诊断与鉴别诊断。

(1) FRDA的诊断标准：①发病年龄<20岁。②缓慢进行性小脑性共济失调和肢体协调运动障碍。③构音障碍，眼球震颤，膝、踝深腱反射减弱，晚期Babinski征、位置觉和振动觉受损。④约2/3患者有肥厚型心肌病、充血性心力衰竭、高弓足和脊柱侧弯。⑤MRI显示脊髓萎缩。⑥常染色体隐性遗传，DNA分析显示GAA异常重复扩增。

(2) 鉴别诊断：FRDA应注意和以下疾病鉴别。①脊髓小脑性共济失调：呈常染色体显性遗传，包括多种基因变异类型，基因变异中动态突变种类较多，有遗传早现现象，而且疾病进展速度也与动态突变的次数有一定关系。②神经棘红细胞增多症：呈常染色体隐性遗传，*VPS13A*基因的纯合变异或复合杂合变异，患者以舞蹈病、肌张力障碍为主要表现，但是有时也会出现共济失调表现，需与FRDA鉴别。外周血涂片可见棘红细胞比例增高。③共济失调毛细血管扩张症：又称Louis-Bar综合征，其临床表现中共济失调、构音障碍、膝反射减弱、病理征阳性，需要与FRDA鉴别，但该病多在婴幼儿时期发病，4~6岁时结膜、眼睑、面颊相继出现毛细血管扩张表现。④腓骨肌萎缩症（Ⅰ型脱髓鞘型）：一种遗传性周围神经病，也可出现共济失调的表现，但该病的典型特征为小腿及大腿下1/3肌肉呈"鹤腿"样萎缩及弓形足。⑤伴维生素E缺乏的遗传性共济失调（ataxia with vitamin E deficiency，AVED）：对于具有FRDA表型但无GAA扩增的个体，需考虑AVED的可能性。血清维生素E和脂质调节型维生素E的浓度有助于区分FRDA和AVED。终生补充维生素E可以有效治疗AVED。

4. 治疗要点：FRDA尚无特效治疗，对症和支持治疗适用于部分患者。

1) 治疗原则：目前暂无能够完全阻止病情进展的方案和有效的病因治疗，临床上仍以对症和支持治疗为主，许多药物治疗尚缺乏循证医学的证据，以临床经验为主，主要目标是减轻症状、延缓病情进展、改善患者日常生活自理能力。

2) 共济失调症状的治疗。

(1) 药物治疗：金刚烷胺类药物可改善患者的肌强直；利鲁唑有广泛神经保护作用，可延缓神经病变；丁螺环酮可调节脑内递质，减轻共济失调症状。但这些治疗尚缺乏循证医学的证据。

(2) 非药物治疗：患者于专科门诊在康复治疗师的指导下制订合理的物理治疗计划，包括静态和动态平衡、全身运动和跌倒策略以及挛缩的预防等，选择合适的助行器，包括拐杖、地形助行器及助行犬等。作业疗法干预措施包括矫形器（腕带）的使用和环境适应，增加对四肢和躯干的支撑，增加稳定性。为了方便患者就诊，这些物理治疗措施应逐渐由门诊治疗过渡到家庭治疗。此外，经颅磁刺激同样可以明显改善患者躯干共济失调症状。

3）非共济失调症状的治疗。

（1）对脊柱侧弯和足部畸形的骨科干预。

（2）相关心脏病和糖尿病的专科治疗。

（3）构音障碍的患者可通过言语训练矫正发音。

（4）心理治疗。

5. 护理要点。

1）营养支持：关注患者饮食结构，在保证营养充足的基础上，对饮食结构进行适当调整，以提升患者机体免疫力。通常在疾病的影响下，患者的食欲会降低，甚至厌食。护士要合理搭配饮食，增加饮食的趣味性，吸引患者的注意力，提升患者对食物的兴趣，确保其能够正常进食。

2）用药指导：治疗期间，护士要积极管理患者日常服用药物情况，遵医嘱于正确时间给予患者正确的药物，同时密切观察患者服药后的反应、症状改善情况、指标变化情况等，并做好记录。若在用药过程中出现不良反应，立即通知医生，对症处理。

3）心理指导：因该疾病会严重影响患者的正常生活，患者会产生紧张、自卑、焦虑等一系列消极情绪，降低患者治疗依从性，影响治疗效果。患者在医院接受治疗期间，护士应结合其年龄特点，以夸奖、鼓励等方式改善患者心理状况，增强患者信心，从而提升患者的治疗依从性。此外，针对尚不具备表达能力及年龄较小的患者，由于其在疾病影响下较易出现哭闹行为，护士可利用肢体语言等方式干预患者的心理。

4）康复训练指导：康复训练主要涉及行走能力、维持平衡能力、语言能力等的训练。结合患者身体状况，有针对性地制订训练方案，坚持循序渐进的原则，逐渐增加训练量、训练难度，延长训练时间，提升肢体协调性，降低治疗后后遗症的发生率，最大限度地改善患者病情，提高患者的生活质量。针对有构音障碍的患者，增加语言交流来训练其表达日常用语的能力，同时协助康复治疗师对患者进行发音器官的训练，如下颌运动、张闭口运动、舌伸缩及舌抬高的交替运动与环行运动、软腭抬高运动等。

5）遗传咨询：FRDA呈常染色体隐性遗传，基因中要有两个等位基因异常，才会导致常染色体隐性遗传病。常染色体隐性遗传病通常有以下规律：父母若均携带一个异常等位基因，所生孩子有1/4的可能受累；父母双方若有一个患者及一个携带者，所生孩子有1/2的可能受累；父母双方若至少有一方为非携带者，则所生孩子不受累。护士应掌握FRDA的临床表现和遗传学特点，通俗易懂地解释FRDA的主要病因、遗传方式、临床表现、治疗等，给予患者基本的咨询信息，引导患者正确对待疾病，树立治疗信心。

二、脊髓小脑性共济失调

1. 病因和发病机制：SCA具有遗传异质性，目前遗传学上发现超过40种亚型，SCA各个亚型的致病基因位于不同的染色体上，基因大小、突变部位和突变方式都各不相同。

SCA 各亚型的基因突变方式包括动态突变和非动态突变。动态突变是 SCA 最常见且最具特征性的基因突变类型，是由相应的基因位点编码区内编码谷氨酰胺的 CAG 三核苷酸重复扩增序列异常扩增产生过度拷贝的多聚谷氨酰胺链所致，因此动态突变所致的 SCA 又称为多聚谷氨酰胺病（polyglutamine disease）。SCA1、SCA2、SCA3、SCA6、SCA7 等最常见的 SCA 亚型都是由相应基因的动态突变导致。合成的异常蛋白与神经元内正常蛋白相互作用，并在神经细胞内沉积，产生相应的神经损害症状。

目前对于 SCA 发病机制的研究主要包括以下四个方面：①敏感神经元致病蛋白核内聚集和细胞核内包涵体（intranuclear inclusions，INIs）形成，影响核功能并最终导致细胞凋亡。②含有多聚谷氨酰胺重复性片段的突变蛋白片段诱导细胞凋亡。③INIs 呈现明显泛素化，提示泛素-蛋白水解酶通路可能参与了此类疾病的发病过程。④谷氨酰胺转移酶催化的多胺与 Qs 域结合形成的交联多聚物可能在这类疾病中发挥作用。

2. 分类及临床表现。

1) 分类：根据是否伴有小脑性共济失调以外的症状及视网膜色素变性将 SCA 分为三类。

（1）常染色体显性小脑性共济失调Ⅰ型：SCA1、SCA2、SCA3 等。患者除有小脑性共济失调表现，还有其他症状如锥体束征、锥体外系症状、痴呆、眼肌麻痹等，但无视网膜色素变性。

（2）常染色体显性小脑性共济失调Ⅱ型：SCA7。患者除有小脑性共济失调症状以外，还有视网膜色素变性。

（3）常染色体显性小脑性共济失调Ⅲ型：SCA6 和 SCA12。患者以小脑性共济失调症状为主，罕见有其他症状。

2) 临床表现：患者大多在 30~40 岁隐匿起病，缓慢进展，也有少数在儿童期及 70 岁以后起病。首发症状多为下肢共济失调、走路摇晃，也可以突然跌倒，逐渐进展为双手笨拙，伴有震颤，后期可出现发音含糊不清等。查体可见意向性震颤、眼震、眼球扫视运动障碍、共济失调、肌张力障碍、腱反射亢进、病理征阳性等。大多数动态突变的患者家系有遗传早现现象。

不同亚型还具有各自的临床特征：SCA1 患者常伴有眼肌麻痹，尤其上视不能较突出；SCA2 患者上肢腱反射减弱或消失，眼球慢扫视运动较明显；SCA3 患者常伴有肌萎缩、面肌及舌肌纤颤、上眼睑退缩形成突眼；SCA5 患者病情进展非常缓慢，症状也较轻；SCA6 患者早期常有大腿肌痉挛、下视震颤、复视和位置性眩晕；SCA7 患者伴有视力减退或丧失、视网膜色素变性，心脏损害也较突出；SCA8 患者常伴有发音困难；SCA10 患者表现为小脑性共济失调和癫痫发作。

3. 诊断要点：

1) 辅助检查。

（1）电生理和影像学检查：CT 或 MRI 显示明显的小脑萎缩，有时可见脑干萎缩；脑干诱发电位可出现异常；肌电图示周围神经损害；腰椎穿刺结果正常。

（2）确诊 SCA 及区分亚型需进行基因检测：基因检测需根据相关种族背景中遗传亚型的频率和临床特征来进行。

2) 诊断与鉴别诊断。

(1) 诊断：根据本病典型的共性症状、各亚型的特征性症状，结合阳性家族史，MRI 检查显示小脑、脑干萎缩，排除其他可累及小脑和脑干的变性疾病，可进行临床诊断。进一步确诊需基因诊断，判断其亚型及致病基因。

(2) 鉴别诊断：从表型的角度来看，有几种可能与 SCA 症状重叠的神经系统遗传性疾病。以下疾病需要在显性遗传疾病的鉴别诊断中考虑：发作性共济失调、遗传性痉挛性截瘫、亨廷顿舞蹈病、原发性震颤、腓骨肌萎缩。常染色体隐性遗传性共济失调、X 连锁和线粒体遗传性共济失调，甚至散发性疾病也可以类似 SCA 的表型。尤其是脑白质营养不良、线粒体病、Friedreich 共济失调、脆性 X 综合征、进行性肌阵挛性癫痫、多系统萎缩应注意与 SCA 鉴别。多发性硬化、中枢神经系统感染性疾病也需要注意与其区分。

4. 治疗要点：目前，SCA 尚缺乏有效治疗手段，主要以对症治疗和支持治疗为主。

1) 对症治疗。

(1) 共济失调表现：利鲁唑、丙戊酸钠、丁螺环酮、乙酰唑胺等药物均有能够缓解共济失调症状的报道。

(2) 视网膜色素变性表现：视网膜移植尚在临床研究阶段，可使用神经营养因子，如睫状神经营养因子、碱性成纤维细胞生长因子、脑源性神经营养因子等，均具有视网膜保护作用。

(3) 癫痫表现：可使用丙戊酸钠、左乙拉西坦、托吡酯等治疗癫痫发作。

(4) 肌阵挛表现：首选氯硝西泮，具有抗惊厥作用，对舞蹈病表现亦有效。

(5) 痉挛表现：氯苯氨丁酸为目前缓解肌强直、痉挛状态的最有效药物。

(6) 锥体外系表现：可使用左旋多巴、苯海索治疗类帕金森症状。

(7) 认知功能障碍表现：可使用多奈哌齐、美金刚、双氢麦角碱、阿米三嗪等。

(8) 精神障碍：可选用帕罗西汀、阿米替林、地昔帕明治疗患者抑郁症状。

(9) 关节挛缩或畸形：手术治疗，佩戴支具进行矫正治疗。

2) SCA 的其他药物治疗见表 8-2。

表 8-2 SCA 的其他药物治疗

分类	药物举例
抗氧化剂	辅酶 Q10 和维生素 E、艾地苯醌等
神经营养药物	三磷酸腺苷、肌酐、B 族维生素等
交感神经药物抑制剂	安非他明、莫达非尼等
改善代谢治疗	吡拉西坦、左旋肉碱、铁螯合剂等
其他药物	人促红细胞生成素、钾通道阻滞剂、环丝氨酸等

3) 基因治疗及神经干细胞移植。

4) 非药物治疗见本章第十三节。

5) 预防措施：有 SCA 家族史的健康人应尽早进行基因检测，预防和延缓疾病发生发展。结婚生育时应积极进行遗传咨询和产前诊断，尽可能减少携带致病基因患者的出生。

5. 护理要点。

1) 营养支持：同 Friedreich 共济失调护理。

2) 用药指导：同 Friedreich 共济失调护理。

3) 心理指导：同 Friedreich 共济失调护理。

4) 康复锻炼指导：同 Friedreich 共济失调护理。

5) 遗传咨询：SCA 呈常染色体显性遗传，基因中只要有一个等位基因异常，就会导致常染色体显性遗传病。常染色体显性遗传病通常有以下规律：受累者的父母中有一方受累，受累者和未受累者所生的孩子中，受累和未受累的概率相等；父母中有一方受累而本人未受累时，其子孙不会受累；男女受累的机会相等。因此本病受累者子女病症的发生率为 50%。护士应掌握 SCA 的临床表现和遗传学特点，通俗易懂地解释 SCA 的主要病因、遗传方式、临床表现、诊断、治疗等，并对该病目前在治疗及预防中的困难加以解释，给患者提供基本的咨询，引导患者正确对待疾病，树立战胜疾病的信心。

（张云锐　林隽羽）

第十五节　神经棘红细胞增多症及其护理

神经棘红细胞增多症（neuroacanthocytosis，NA）是一组以神经系统功能障碍和血液中棘红细胞增多为主要特征的罕见的神经系统变性病。1960 年，Levine 等首次描述此病。NA 根据遗传方式主要包括常染色体隐性遗传的舞蹈病－棘红细胞增多症（chorea-acanthocytosis，ChAc）和 X 连锁遗传的 Mcleod 综合征（Mcleod syndrome，MLS）等类型，其特征为进行性神经退行性变，伴舞蹈病、肌张力障碍等运动障碍及血液中棘红细胞增多。

一、流行病学

NA 是一组罕见的多系统受累的遗传性疾病，一般患病率为（1~5）/100 万，NA 的发病年龄为 8~62 岁，病程为 7~24 年，存活最长者达 33 年。男性患病多于女性，男女患病率之比约为 1.8∶1。患者表现为外周血棘红细胞增多和进行性基底节退行性改变。

二、分型和病理改变

1. 分型：NA 是一组罕见的神经系统遗传病，主要包括由 VPS13A 基因突变导致的常染色体隐性遗传的舞蹈病－棘红细胞增多症、由 X 染色体上的 XK 基因突变所致 X 连锁隐性遗传的 Mcleod 综合征，以及由 JPH3 基因突变导致的常染色体显性遗传的类亨廷顿病2型等。

2. 病理改变：NA的病理改变累及脑（尾状核严重神经元脱失伴胶质细胞增生，苍白球病变较轻）、脊髓（颈髓前角神经元严重脱失）、周围神经（有髓纤维斑片状脱髓鞘）、肌肉（神经源性肌萎缩）等。尸检大体标本显示脑与尾状核萎缩，侧脑室扩大。显微镜下见纹状体有小神经元及中等大小神经元缺失，广泛星形胶质细胞反应。以尾状核头与体萎缩为主，神经元数量明显减少。苍白球亦有相同改变但程度较轻。部分病例丘脑、黑质及脊髓前角有神经元缺失与轻度胶质细胞反应，而脑的其余部位则相对无改变。个别病例发现脑额叶皮质第3层有不同部位锥体细胞堆积和巨大神经元现象。但迄今仍缺乏大样本病理报告。

三、临床表现

1. 舞蹈病-棘红细胞增多症：其特征性临床表现为舞蹈病和口唇部肌张力障碍，表现为口、舌、面的不自主运动，导致食物被推出口外，进食障碍，进食或说话时易发生口唇咬伤，伴流涎、吞咽障碍、构音障碍、不自主发声等。此外，患者还可出现步态异常、认知功能减退、精神症状等临床表现。查体患者可有舞蹈样动作、不自主运动、肌张力减低、腱反射减弱或消失等表现。外周血涂片电镜检查可见大量棘红细胞；头颅MRI可见侧脑室前脚扩大，尾状核萎缩；肌电图检查可见周围神经损害；实验室检查显示肌酸激酶水平增高。

2. McLeod综合征：进展相对缓慢，精神症状常见，常早于神经系统症状出现。神经系统症状包括不自主咬唇和舌、肌张力障碍症状、帕金森综合征、吞咽困难等，还可伴有认知功能损害、癫痫、腱反射消失、肌肉无力萎缩等。肌肉受累是本病的特征性表现，容易出现横纹肌溶解，还可伴随心脏疾病。实验室检查可见肌酸激酶水平升高；头颅MRI示尾状核萎缩；外周血涂片可见棘红细胞增多，Ky抗原缺失，Kell抗原减少。

3. 类亨廷顿病2型：临床症状主要表现为舞蹈病、帕金森综合征或肌张力障碍样症状，腱反射亢进，多不伴周围神经及肌肉受累，无癫痫发作。实验室检查中肌酸激酶多正常；外周血涂片可见棘红细胞；头颅MRI示尾状核萎缩，病程中可见皮质萎缩。

4. 泛酸激酶依赖型神经退行性疾病：其发病年龄大多在10岁以内，表现为口面部、颈部及肢体肌张力障碍，构音障碍，色素性视网膜病，精神行为异常等，舞蹈样症状少见。外周血涂片可见棘红细胞；头颅MRI可见苍白球铁沉积，表现为特征性的"虎眼征"。

四、诊断要点

NA作为一种罕见的进行性进展的神经变性病，早期诊断及早期治疗尤为关键。外周血棘红细胞增多虽然是本病诊断的重要及特征性依据，但非诊断所必需，尤其在疾病早期。目前这种进行性恶化的疾病只能对症处理，且预后欠佳。分子生物学及基因检测是诊断该病的"金标准"。

五、治疗要点

目前对 NA 无特效治疗药物，治疗局限于对症治疗以缓解症状。有文献报道，颏舌肌注射肉毒毒素可以显著改善口面部肌张力障碍。苍白球内侧部（Gpi）腹后外侧部 DBS 可能是改善舞蹈样动作的有效方法，但目前对其操作标准和参数尚无共识，且 DBS 对构音障碍和失平衡等非纹状体症状无明显疗效。

六、护理要点

1. 口腔护理：患者口唇部不自主运动或进食时咬伤舌头及嘴唇，如伴有溃疡，应给予漱口液，2 次/天，尽量在患者症状较轻时进餐，少量多餐。餐后漱口，保持口腔清洁。为患者准备棉垫数张，患者口唇不自主运动、抿嘴及噘嘴时放于两齿间，防止咬伤。棉垫定时更换，沾染污渍后随时更换。

2. 疼痛护理：若患者舌咬伤疼痛明显，嘱其卧床休息，安慰患者使其消除紧张情绪。严密观察病情变化。遵医嘱给予镇痛、抗感染、改善循环等治疗。环境应保持温暖、光线充足、安静，避免强光、噪声的刺激，防潮防湿，避免感染。

3. 心理指导：多巴胺受体拮抗剂或耗竭剂可能抑制舞蹈样动作。镇静剂对性格、行为障碍、舞蹈病、口面运动障碍可能有一定效果，但易诱发帕金森综合征。患者常情绪不稳定、焦虑、抑郁、注意力不集中，因躯体功能恢复不良、病后给家庭造成负担和社会生活能力下降等问题而担忧。护士应配合家属密切注意患者的思想动向，及时解除患者心中的郁闷，与之交流，分散其注意力，并针对不同年龄、职业文化水平和心理需求，因人施教，防止产生自卑心理，并对其进行心理疏导。

4. 居家安全照护指导：应正确评估可致患者受伤的危险因素，在患者活动区域尽量少放物品，患者身边不放热水及锐器以免受伤，排除不利于患者的安全因素，并加床档，床档内侧衬挂一层薄棉被，以防跌伤或撞伤。嘱患者家属 24 小时陪护。在病情发作时，为防止其咬伤舌头，应随时准备牙垫保护或将小手绢垫于牙下。嘱患者活动时动作要慢，缓慢起床，站稳后行走或扶杖行走，以免跌伤。在行走锻炼时尽量选择人员稀少的时间，以防摔跤或误伤，在行走时可用手杖或扶住墙壁帮助平衡，坐立时两侧应有扶手以便起立，同时增加防滑措施。

5. 康复锻炼指导：指导患者进行发音训练，说话时放慢速度，有节律地进行练习。为了避免腭咽肌无力导致鼻音加重，指导患者练习吹气球、吹纸张等动作，以加强腭咽肌肉的强度。步行时让患者放松思想，尽量迈大步，向前走时抬高脚，脚跟着地，尽可能两脚分开，背部挺直，摆双臂，目视前方，并让患者抬高膝部跨过想象中的障碍物。维护患者自尊，以间接方式为主指导其进行智能训练，如由易到难的数字概念和计算能力训练。

（黄静　林隽羽）

第十六节　功能性（心因性）运动障碍及其护理

功能性运动障碍（functional movement disorders，FMDs）也称心因性运动障（psychogenic movement disorders，PMDs），其临床表现形式多样，包括功能性震颤、功能性肌张力障碍、功能性肌阵挛和功能性帕金森综合征等。它与器质性运动障碍的临床表现类似，可导致患者残疾，影响其生活质量，属于功能神经系统疾病的范畴。

一、流行病学

FMDs发病率逐渐呈现明显上升的趋势，在神经内科就诊的患者中功能性或心理性疾病成为仅次于头痛的第二大就诊原因。据国外文献报道，FMDs在运动障碍门诊的占比为5%~25%，在儿童为2.8%~23.1%，女性患者多于男性，占所有病例的60%~75%，老年人FMDs也非常常见，有研究显示60岁以后发病的FMDs患者约占所有FMDs患者的五分之一。国内尚无确切的流行病学资料。一般认为FMDs是散发的，极少数为家族聚集性发病。

二、病因和发病机制

目前FMDs的病因及发病机制尚不明确，其神经生物学基础可能包括异常的皮质活化及边缘叶和运动网络的神经联系增强。研究表明，潜在不良生活事件、焦虑或抑郁、巨大的压力是FMDs的促发因素。目前认为FMDs与异常的自我关注、对症状的不恰当认知和对自身运动的异常感知有关。

三、临床表现

1. 症状特点。

1）突发突止：不同于绝大多数的运动障碍疾病的缓慢病程，FMDs常常突然发作，迅速进展，病程中可突然缓解，或症状波动。

2）表现形式复杂多样：震颤、肌张力障碍、肌阵挛等都是其表现形式，其中震颤是最常见的症状，约占55%，其次是肌张力障碍和肌阵挛。此外，还包括抽动、步态异常和帕金森病样症状。疾病发作的频率及方向多变，发作具有时间或空间不一致性和不可预测性的特点，可被暗示诱发、加重或者缓解。

3）注意力分散与共激活现象：患者症状受到注意力影响，分散注意力或主动运动对侧肢体时，症状会有所减轻或停止。受累肢体有共激活现象（co-activation），表现为被动运动肢体时阻力增高，若阻力消失则震颤亦可消失。

4）精神心理因素：FMDs与器质性运动障碍最主要的区别是FMDs能通过分散注意力得到缓解，即暗示或安慰剂治疗可能有效。

2. 症状学分类。

1）震颤：FMDs最常见的类型，在运动障碍门诊中占比2%~4%，包括静止性震颤、动作性震颤或姿势性震颤，甚至以上几种形式共存。FMDs 的震颤幅度、频率和部位较器质性震颤不同，具有易变性。其发作突然，有中间缓解期，甚至可再次反复发作。震颤会随注意力分散而变化，可被暗示诱发、加重或缓解。典型的体征及检查为"打地鼠征"，表现为患者身体某一部位的不自主运动被抑制时，身体其他部位出现不自主运动甚至加剧。此外，夹带试验也具有一定的诊断价值。嘱患者健侧肢体以特定频率（与患侧震颤频率不同）做拍打动作，患侧肢体震颤频率逐渐转变为与健侧拍打频率一致，即为夹带试验阳性。

2）肌张力障碍：功能性肌张力障碍难以与器质性肌张力障碍区分。肌张力障碍可能是活动性或固定性的，常常突然发作，分心、暗示等特征可能不如功能性震颤或抽搐的患者明显。约有 15% 外伤引起的器质性肌张力障碍合并心因性因素。常见的功能性肌张力障碍主要包括固定性肌张力障碍（fixed dystonia）、功能性阵发性肌张力障碍（functional paroxysmal dystonia）以及功能性面肌肌张力障碍（functional facial dystonia）。其中，固定性肌力障碍可见于轻微肢体损伤后或肢体手术之后。功能性面肌肌张力障碍的特征是口周肌肉紧张性收缩，即出现同侧口角、嘴唇向下歪斜伴同侧颈阔肌收缩的"假笑"面貌，也可累及眼周肌肉。功能性阵发性肌张力障碍的特征是局灶性或全面性异常姿势的发作。

3）肌阵挛：常伴过度惊吓反应，常累及中轴肌，通常会导致间歇性腹部屈曲。抽搐持续的时间和分布及潜伏期具有较大的差异，可被完全抑制，也可出现夹带效应。

4）帕金森病样症状：功能性帕金森病的症状和体征通常并不典型，可出现功能性静止性震颤，一般无齿轮样肌张力增高或铅管样肌张力增高的表现。有一部分 FMDs 可发展为帕金森病。

5）抽动：非常罕见。

6）步态异常：占 8%~10%，可表现为站立不能、合并步行障碍、步基不一致及不协调等。以下 7 种步态线索有助于诊断：①手臂摆动幅度过大及声称平衡性差。②剪切步态（强直）。③膝盖屈膝的弱步态或 Trendelenburg 步态。④步态不稳或不对称姿势减少（跛行）。⑤过度缓慢的类似在冰上行走的步态，有时起步犹豫。⑥拖曳（偏瘫）。⑦异常的腿部及躯体姿势。

四、诊断要点

（一）诊断标准

目前 FMDs 的诊断主要依据患者的病史与体格检查。神经测评量表及电生理检查对确诊有一定的帮助。神经影像学和基因检测可用于 FMDs 与其他器质性疾病的鉴别诊断。Fahn 和 Williams 制定的 FMDs 诊断标准见表 8-3。

表 8-3　Fahn 和 Williams 制定的 FMDs 诊断标准

把握度	临床特点
可直接确诊（documented）	心理治疗（暗示治疗、服用安慰剂）后症状可持续缓解

续表8-3

把握度	临床特点
可临床确诊（clinical established）	发作症状与已知的运动障碍典型症状不一致，每次发作症状不一致，以及出现下列情况之一：其他假性体征（如震颤、肌张力障碍、肌阵挛等）、多种躯体化症状、明显精神异常
实验室检查结果支持的确诊（laboratory-supported）	电生理证据证实的功能性运动障碍（主要是功能性震颤和功能性肌阵挛）
很可能确诊（probable）	发作症状与已知的运动障碍典型症状不一致，但无上述的其他特征
有可能确诊（possible）	患者已存在心理障碍，且患者症状可能是功能性

1. 功能性运动障碍（视频）量表：运动转化症状的视频评定量表（video rating scale for motor conversion symptoms，VRMC）、心理运动障碍评分量表（Psychogenic movement disorders rating scale，PMDRS）。由于上述量表还未汉化，结合现阶段国情，《2021功能性运动障碍的诊断与治疗中国专家共识》推荐对每个患者录制视频（尤其是发作状态），并由至少2名高年资运动障碍专科医生进行评估，确认发作的不自主运动形式及特点。

2. 精神心理测试：目前FMDs常用的量表包括结构式临床访谈量表（structured clinical interview for DSM-IV axial I disorders，SCID-I）、汉密尔顿抑郁量表（Hamilton depression scale，HDS）、贝克焦虑量表（Beck anxiety inventory，BAI）、症状自评量表（symptom check list-90，SCL-90）、斯坦福易感性量表（Stanford hypnotic susceptibility scale，SHSS）等。

3. 电生理检查：肌电记录、加速度测量技术，即以震颤电图（tremorogram）为代表的电生理手段客观量化震颤等不自主运动。另外诱发电位可用于功能性感觉症状患者的评估，特殊脑电图的准备电位（bereitschafts potential，BP）对诊断及鉴别诊断器质性和功能性运动障碍具有重要价值。

4. 神经影像检查：多巴胺转运体SPECT（dopamine transporter-single photon emission CT，DAT-SPECT）可用于鉴别器质性疾病。DAT-SPECT可很好地鉴别功能性帕金森病和特发性帕金森病。功能磁共振成像（functional magnetic resonance imaging，fMRI）和正电子发射计算机断层显像（positron emission tomography，PET）等神经影像检查的应用可能有助于FMDs的诊断，有研究证实功能成像区分FMDs与对照组的灵敏度和特异度超过68%。

5. 基因检测：FMDs具有高度共病性，在FMDs中检测合并症的已知风险基因可能有意义，或许可以提示某些基因与功能性表现之间的相关性。

6. 生物学标志物：心率变异性（heart rate variability，HRV）可反映静息状态迷走神经的张力状态，FMDs患者往往存在应激易感性增加。另外，嗅觉测试具有相对廉价、无创、较为可靠的特点，是FMDs的辅助诊断手段，有助于区分FMDs与其他神经系统退行性病变，包括帕金森病、进行性核上性麻痹、原发性震颤等。

（二）鉴别诊断

本病需要与以下形式的非器质性转换障碍以及各类症状相似的器质性疾病相鉴别。

做作性障碍（factitious disorder，FD）又称 Münchhausen 综合征或造作性障碍，是指在没有任何外在动机的情况下，患者故意制造或伪装症状或体征。其行为动机是获得疾病角色。患者行为存在欺骗性，但其不受外部奖赏的驱动。患者既不为获得赔偿、照顾或摆脱困境，也不为诈病，患者持久而反复地故意假装躯体和（或）精神症状，甚至不惜自残自伤以求产生精神症状，谋求患者身份。其核心特征是以假想患病为目的而产生自主症状。

诈病（malingering）患者具有明显的目的性，或是为了逃避不利于个人的情境，或是为了摆脱某种责任，从而故意模拟或夸大躯体或精神障碍或伤残的行为。其核心特征是为了获得金钱等而故意装病，可以通过 PMDs 标准化测试进行鉴别。

功能性帕金森综合征需要与帕金森病鉴别，其区别在于帕金森病患者表现为静止性震颤、肌强直、运动迟缓及步态姿势异常，其功能影像检查提示脑内多巴胺转运体功能降低、多巴胺递质合成减少，左旋多巴治疗有效。而 FMDs 患者常表现为静止性震颤或动作性震颤，功能影像检查无异常，左旋多巴治疗效果差，当然需要排除药物导致的震颤。

五、治疗要点

目前对 FMDs 无特效疗法，推荐综合治疗。

1. 药物治疗：FMDs 患者常合并焦虑或抑郁，根据合并症可采取个体化药物治疗，如西酞普兰、帕罗西汀及文拉法辛等。目前安慰剂治疗仍具有争议，大多数人认为不符合伦理，且疗效有限。

2. 非药物治疗。

1）认知行为疗法（cognitive behavioural therapy，CBT）：心理教育、放松训练、认知疗法、问题解决和行为活化。CBT 旨在帮助患者认识到并调整自己的不良情绪和想法，解决自己的心理问题。其实施过程：①建立初步的医患关系；②全面评估患者精神状况；③树立治疗目标；④帮助患者重新认识其不合理的观念；⑤消除患者的错觉和幻觉；⑥帮助患者重建自信心；⑦防止复发和出院后社会功能障碍。

2）心理行为治疗：也叫精神疗法，包括心理咨询和行为治疗等，是医护人员在与患者接触过程中，通过语言、行为来影响患者心理活动的一种治疗方式。

3）催眠暗示：一种卓有成效的心理治疗手段。催眠暗示是指通过催眠让患者意识范围变得狭窄，通过暗示性语言达到缓解躯体障碍、改善病态心理的目的。

4）物理疗法：重复经颅磁刺激是基于电磁感应及电磁转换原理，通过磁场在大脑神经元中产生感应电流，调节神经活动及电位变化，从而影响脑内代谢和神经活动的磁刺激技术，具有无痛、无创、安全可靠的特点，目前广泛应用于抑郁、精神分裂症、强迫症等多种精神疾病的治疗。功能性电刺激对功能性步态异常患者的症状改善可能有效。肌电图生物反馈可用于改善疾病信念和重新训练功能性无力的运动功能，还可用于震颤及固定姿势的肌肉放松。

5）其他辅助治疗：低强度的规律运动有利于患者的康复。言语训练、职业治疗及放松训练等可作为补充疗法。

六、护理要点

1. 安全护理：不将同类患者安排在同一病室内，以避免消极暗示的不良影响；对于肌阵挛、震颤发作、抽动的患者，安排专人看护，避免发生自伤与伤人的行为；加强病情观察，加强看护，预防走失；加强病室内的物品与患者的个人物品管理，避免危险情况发生。

2. 生活护理：保证患者的正常休息与睡眠；让患者养成良好的饮食习惯，鼓励患者进食营养丰富的食物并保证充足的水分；定时清洁口腔与皮肤，按需定时翻身，避免出现压力性损伤；配合医生进行暗示性治疗，督促与鼓励患者增加功能性锻炼，促进患者的躯体恢复正常的功能；鼓励患者适当参加体力劳动、体育锻炼及娱乐活动，提升其生活兴趣，转移患者对疾病的自我关注，降低不良自我暗示所带来的影响。

3. 心理护理：评估患者的性格特点，并予以针对性的心理治疗及心理护理措施；个性特点评估包括患者的思维方式、认知结构、情感表现和行为方式等，采用心理评估问卷评估个性与心理应对方式；询问患者的发病经过，了解患者的文化程度、宗教信仰、家庭婚姻状况、经济情况等，从而找到问题进行评估；同患者沟通交流时，充分尊重患者，并对其言行与情绪的表现表示理解与接纳；对于恢复期患者，应指导患者正确认识自身的性格特点，并与其探讨改善的方法与途径；指导患者正确看待及评价应激事件，纠正患者对自身与环境的错误认知；强化患者社交能力，鼓励患者社交，指导其对工作、学习及日常生活进行合理的安排，尽量满足患者的合理需求，但不可以强化患者得到继发性犒赏的心理。

4. 健康宣教：鼓励患者积极配合治疗，正确对待疾病，以稳定的情绪、积极的心态对待疾病；定期进行医学知识宣教及健康教育；鼓励患者多与周围人交流，参加各项活动；对患者的积极表现及时予以强化，让患者体验愉悦的心情，形成良好的心理状态；争取家属的配合，向家属讲解疾病知识，让其关心理解并尊重患者，强调家庭支持的重要性，尤其是对患者生活有重大影响的人。鼓励家属尽量抽时间探视、陪伴患者；多进行积极的暗示，提供正能量。

（呷西木初　林隽羽）

第十七节　遗传性痉挛性截瘫及其护理

遗传性痉挛性截瘫（hereditary spastic paraplegia，HSP）是一组具有高度临床和遗传异质性的神经退行性疾病，临床特征表现为双下肢肌张力增高、肌无力和剪刀步态。临床表型分为单纯型 HSP 和复杂型 HSP 两大类，遗传方式分为常染色体显性遗传、常染色体隐性遗传和 X 连锁遗传。单纯型 HSP 神经系统受累较为集中，以缓慢进行性双下肢痉挛性瘫痪为主要表现，可合并高张力性排尿障碍和轻度深感觉障碍。复杂型 HSP 则在此基础上合并其他神经系统损害，如共济失调、认知功能障碍、癫痫、锥体外系受累、周围神经病等。复杂型 HSP 异质性强，疾病表型与肌萎缩侧索硬化、共济失调、脑白质病变、周围神经病存在重叠，在分类上有一定争议，诊治方法差异较大。单纯型 HSP 是经典类型，存在更多共性。下面以常见的单纯型 HSP4（或 SPG4）为代表，介绍相关诊疗常规。

一、流行病学

HSP 总体患病率在 2/10 万～6/10 万。爱尔兰的流行病学研究显示，单纯型常染色体显性 HSP（autosomal dominant HSP，AD-HSP）患病率为 1.27/10 万。

二、疾病的病因和发病机制

HSP4 是由 *SPAST* 基因缺陷所致的单纯型 HSP。HSP4 是最常见的 AD-HSP，占所有 AD-HSP 的 40%～45%。

三、临床表现

HSP4 通常在青年早期隐匿起病（但 1～76 岁起病均有报道）。主要表现为缓慢进展的双下肢痉挛性瘫痪，查体可见锥体束征（腱反射亢进、踝阵挛阳性、病理征阳性）。双上肢反射也可亢进，但一般不影响上肢活动。超过一半的患者会有下肢近端力弱表现。约 50% 的患者查体中可发现双踝音叉震动觉减低（一般不会消失），另约三分之一的患者有排尿障碍。随着年龄增长，疾病逐渐进展，约 20% 的患者最终会丧失行走能力。在同一家系中，携带同一突变的不同患者，临床症状可有较大差异。

四、诊断要点（根据《2019 年版罕见病诊疗指南》的诊断标准）

1. 辅助检查：辅助检查对诊断和鉴别诊断非常重要。HSP4 的辅助检查如下。

1）头 MRI：HSP4 的头 MRI 可正常，部分患者可见轻度脑白质病变，胼胝体略变薄，小脑轻度萎缩等，但一般不具特异性。头 MRI 更多是用于排除其他引起痉挛性截瘫的脑部疾病。

2）脊髓 MRI：HSP4 的脊髓 MRI 一般无异常信号，部分患者可见脊髓轻度变细。脊髓 MRI 更多是用于排除其他引起双下肢痉挛性截瘫的颈髓（包括延髓颈髓交界处）、胸髓疾病，如脊髓炎、多发性硬化等。

3）诱发电位检查：双下肢运动诱发电位和体感诱发电位检查均可发现波幅下降或消失、潜伏期延长等异常，与临床症状有一定相关性。

4）肌电图和神经传导速度：HSP4 的肌电图和神经传导速度一般正常，主要用于与复杂型 HSP 及其他疾病相鉴别。

5）基因检测：HSP4 为基因缺陷性疾病，基因检测是最重要的病因诊断。HSP4 致病突变约 80% 为微小突变，20% 为大片段缺失或重复。对于微小突变，一般采用高通量测序，一次性完成全部外显子测序。同时 HSP 亚型众多，临床表现相似，从临床上区分非常困难，可通过包含所有 *HSP* 基因的 panel 一次性检测，提高检出率。*SPAST* 基因大片段缺失或重复可采用多重连接探针扩增技术（MLPA）或定量 PCR 等方法检测。

2. 诊断：青年早期起病的双下肢痉挛性瘫痪，合并双踝音叉震动觉减低、排尿障碍，排除脊髓炎、脊髓压迫等其他疾病，部分患者有遗传家族史，可临床疑诊 HSP。HSP4 为最常见类型。基因检测发现 *SPAST* 基因致病性缺陷可确诊。

3. 鉴别诊断：HSP4 的鉴别诊断分为两个层面。首先，需与其他造成双下肢截瘫的疾病相鉴别，包括获得性疾病和其他基因缺陷性疾病。其次，需与 HSP 的其他亚型相鉴别。需重点鉴别的疾病如下。

1）脊髓压迫或牵拉：脊髓型颈椎病或较为少见的胸段脊髓压迫以及脊髓栓系等结构压迫或牵拉性病因，可造成双下肢截瘫，需通过影像学检查鉴别。

2）脊髓血管病：可造成横贯性或部分横贯性脊髓损害，造成双下肢截瘫、感觉障碍及尿便障碍。动脉疾病常急性起病，但静脉疾病，如脊髓动静脉畸形，可缓慢上升性发展。

3）脊髓炎（感染性或自身免疫性）：脊髓感染性炎症，特别是 HTLV-1 所致热带痉挛性截瘫需与 HSP 重点鉴别。另外，梅毒螺旋体感染所致脊髓痨，也可造成双下肢截瘫。血清学及脑脊液抗体检测可鉴别。自身免疫性脊髓炎，如视神经脊髓炎、多发性硬化，同样可造成横贯性或部分横贯性脊髓损害，但起病通常较急，可同时合并视神经或脑部损害，腰椎穿刺发现相关抗体和寡克隆区带有助于鉴别。

4）代谢性疾病：遗传代谢病，如高同型半胱氨酸尿症、脑腱黄瘤病等，可造成双下肢痉挛性瘫痪表现，需注意鉴别。有些获得性营养缺乏性疾病，如遗传性或获得性维生素 B_{12} 缺乏或铜缺乏性脊髓病等也需鉴别。

5）运动神经元疾病：肌萎缩侧索硬化，特别是原发性侧索硬化，临床表现与单纯型 HSP 类似，在分类上也有一定重合。一般原发性侧索硬化起病更晚，却发展更快，后期可出现上下运动神经元同时受累的临床表现。

6）脑白质营养不良：肾上腺脑白质营养不良、异染性脑白质营养不良等。轻型可成人起病，临床表现与 HSP 类似，鉴别时需要考虑。

7）脊髓小脑性共济失调：复杂型 HSP 的部分类型共济失调症状明显，需与 SCA 相鉴别。但两类遗传性疾病确有部分重合，分类尚存争议。

8）各亚型间鉴别：单纯型 HSP 与复杂型 HSP 的区别主要是经典症状外是否合并其他神经系统受累表现。单纯型 HSP 的具体亚型临床鉴别困难，只能通过基因检测进行鉴定。

五、治疗要点

目前尚无针对 HSP 病因的有效治疗，主要是综合多种手段的对症治疗，改善平衡、力量和灵活性。HSP4 通常发展缓慢，预后相对良好。治疗原则为确诊后通过药物治疗、康复治疗、多学科联合诊治，改善症状，提高生活质量。

1. 药物治疗：根据下肢痉挛症状，给予口服巴氯芬等药物减轻双下肢僵硬程度，改善活动能力。如口服治疗效果欠佳，可考虑持续硬膜内巴氯芬泵入治疗。肉毒毒素治疗有助于进一步改善双下肢痉挛症状。对于排尿障碍，应行尿流动力学评估，根据病情加用抗胆碱能药物，帮助控制尿失禁。

2. 康复治疗：对于确诊为 HSP 的患者，规律康复治疗非常重要。应在有相关疾病治疗经验的康复科医生指导下长期坚持，保持关节活动度，减轻双下肢僵硬程度。

3. 多学科联合诊治：为了延缓病程进展，需要多学科联合诊治，包括神经科、泌尿科、康复科、心理医学科等。

HSP 诊疗流程见图 8-1。

```
┌─────────────────────────────────────────┐
│ • 隐匿起病，缓慢进展的双下肢痉挛性瘫痪      │
│ • 可伴有排尿障碍                          │
│ • 符合常染色体显性遗传家族史              │
└─────────────────────────────────────────┘
                    ↓
┌─────────────────────────────────────────┐
│ • 详细询问病史（包括起病年龄、症状进展、家族史等） │
│ • 查体可见双下肢为主锥体束征，双踝音叉震动觉减低 │
└─────────────────────────────────────────┘
                    ↓
┌─────────────────────────────────────────┐
│ • 运动诱发电位、体感诱发电位示波幅下降、潜伏期延长 │
│ • 颈椎、胸椎 MRI 排除脊髓压迫、髓内异常信号 │
│ • 头 MRI 排除弥漫性脑白质病变、炎性脱髓鞘 │
└─────────────────────────────────────────┘
                    ↓
┌─────────────────────────────────────────┐
│ • SPAST 基因检测发现致病突变              │
└─────────────────────────────────────────┘
                    ↓
┌─────────────────────────────────────────┐
│ • 明确诊断后，给予治疗随诊和遗传咨询      │
└─────────────────────────────────────────┘
```

图 8-1　HSP 诊疗流程

六、护理要点

1. 饮食指导：

1）指导患者食用营养丰富和易消化的食物，必须满足蛋白质、无机盐和总热能的供给。可以多摄入牛奶、豆制品、蛋类、鱼肉、鸡肉等蛋白质含量高的食物。

2）注意摄入膳食纤维，可以多吃一些维生素含量丰富的水果和蔬菜，增加胃肠蠕动，食物不可过于精细，以预防便秘发生。

3）多饮水且建议摄入半流质饮食，保证充足的水分供应。

2. 症状管理：指导患者注意避免过度劳累、感染，保持大便通畅，减少疾病发作诱因。对伴有精神、智能障碍的患者，应注意患者安全，防止自伤、伤人及其他意外的发生。

3. 心理指导：帮助患者树立战胜疾病的信心，使其保持稳定的情绪，避免过度紧张和焦虑。指导家属针对患者的挫折和悲观心理给予帮助和关怀，使其能够面对现实，解除心理负担、稳定情绪，愉快地配合治疗和护理。

4. 康复指导：指导患者合理休息与运动，并采取适当的防护措施。积极进行功能训练，以尽快康复。运动时，动作要轻柔，避免过度用力，注意防止跌倒。康复训练主要包括转移动作训练、坐位训练、站立训练、步行和实用步行训练、平衡训练、日常生活活动训练等。截瘫患者可行抬头、扩胸、深呼吸和上肢运动，以增强心肺的适应力和上肢肌力；同时被动运动、按摩下肢及各关节，以防关节粘连、强直，减缓肌萎缩，提升未受损肌肉力量，减轻并发症，改善心血管适应性。进行综合康复治疗，根据病情，指导患者合理选用针灸、理疗、按摩等辅助治疗，以促进运动功能的恢复。

5. 居家照护指导：指导家属给予患者精神上的支持和鼓励，陪伴进行日常生活活动训练，协助患者进行康复锻炼，注意采取安全措施，防止意外发生。对于长期卧床患者，应注意保持床单元的清洁、平整、干燥。勤换衣物，常用温水擦洗身体，及时清洁大小便，保持皮肤清洁干燥。注意翻身拍背，鼓励患者排痰，预防压力性损伤及坠积性肺炎的发生。如痰液黏稠不易咳出，一旦发生肺部感染，应积极治疗。如果发生尿潴留，可用手轻轻按摩下腹部、热敷等方式帮助排尿，必要时留置尿管导尿。观察尿液有无混浊，并定期做尿常规检查。鼓励患者大量饮水，增加排尿次数。一旦发生感染征象，应积极治疗。

（庞锓珂　张斯睿）

第九章 运动障碍疾病临床评定量表

量表是评估疾病严重程度、客观诊疗的必备工具。医护人员可以借助量表客观科学地对患者病情进行评估,有利于临床诊疗决策。

第一节 帕金森病常用评定量表

一、统一帕金森病评定量表

1. 量表简介：统一帕金森病评定量表（unified Parkinson' disease rating scale, UPDRS）最早于1987年制定并投入临床使用。UPDRS 3.0版（UPDRS version 3.0）（表9-1）是当前评估帕金森病严重程度的"金标准"，以损伤量表和综合量表为主，是目前临床普遍采用的量表。UPDRS 3.0版由四部分组成，主要通过精神、行为和情绪，日常生活活动，运动检查和治疗的并发症进行评估。但临床关注的主要领域是第Ⅱ部分（日常生活活动）和第Ⅲ部分（运动检查）。分值越高，帕金森病症状越严重。第Ⅰ部分：0~16分；第Ⅱ部分：0~52分；第Ⅲ部分：0~108分；第Ⅳ部分：0~23分。总分为0~199分。

表9-1 统一帕金森病评定量表（UPDRS）3.0版

项目	评价内容	描述
Ⅰ. 精神、行为和情绪	1. 智力损害	0＝无 1＝轻微智力损害,持续健忘,能部分回忆过去的事件,无其他困难 2＝中等记忆损害,有定向障碍,解决复杂问题有中等程度的困难,在家中生活功能有轻度但肯定的损害,有时需要鼓励 3＝严重记忆损害伴时间及（经常有）地点定向障碍,解决问题有严重困难 4＝严重记忆损害,仅保留人物定向,不能做出判断或解决问题,生活需要更多的他人帮助
	2. 思维障碍（由于痴呆或药物中毒）	0＝无 1＝生动的梦境 2＝"良性"幻觉,自知力良好 3＝偶然或经常的幻觉或妄想,无自知力,可能影响日常活动 4＝持续的幻觉、妄想或富于色彩的精神病,不能自我照料

续表9-1

项目	评价内容	描述
Ⅰ. 精神、行为和情绪	3. 抑郁	0=无 1=悲观和内疚时间比正常者多，持续时间不超过1周 2=持续抑郁（1周或以上） 3=持续抑郁伴自主神经症状（失眠、食欲减退、体重下降、兴趣减少） 4=持续抑郁伴自主神经症状和自杀念头或意愿
	4. 动力或始动力	0=正常 1=比通常缺少决断力，较被动 2=对选择性（非常规）活动无兴趣或动力 3=对每天（常规）的活动无兴趣或动力 4=退缩，完全无动力
Ⅱ. 日常生活活动（确定"开或关"）	5. 言语（接受）	0=正常 1=轻微受影响，无听懂困难 2=中度受影响，有时要求重复才听懂 3=严重受影响，经常要求重复才听懂 4=经常不能理解
	6. 唾液分泌	0=正常 1=口腔内唾液分泌轻微但肯定增多，可能有夜间流涎 2=中等程度的唾液分泌过多，可能有轻微流涎 3=明显过多的唾液伴流涎 4=明显流涎，需持续用纸巾或手帕擦拭
	7. 吞咽	0=正常 1=极少呛咳 2=偶尔呛咳 3=需进软食 4=需要鼻饲或胃造口进食
	8. 书写	0=正常 1=轻微缓慢或字变小 2=中度缓慢或字变小，所有字迹均清楚 3=严重受影响，不是所有字迹均清楚 4=大多数字迹不清楚
	9. 切割食物和使用餐具	0=正常 1=稍慢和笨拙，但不需要帮助 2=尽管慢和笨拙，但能切割多数食物，需要某种程度的帮助 3=需要他人帮助切割食物，但能自己缓慢进食 4=需要喂食
	10. 着装	0=正常 1=略慢，不需帮助 2=偶尔需要帮助扣纽扣及将手臂放进袖里 3=需要相当多的帮助，但还能独立做些事情 4=完全需要帮助

续表9-1

项目	评价内容	描述
Ⅱ．日常生活活动（确定"开或关"）	11. 个人卫生	0＝正常 1＝稍慢，但不需要帮助 2＝需要帮助淋浴或盆浴，或做个人卫生很慢 3＝洗脸、刷牙、梳头及洗澡均需帮助 4＝保留导尿或其他机械帮助
	12. 翻身和整理床单	0＝正常 1＝稍慢且笨拙，但无需帮助 2＝能独立翻身或整理床单，但很困难 3＝能起始，但不能完成翻身或整理床单 4＝完全需要帮助
	13. 跌跤（与冻结无关）	0＝无 1＝偶尔有 2＝有时有，少于每天1次 3＝平均每天1次 4＝多于每天1次
	14. 行走中冻结	0＝无 1＝少见，可有启动困难 2＝有时有冻结 3＝经常有，偶有因冻结摔跤 4＝经常因冻结摔跤
	15. 行走	0＝正常 1＝轻微困难，可能上肢不摆动或倾向于拖步 2＝中度困难，但稍需或不需帮助 3＝严重行走困难，需要帮助 4＝即使给予帮助也不能行走
	16. 震颤	0＝无 1＝轻微，不常有 2＝中度，感觉烦恼 3＝严重，许多活动受影响 4＝明显，大多数活动受影响
	17. 与帕金森病有关的感觉主诉	0＝无 1＝偶尔有麻木、麻刺感或轻微疼痛 2＝经常有麻木、麻刺感或轻微疼痛，不痛苦 3＝经常的痛苦感 4＝极度的痛苦感
Ⅲ．运动检查	18. 言语（表达）	0＝正常 1＝表达、理解和（或）音量轻度下降 2＝单音调，含糊但可听懂，中度受损 3＝明显损害，难以听懂 4＝无法听懂

续表 9-1

项目	评价内容	描述
Ⅲ. 运动检查	19. 面部表情	0=正常 1=略呆板，可能是正常的"面无表情" 2=轻度但肯定是面部表情差 3=中度表情呆板，有时张口 4=面具脸，几乎完全没有表情，口张开在 1/4 英寸（0.6cm）或以上
	20. 静止性震颤（面部、嘴唇、下颌、右上肢、左上肢、右下肢、左下肢分别评定）	0=无 1=轻度，有时出现 2=幅度小而持续，或中等幅度间断出现 3=幅度中等，多数时间出现 4=幅度大，多数时间出现
	21. 手部动作性震颤或姿势性震颤（右上肢、左上肢分别评定）	0=无 1=轻度，活动时出现 2=幅度中等，活动时出现 3=幅度中等，持物或活动时出现 4=幅度大，影响进食
	22. 强直（颈部、右上肢、左上肢、右下肢、左下肢分别评定）	0=无 1=轻度，或仅在镜像运动及加强试验时可查出 2=轻到中度 3=明显，但活动范围不受限 4=严重，活动范围受限
	23. 手指拍打试验（拇指、示指尽可能大幅度、快速地做连续对掌动作，右手、左手分别评定）	0=正常（≥15 次/5 秒） 1=轻度减慢和（或）幅度减小（11～14 次/5 秒） 2=中等障碍，有肯定的早期疲劳现象，运动中可以有偶尔的停顿（7～10 次/5 秒） 3=严重障碍，动作起始困难或运动中有停顿（3～6 次/5 秒） 4=几乎不能执行动作（0～2 次/5 秒）
	24. 手运动（尽可能大幅度地做快速连续的伸掌握拳动作，右手、左手分别评定）	0=正常 1=轻度减慢或幅度减小 2=中度障碍，有肯定的早期疲劳现象，运动中可以有偶尔的停顿 3=严重障碍，动作起始时经常犹豫或运动中有停顿 4=几乎不能执行动作
	25. 轮替动作（两手垂直或水平做最大幅度的旋前和旋后动作，右手、左手分别评定）	0=正常 1=轻度减慢或幅度减小 2=中度障碍，有肯定的早期疲劳现象，偶尔在运动中出现停顿 3=严重障碍，动作起始时经常犹豫或运动中有停顿 4=几乎不能执行动作

续表9-1

项目		评价内容	描述
Ⅲ. 运动检查		26. 腿部灵活性（连续快速地脚后跟踏地，腿完全抬高，幅度约为10cm；右下肢、左下肢分别评定）	0=正常 1=轻度减慢或幅度减小 2=中度障碍，有肯定的早期疲劳现象，偶尔在运动中出现停顿 3=严重障碍，动作起始时经常犹豫或运动中有停顿 4=几乎不能执行动作
		27. 起立（患者双手臂抱胸从直背木椅或金属椅子站起）	0=正常 1=缓慢，或可能需要试1次以上 2=需扶扶手站起 3=向后倒的倾向，必须试几次才能站起，但不需要帮助 4=没有帮助不能站起
		28. 姿势	0=正常直立 1=不很直，轻度前倾，可能是正常老年人的姿势 2=中度前倾，肯定是不正常，可能轻度向一侧倾斜 3=严重前倾伴脊柱后突，可能中度向一侧倾斜 4=显著屈曲，姿势极度异常
		29. 步态	0=正常 1=行走缓慢，可有曳步，步距小，但无慌张步态或前冲步态 2=行走困难，但还不需要帮助，可有某种程度的慌张步态、小步或前冲步态 3=严重异常步态，行走需要帮助 4=即使给予帮助也不能行走
		30. 姿势的稳定性	0=正常 1=后倾，无需帮助可自行恢复 2=无姿势反应，如果不扶可能摔倒 3=非常不稳，有自发的失去平衡现象 4=不借助外界帮助不能站立
		31. 躯体少动（梳头缓慢，手臂摆动减少，幅度减小，整体活动减少）	0=无 1=略慢，似乎是故意的，在某些人可能是正常的，幅度可能减小 2=运动轻度缓慢和减少，肯定不正常，或幅度减小 3=中度缓慢，运动缺乏或幅度小 4=明显缓慢，运动缺乏或幅度小
Ⅳ. 治疗的并发症	A. 异动症	32. 持续时间：（异动症存在时间占1天觉醒状态时间的比例，病史信息）	0=无 1=1%~25% 2=26%~50% 3=51%~75% 4=76%~100%

续表9-1

项目		评价内容	描述
Ⅳ. 治疗的并发症	A. 异动症	33. 残疾（异动症所致残疾的程度，病史信息，可经检查修正）	0＝无残疾 1＝轻度残疾 2＝中度残疾 3＝严重残疾 4＝完全残疾
		34. 痛性异动症所致疼痛的程度	0＝无痛性异动症 1＝轻微疼痛 2＝中度疼痛 3＝严重疼痛 4＝极度疼痛
		35. 清晨肌张力不全	0＝无 1＝有
	B. 临床波动	36. "关"是否能根据服药时间预测	0＝不能 1＝能
		37. "关"是否不能根据服药时间预测	0＝不是 1＝是
		38. "关"是否会突然出现（如在数秒内出现）	0＝不会 1＝会
		39. "关"平均占每天觉醒状态时间的比例	0＝无 1＝1％～25％ 2＝26％～50％ 3＝51％～75％ 4＝76％～100％
	C. 其他并发症	40. 患者有无食欲减退、恶心或呕吐	0＝无 1＝有
		41. 患者是否有睡眠障碍（如失眠或睡眠过多）	0＝无 1＝有
		42. 患者是否有直立性低血压或头晕	0＝无 1＝有

2. 应用评价：该量表未能均衡反映帕金森病核心运动症状程度，"运动迟缓"评估在总分上占比过高，难以综合评估帕金森病非运动症状。量表评分的指导语模棱两可。

对早期帕金森病患者的评估不理想。

二、修订版运动障碍协会统一帕金森病评定量表（MDS-UPDRS）

1. 量表简介：2002年国际运动障碍协会（Movement Disorder Society，MDS）对UPDRS量表进行了修订。修订版运动障碍协会统一帕金森病评定量表（MDS-UPDRS）主要包括4部分：日常生活的非运动经验、日常生活的运动经验、运动功能检查、运动并发症。第一部分：0~52分；第二部分：0~52分；第三部分：0~132分；第四部分：0~24分。总计为0~260分。该量表完成评估总共需30分钟，评估时长可受患者的文化程度、认知功能减退等因素影响。国内研究表明，汉化后的MDS-UPDRS同样具有较好的内部一致性（克伦巴赫值$\alpha=0.734$），与UPDRS 3.0版相关性高（$R=0.969$），适合中国帕金森病患者的临床评定。该量表操作更容易，查体更规范，对于发现早期病情更灵敏，对于评估非运动症状更可靠，判断病情更合理。

2. 应用评价：该量表虽弥补了UPDRS 3.0版的不足，但仍存在一些缺陷。评估耗时长，第三部分（运动功能检查）评估分数可能受伴随疾病的影响，评估过程依赖患者定期就诊，临床医生难以及时掌握患者症状波动情况。

三、Hoehn-Yahr分期量表

1. 量表简介：Hoehn-Yahr分期量表（H-Y）（表9-2）是国际上普遍采用的测定帕金森病患者症状、病情分级的综合评定方法，最初是在1967年描述的，它将帕金森病按照残疾和损伤程度分为5个阶段。后来又修改了1.5期和2.5期，以说明帕金森病的中期病程。

表9-2 Hoehn-Yahr分期量表

分期	描述
0期	无体征
1.0期	单侧患病
1.5期	单侧患病，并影响躯干中轴的肌肉，或另一侧肢体可疑受累
2.0期	双侧患病，未损害平衡
2.5期	轻度双侧患病，姿势反射稍差，但是能自己纠正
3.0期	双侧患病，有姿势平衡障碍，后拉试验阳性
4.0期	严重的残疾，但是能自己站立或行走
5.0期	不能起床，或生活在轮椅上

2. 应用评价：该量表具有快速、简单和可重复的评分优势。其不足包括缺乏对功能残疾和功能受损的区分，并且关注姿势稳定性而没有充分关注运动受损的其他方面。

四、生活质量评估

1.39项帕金森病调查表（PDQ-39）。

1）量表简介：该量表于1995年由牛津大学Peto等开发，包含8个维度共39项条目。总评分及各维度评分通过换算转换为 0～100 分，得分越高，帕金森病患者生活质量越差。目前已有多种翻译版本，并在西方很多国家验证了其信度和效度。39 项帕金森病调查表（PDQ-39）见表 9-3。

表 9-3　39 项帕金森病调查表（PDQ-39）

项目内容	描述
1. 做从前喜欢做的休闲运动有困难	
2. 做家居工作（如煮饭、家务）时有困难	
3. 购物后携带所有物品时有困难	
4. 步行约 800m 时有困难	
5. 步行约 90m 时有困难	
6. 在家中自由行走时有困难	
7. 在公众场所内行走时有困难	
8. 外出时需要别人陪伴	
9. 在公众场所内很怕或很担心会跌倒	
10. 留在家中的时间比自己希望的要长	
11. 替自己沐浴时有困难	
12. 替自己穿衣时有困难	
13. 替自己扣纽扣或系鞋带时有困难	
14. 清楚地书写时有困难	
15. 用刀切食物时有困难	
16. 拿起水杯要保持不倒、不洒水有困难	
17. 感到抑郁	
18. 感到孤独和被隔离	0＝从不
19. 感到想哭或流泪	1＝偶尔
20. 感到愤怒和苦涩	2＝有时
21. 感到焦虑	3＝经常
22. 替自己的将来感到忧郁	4＝始终 或根本无法做
23. 不想让他人知道你有帕金森病	
24. 尽量避免在公众场所饮食	
25. 因自己患有帕金森病，在公众场所会感到尴尬	
26. 为别人对自己患病所做出的反应而感到担心	
27. 亲密的人际关系因患病而出现问题	
28. 缺乏配偶或伴侣给予的支持。如果没有配偶或伴侣，请注明	
29. 缺乏家庭或朋友给予的支持	
30. 在白天无故地睡着	
31. 集中精神时有困难（如在阅读或观看电视）	
32. 觉得自己记忆力差	
33. 有做噩梦或出现幻觉的情况	
34. 说话时有困难	
35. 觉得自己不能与别人正常沟通	
36. 觉得被别人忽视	
37. 肌肉有痛性抽筋	
38. 关节或身体部分觉得疼痛	
39. 对外界环境的冷或热感到很不舒服（如空调房）	

2）应用评价：该量表全面地考虑了帕金森病的特点，其灵敏度、结构效度优，但社会支持信度需要进一步确定，且缺乏自我评价、睡眠、性功能的评价条目。

2.8 项帕金森病调查表（PDQ-8）：

1）量表简介：该量表由 Jenkinson 等于 1997 年研制出，是 PDQ-39 的简短版本，其内容包含 8 个项目，每项均来自 PDQ-39 各维度中校正项相关系数最高的条目。8 项帕金森病调查表（PDQ-8）见表 9-4。

表 9-4 8 项帕金森病调查表（PDQ-8）

项目内容	描述
1. 在外面随便走走，有问题吗？ 2. 自己穿衣，有困难吗？ 3. 感到抑郁吗？ 4. 因为帕金森病，在公共场所觉得很尴尬吗？ 5. 处理好朋友之间的人际关系，有问题吗？ 6. 在看电视、读报纸的时候，集中注意力有问题吗？ 7. 感觉和他人无法进行沟通，是吗？ 8. 有肌肉抽筋或抽筋导致的疼痛吗？	0＝从不 1＝偶尔 2＝有时 3＝经常 4＝始终或根本无法做

2）应用评价：该量表由于简洁，完成时间较少，但与 PDQ-39 相比的一个主要局限性是某些项目缺乏清晰度，这可能导致误解以及大多数非运动症状项目缺乏，从而不能全面评估患者的生活质量。

3. 帕金森病生活质量问卷（PDQL）：该量表由荷兰学者 De Boer 等于 1996 年制定，包含 4 个维度，即帕金森症状、系统症状、社会功能和情感功能，共 37 个条目。每个条目设为 1~5 分，评分越高代表生活质量越高。该量表内部一致性、区分效度及聚合效度佳，但缺乏对灵敏度、重测信度的充分评估，且缺乏对自我照顾、亲近关系的评价。

五、剂末现象问卷

1. 量表简介：剂末现象问卷（WOQ-9）（表 9-5）广泛用于剂末现象的筛查，通过该问卷调查，了解患者是否经历过帕金森病常见的运动症状和非运动症状，如果有一个或多个症状在给予所需剂量的抗帕金森病药物后出现改善，则这些对象被判定为发生了剂末现象。

表 9-5 剂末现象问卷（WOQ-9）

症状	出现症状	下次服药后缓解
1. 震颤 2. 任何动作缓慢 3. 情绪变化 4. 身体任何部位僵硬 5. 疼痛/酸痛 6. 灵活性减退 7. 思维混乱/思维迟钝 8. 焦虑/惊恐发作 9. 肌痉挛	1＝有 2＝无	0＝否 1＝是

2. 应用评价：WOQ-9 具有快捷、准确、自助的优点，国外高质量的论文都采用它作为剂末现象的筛选工具。该量表简单易行，其灵敏度为 96.2%，特异度为 40.9%，

作为剂末现象的筛查工具,实用性强,可在临床推广使用。

六、非运动症状评定量表

1. 总体评估。

1)非运动症状问卷(non motor symptoms questionnaire,NMSQ)。

(1)量表简介:由 Chaudhuri K R 等设计,该问卷包含 30 个条目,要求患者根据近 1 个月的情况以"是""否"条目描述内容展开自评,每项采用"是"计 1 分、"否"计 0 分的方法,分值越高,非运动症状越严重。非运动症状问卷(NMSQ)见表 9-6。

表 9-6 非运动症状问卷(NMSQ)

项目	评价内容	描述
心血管症状	1. 从卧位或坐位站起时,感到头晕眼花、眩晕或无力 2. 下肢水肿 3. 跌倒	0=否 1=是
睡眠	4. 在活动(如工作、开车或吃饭等)时感到困倦 5. 有非常生动的或可怕的梦境 6. 感到难以入睡或失眠 7. 晚上或休息时感到腿部不适,并感到需要活动下肢 8. 有不明原因的疼痛(并非关节炎等已知原因引起) 9. 在睡眠时说话或活动,就像在真实生活中一样	0=否 1=是
神经精神和认知	10. 对近期发生的事情记不住或忘记做事情 11. 难以集中注意力或专注做某事 12. 感到焦虑、害怕或恐惧 13. 对身边发生的事失去兴趣或对做事情无兴趣 14. 感到悲伤、情绪低落或抑郁 15. 看到或听到一些事情,但你知道或是别人告诉你这实际上并不存在(幻视或幻听) 16. 相信一些事情发生了,但别人认为这些事情不存在	0=否 1=是
胃肠道症状	17. 白天流涎 18. 吞咽困难或饮水呛咳或有过窒息 19. 便秘(大便 1 周<3 次,或需用力排便) 20. 感到身体不适(眩晕) 21. 如厕后,感到肠道未完全排空 22. 味觉或嗅觉减退或消失 23. 体重改变(并非节食引起) 24. 大便失禁	0=否 1=是
泌尿系统	25. 感到小便难以控制,以至于慌忙如厕 26. 小便后,仍频繁地想要小便	0=否 1=是
性功能障碍	27. 对性失去兴趣或对性非常有兴趣 28. 发现即使努力,也有性生活障碍	0=否 1=是
其他	29. 复视 30. 多汗	0=否 1=是

(2)应用评价:该问卷简便易行,广泛用于患者就诊前非运动症状的系统筛查。但

是该问卷只能筛查患者非运动症状的有无，对嗅觉减退、淡漠等筛查不全，而且不能评价患者非运动症状的严重程度及疗效。

2) 非运动症状评价量表 (non-motor symptoms scale，NMSS)。

(1) 量表简介：该量表包含30项条目，分别以0~3分、1~4分评定每个条目的严重程度和出现频率，总评分为360分，评分越高，非运动症状越严重。需注意的是，认知功能障碍是NMSS的重要组分之一，但编制者为了保证患者完成NMSS，纳入的帕金森病患者MMSE分值高、Hoehn-Yahr (H-Y) 分级低。因此，该量表用于痴呆、病情严重的患者有待进一步研究。非运动症状评价量表 (NMSS) 见表9-7。

表9-7 非运动症状评价量表 (NMSS)

评价内容	否	是 程度	是 频率
1. 从躺着或坐着到站着时，觉得轻度头痛、头晕或乏力 2. 因为头晕或失去知觉而摔倒 3. 白天常在一些场合打盹，如聊天、吃饭、看电视或阅读时 4. 疲劳或者无力影响患者白天的活动 5. 夜间入睡困难或者容易醒 6. 坐着或躺着休息时双下肢感觉不适，需不断活动才能缓解 7. 对周围发生的事情失去兴趣 8. 活动的主动性降低，不愿尝试新鲜事物 9. 看上去或患者自我感觉悲哀、情绪低落 10. 感觉到焦虑、紧张或者恐慌不安 11. 情绪没有起伏，缺乏正常情绪体验 12. 日常生活中缺乏愉快的生活体验 13. 看到或听到不存在的东西 14. 妄想，如有人要害自己、遭抢劫或别人对自己不忠 15. 看东西重影，一个看成两个 16. 做事难以集中精力，如阅读或交谈时 17. 对近期发生的事情记忆有困难 18. 忘记做一些事情，比如吃药 19. 白天流涎 20. 吞咽困难或呛咳 21. 便秘（一周少于3次大便） 22. 尿急 23. 尿频（两次小便间隔少于2小时） 24. 夜间规律的起床排尿增多 25. 性欲改变，增强或减退 26. 性生活有困难 27. 不能解释的疼痛（是否与药物有关或抗帕金森病药物能否缓解） 28. 味觉或嗅觉功能减退 29. 不能解释的体重改变（排除饮食的影响） 30. 出汗增多（排除炎热天气的影响）	0	1=轻度 2=中度 3=重度	1=极少 2=经常 3=频繁 4=非常频繁

(2) 应用评价：NMSS可用于评估严重程度和疗效，对于某个领域症状比较突出的患者，再用特定的量表进行下一步评定。

2. 嗅觉障碍的评估。

1) 嗅觉减退量表（hyposmia rating scale，HRS）（表9-8）：该量表由 Millar Vernetti 等于2012年制定，由评价嗅觉减退的具体6个场景组成，其筛查嗅觉障碍的灵敏度与单一询问"你是否有嗅觉减退？"相比大幅提高。与 Sniffin 嗅棒测试（Sniffin' sticks test）相比，该量表省时简便，实用性强，更适合在临床中广泛应用。

表9-8 嗅觉减退量表（HRS）

评价内容	描述
1. 花店里鲜花的香味 2. 加油站中汽油的味道 3. 垃圾堆、污水或其他恶臭物体发出的气味 4. 接近或拥抱他人时身上的香水味 5. 封闭空间（如电梯）里密闭气味或体味 6. 厨房里做饭时的味道	0＝不熟悉，从未闻到 1＝提示，闻不到 2＝提示，闻到 3＝不需要提示，有时能闻到 4＝不需提示，总是能闻到

2) 宾夕法尼亚大学嗅觉测试（UPSIT-40）：目前美国临床最常用的嗅功能主观检测方法。将40种嗅素分别置于 $10\sim50\mu m$ 的胶囊内，再分装在按不同气味编排的4本小册子中，每册包括10页，每页有1个气味胶囊，印有4项供选答案。患者用铅笔划破胶囊，嗅闻后从4个选项中选择，答对1种气味记1分。根据患者得分对嗅觉功能进行评价，35～40分为嗅觉正常，15～34分为嗅觉减退，＜15分为嗅觉丧失。

3. 流涎特异性评估：

1) 帕金森病流涎临床量表（SCS-PD）。

（1）量表简介：该量表主要用于评估帕金森病患者流涎时间、地点、严重程度，强调患者的思想和感受，因进食或说话时的腹泻和社交障碍而造成的损害等。该量表共7个项目，根据前1周出现的症状评估帕金森病患者日间、夜间、说话、进食、社交等不同时间、不同场景流涎的严重程度与不适程度，采用4级计分法，得分越高，流涎症状越重。帕金森病流涎临床量表（SCS-PD）见表9-9。

表9-9 帕金森病流涎临床量表（SCS-PD)

评价内容	描述
1. 一天之中什么时候感觉口腔里有更多的唾液	0＝从来不会有 1＝就餐时 2＝全天，与就餐无关 3＝所有时间，即使是入睡时
2. 当你睡着的时候，你口腔里有多少唾液	0＝没有注意到唾液的增加 1＝注意到口腔里唾液越来越多，但是枕头不会淋湿 2＝枕头湿了 3＝枕头和其他被褥都湿了
3. 当你醒着的时候	0＝不流涎 1＝唾液浸湿了嘴唇 2＝唾液堆积在嘴唇上，但不流涎 3＝流涎

续表9-9

评价内容	描述
4. 唾液堆积在口腔里影响到发音	0=没有 1=为了避免出现发音困难，必须经常吞咽 2=发音困难 3=不能言语
5. 唾液堆积在口腔里影响到进食	0=没有 1=为了避免出现发音困难，必须经常吞咽 2=进食困难 3=不能进食
6. 白天流涎次数	0=没有 1=不超过3次 2=经常，必须随身带手帕 3=一直在流涎
7. 当外出或参加社会活动时，唾液的积累会困扰你	0=不会 1=注意到唾液的积累，但并不困扰 2=意识到别人注意到了，但可以控制局面 3=已停止参加社会活动

（2）应用评价：SCS-PD是专门为评估帕金森病患者的流涎相关不适而设计的，其有效性已通过帕金森病患者和健康志愿者的唾液量测量得到初步证明。2018年版《帕金森病康复中国专家共识》推荐使用该量表评估我国患者流涎的严重程度。

2）流涎严重程度和频率量表（DSFS）。

（1）量表简介：该量表是由Thomas-Stonell和Greenberg制定，最初主要用于脑瘫患儿的评估。DSFS的内容包括流涎严重程度和流涎频率两个部分，流涎严重程度以五分制评分，流涎频率以四分制评分，量表分值为0~9分，评分≥3分表示流涎，评分≥6分为严重流涎。流涎严重程度和频率量表（DSFS）见表9-10。

表9-10 流涎严重程度和频率量表（DSFS）

流涎严重程度	流涎频率
1=无流涎（嘴唇干燥） 2=轻微流涎（嘴唇湿润） 3=中度流涎（湿润的嘴唇和下颌部） 4=重度流涎（衣物潮湿） 5=极重度（唾液流至衣服、手和周围物体）	1=无 2=偶尔 3=有时 4=经常

（2）应用评价：该量表条目简单，操作性强，但缺乏对心理社会影响的评估。也不清楚该量表与唾液分泌的客观指标之间的相关程度如何，研究者需要根据研究目的选取适合的工具。

3）流涎等级量表（DRS）。

（1）量表简介：由Marks等专门为帕金森病患者研发。该量表评估患者前一周在坐着、站立、卧床、交谈、吃饭喝酒的时候流涎的严重程度，得分为0~3分，分数越高，流涎程度越严重。流涎等级量表（DRS）见表9-11。

表 9-11 流涎等级量表（DRS）

评价内容	分值
无流涎	0
口中涎液多但无流出	1
中度流涎	2
严重持续流涎	3

（2）应用评价：虽然这个量表是为帕金森病患者开发的，但它还没有经过临床评估，需要更多研究确定其效度。

4．睡眠障碍的评估。

1）帕金森病睡眠量表（Parkinson's disease sleep scale，PDSS）。

（1）量表简介：该量表是专门针对帕金森病睡眠问题的剂量型量表，主要包含 15 项，每项问题的评分为 0~10 分，0 分表示症状持续且极为严重，10 表示无症状。帕金森病睡眠量表（PDSS）见表 9-12。

表 9-12 帕金森病睡眠量表（PDSS）

评价内容	分值										
1. 总体的夜间睡眠质量	0	1	2	3	4	5	6	7	8	9	10
2. 是否每晚都有入睡困难	0	1	2	3	4	5	6	7	8	9	10
3. 有无保持睡眠困难	0	1	2	3	4	5	6	7	8	9	10
4. 是否在夜间发生肢体不安或片段睡眠	0	1	2	3	4	5	6	7	8	9	10
5. 是否在床上坐卧不安	0	1	2	3	4	5	6	7	8	9	10
6. 是否在夜间遭受梦境困扰	0	1	2	3	4	5	6	7	8	9	10
7. 是否在夜间遭受视幻觉或听幻觉的痛苦	0	1	2	3	4	5	6	7	8	9	10
8. 是否在夜间起床排尿	0	1	2	3	4	5	6	7	8	9	10
9. 是否出现过由于不能行动而导致尿失禁	0	1	2	3	4	5	6	7	8	9	10
10. 是否在夜间醒来时肢体有麻木感或针刺感	0	1	2	3	4	5	6	7	8	9	10
11. 是否在夜间睡眠时出现上肢或下肢的肌肉痛性痉挛	0	1	2	3	4	5	6	7	8	9	10
12. 是否出现清晨早醒并伴有上肢或下肢疼痛	0	1	2	3	4	5	6	7	8	9	10
13. 是否在睡醒时发生震颤	0	1	2	3	4	5	6	7	8	9	10
14. 是否在早晨醒来感觉困倦欲睡	0	1	2	3	4	5	6	7	8	9	10
15. 是否出现日间打盹	0	1	2	3	4	5	6	7	8	9	10

（2）应用评价：PDSS 是涉及帕金森病患者夜间、白天的多项睡眠障碍的评估，是实用性比较强的临床筛查工具，通过该量表可以获得睡眠障碍潜在原因的概况。

2）爱泼沃斯瞌睡量表（Epworth sleepiness scale，ESS）。

（1）量表简介：该量表由澳大利亚 Epworth 医院的 Murrayjohns 教授编制，1990

年开始设计，1991 年用于临床。ESS 评分范围为 0~24 分，评分在 7~9 分为可疑白天过度嗜睡，≥10 分则提示存在过度瞌睡或突发睡眠的风险较大。爱泼沃斯瞌睡量表（ESS）见表 9-13。

表 9-13 爱泼沃斯瞌睡量表（ESS）

评价内容	分值
1. 坐着阅读时 2. 看电视时 3. 在公众场合安静坐着时 4. 坐车 1 小时 5. 下午躺着休息时 6. 坐着与人交谈时 7. 午餐后安静坐着时（午餐不喝酒） 8. 坐在车里，当车子由于交通问题停下来数分钟时	0＝不会打瞌睡 1＝打瞌睡的可能性很小 2＝打瞌睡的可能性中等 3＝很大可能打瞌睡

（2）应用评价：该量表广泛应用于帕金森病患者白天过度嗜睡的评估，简便易行、可重复性好、结果可靠，缺陷在于 ESS 偏重于主观性评估。

3）帕金森病致残量表－睡眠部分（scales for outcomes in Parkinson's disease－sleep，SCOPA－S）。

（1）量表简介：该量表于 2003 年由荷兰莱登医学院的 Marinus 等设计，是一种专门针对帕金森患者夜间、日间困睡度的自评量表。通过评估最近 1 个月帕金森病患者 11 项睡眠障碍的出现频率来评价睡眠总体状况。夜间睡眠问题包括入睡困难、频繁觉醒、卧床时醒觉时间长、早醒、总睡眠时间少 5 个部分，白天瞌睡包括无意中睡着、静坐时睡着、看电视时睡着、与他人谈话时睡着、维持醒觉困难、思考问题时睡着 6 部分，每一项问题的评分均自 0 分（无症状）至 3 分（经常）。

（2）应用评价：该量表可有效均衡白天夜间睡眠障碍的评定条目，但是无法评估睡眠障碍的潜在原因。

4）匹兹堡睡眠质量指数（Pittsburgh sleep quality index，PSQI）。

（1）量表简介：PSQI 由美国匹兹堡精神科医生 Buysse 博士等于 1993 年编制，主要用于对帕金森病患者的整体睡眠情况进行评估。其由 5 个他评和 19 个自评项目组成，包括主观睡眠质量、入睡时间、睡眠时间、睡眠效率、睡眠障碍、催眠药物及日间功能 7 个维度，每个维度得分为 0~3 分，总分为 0~21 分，得分越高，表示患者睡眠质量越差。入睡时间评分≥2 分判定为入睡困难；睡眠时平均觉醒次数＞3 次/夜，且醒后 5 分钟内不能再次入睡者为片段睡眠；睡眠时有梦魇、尖叫、肢体反击性动作者为睡眠行为障碍。

（2）应用评价：该量表是全球广泛使用的睡眠质量评估工具之一，适用人群包括一般人群和各种特殊人群。中文版经过了比较规范的效度、信度检验。评估周期是 1 个月，在作为睡眠质量动态变化评估工具使用时，评估周期也可以缩短为 1 周或 2 周。

2010 年，MDS 推荐 PDSS、SCOPA－S、PSQI 三者用于整体睡眠障碍的筛查和严重程度评价，推荐 ESS 用于白天过度嗜睡的筛查和严重程度评价。

5. 疲劳的评估。

1) 疲劳严重程度量表（FSS）。

(1) 量表简介：该量表由美国学者 Krupp 等于 1989 年研制，由 9 个条目组成，"非常不同意"到"非常同意"分别用 1~7 分评分。得分<4.0 分为没有疲劳，4.0~4.9 分为中度疲劳，≥5.0 分为严重疲劳。疲劳严重程度量表（FSS）见表 9-14。

表 9-14 疲劳严重程度量表（FSS）

评价内容	分值						
1. 当我疲劳的时候，我的积极性是较低的	1	2	3	4	5	6	7
2. 运动使我疲劳	1	2	3	4	5	6	7
3. 我很容易疲劳	1	2	3	4	5	6	7
4. 疲劳影响我的体能	1	2	3	4	5	6	7
5. 疲劳经常给我带来频繁的不适	1	2	3	4	5	6	7
6. 疲劳使我无法维持体能	1	2	3	4	5	6	7
7. 疲劳影响我从事某些工作	1	2	3	4	5	6	7
8. 疲劳是我的三个最严重的症状之一	1	2	3	4	5	6	7
9. 疲劳影响了我的工作、家庭或社交生活	1	2	3	4	5	6	7

(2) 应用评价：该量表已被广泛用于帕金森病患者和非帕金森病患者，并在评估疲劳严重程度时得到验证。FSS 因简短易用而受到青睐，非常适合筛查。

2) 帕金森病疲劳量表（PFS-16）。

(1) 量表简介：PFS-16 是专门为评估帕金森病患者的疲劳而设计的。该量表由 16 个条目组成，主要从患者身体的生理、日常生活等方面评估，且有意排除情绪和认知的干扰，避免与其他非运动症状的重叠，具有良好的信效度。每项分 5 项，分别对应 1~5 分。PFS-16 评分为所有项目累计的平均分（1.0~5.0），评分≥3.3 分界定为疲劳。

(2) 应用评价：该量表的目的不在于区分帕金森病患者或健康人群或其他情况引起的不同疲劳状态，而在于辨别帕金森病患者是否存在疲劳，以及疲劳的严重程度。该量表用于常规临床实践，并被推荐应用于帕金森病疲劳的筛查，已经被瑞典、土耳其等多个国家译成本土语言使用。

3) 多维度疲劳量表（multidimensional fatigue inventory，MFI-20）。

(1) 量表简介：该量表由荷兰阿姆斯特丹大学的 Sments 于 1995 年设计，共 20 个条目，包括 5 个维度，即综合性疲劳、体力疲劳、活动减少、动力下降及脑力疲劳，每个维度包括 4 个条目，每个条目采用 Likert 5 级评分。条目 2、5、9、10、13、14、16、17、18、19 为正向计分，其余条目为反向计分。分数越高，表示疲劳程度越高。多维度疲劳量表（MFI-20）见表 9-15。

表 9-15 多维度疲劳量表（MFI-20）

评价内容	描述
1. 我精神很好 2. 我感觉我的体力使我只能做少量工作 3. 我感觉自己精力充沛 4. 我想要做自己喜欢做的事情 5. 我觉得累 6. 我认为一天中我做了很多事 7. 我在做事时能够集中注意力 8. 根据我的身体状况，我能承担很多工作 9. 我害怕必须做事 10. 我认为我一天中做的事情太少了 11. 我能够很好地集中注意力 12. 我休息得很好 13. 我要集中注意力很费劲 14. 我觉得自己的生活状况不好 15. 我有很多想做的事 16. 我容易疲倦 17. 我做的事很少 18. 我不想做任何事 19. 我的思想很容易走神 20. 我感觉我的身体状况非常好	1＝完全不符合 2＝比较不符合 3＝介于符合与不符合之间 4＝比较符合 5＝完全符合

（2）应用评价：其优点是评价指标较为全面，能让研究人员从躯体及精神等方面对帕金森病疲劳症状进行评估及量化。Elbers 等在帕金森病患者中对 MFI-20 进行了信度和效度测试，认为 MFI-20 是评估帕金森病疲劳的可靠有效工具。

6. 疼痛的评估。

1）简明疼痛量表（brief pain inventory，BPI）。

（1）量表简介：BPI 是临床上应用较广的疼痛评估工具，评估内容包括疼痛的部位、疼痛的严重程度、治疗方法、疼痛对生活质量的影响。该量表于 1996 年由中国台湾学者汉化，2010 年高丽萍等将中文版 BPI 应用于癌症患者，经检验有较好的信效度。

（2）应用评价：BPI 因其易于操作较常被用于对临床疼痛的评估和研究，且已被翻译为多种语言。目前，已被多位学者用于帕金森病患者疼痛的评估。疼痛对生活质量的影响需仔细与帕金森病其他症状的影响相鉴别。

2）国王帕金森病疼痛量表（KPPS）。

（1）量表简介：KPSS 由 Chaudhuri 等于 2015 年经伦敦国王学院附属医院多中心组提出，并已通过国际验证。该量表有 7 个维度，共计 14 个条目。每个条目的评分包括疼痛严重程度（0～3 分）和疼痛发生频率（0～4 分）两部分，单个条目最终得分为疼痛程度和疼痛频率得分的乘积，量表最终得分为累积 14 个条目的总分（0～168 分）。该量表同时对帕金森病相关疼痛的严重程度与频率进行量化评估，有较好的全面性评估意义。国王帕金森病疼痛量表（KPPS）见表 9-16。

表 9-16 国王帕金森病疼痛量表（KPPS）

评价内容	严重程度	发生频率
维度一：肌张力障碍性疼痛 1. 患者是否存在关节周围疼痛（包括关节炎性疼痛） 维度二：慢性疼痛 2. 患者是否存在体内深部的疼痛（一种广泛持续的钝痛、酸痛：中枢性疼痛） 3. 患者是否存在内脏器官疼痛（如肝、胃肠周围疼痛：内脏痛） 维度三：与症状波动相关的疼痛 4. 患者是否存在运动障碍性疼痛（与不自主的异常运动/异动症相关的疼痛） 5. 患者某些特定部位是否存在"关期"肌张力障碍（在肌张力障碍区域） 6. 患者是否存在广泛的"关期"疼痛（全身疼痛或者远离肌张力障碍部位的疼痛） 维度四： 7. 患者是否存在与夜间下肢抽动（周期性腿动）相关的疼痛，或者腿部不愉快的烧灼感，但运动后可缓解（不宁腿综合征） 8. 患者是否因夜间翻身困难而引起疼痛 维度五：口面部疼痛 9. 患者咀嚼时是否感到疼痛 10. 患者是否因夜间磨牙而引起疼痛 11. 患者是否存在灼口综合征 维度六：肤色异常：水肿/肿胀 12. 患者四肢是否存在烧灼痛（通常与肿胀或者多巴胺能药物治疗有关） 13. 患者是否存在广泛的下腹部疼痛 维度七：神经根痛 14. 患者四肢是否存在刺痛感或者四肢针刺感	0=无 1=轻度（有症状，但几乎不对患者造成困扰） 2=中度（对患者造成一定困扰） 3=重度（造成患者困扰的主要原因）	0=从不 1=很少（<1次/周） 2=经常（1次/周） 3=频繁（每周数次） 4=非常频繁（每天或者持续疼痛）

(2) 应用评价：KPPS 是第一个帕金森病专用疼痛评估量表，推荐其用于对帕金森病患者疼痛强度的评估。但由于该量表未按病理生理机制分类，部分帕金森病疼痛无法纳入其中。仅"建议"按该量表的维度进行疼痛分类。其应用于中国帕金森病患者的信度和效度有待检验。2018 年我国学者顾晗滢等进行汉化后，制订了新的适合评估中国帕金森病患者疼痛的量表——改良中文版国王帕金森病疼痛量表（MKPPS-CV）（表 9-17），经过验证，MKPPS-CV 是可接受的、有效评估中国帕金森病患者疼痛的量表。

表 9-17 改良中文版国王帕金森病疼痛量表（MKPPS-CV）

评价内容	严重程度	发生频率
维度一：骨骼肌肉疼痛 1. 是否存在头颈部疼痛 2. 是否存在腰背部疼痛 3. 是否存在上肢疼痛 4. 是否存在下肢疼痛 5. 是否存在臀部疼痛 维度二：中枢性疼痛 6. 是否存在口咽部疼痛 7. 是否存在上腹痛 8. 是否存在下腹痛 维度三：神经痛 9. 是否存在神经根区域疼痛 10. 是否存在针刺、麻木感 11. 是否存在冷热异常感 维度四：肌张力障碍疼痛 12. 是否存在异动症引起的疼痛 13. 是否存在"关期"相关疼痛 14. 是否存在夜间翻身困难 维度五：其他类型疼痛 15. 是否存在周围性腿动或不宁腿综合征引起的疼痛 16. 是否存在四肢肿胀	0=无 1=轻度（有症状，但几乎不对患者造成困扰） 2=中度（对患者造成一定困扰） 3=重度（造成患者困扰的主要原因）	0=从不 1=很少（<1次/周） 2=经常（1次/周） 3=频繁（每周数次） 4=非常频繁（每天或者持续疼痛）

3）国王帕金森病疼痛问卷（KPPQ）。

（1）量表简介：2018年，西班牙学者Martinez-Martin等与伦敦国王学院附属医院协作，并加入伦敦国王学院附属医院患者专家小组，在KPPS的基础上共同研制出KPPQ。该问卷共计14项条目，与KPPS不同的是，KPPQ是患者自评问卷，且14项条目未进行维度区分。为便于患者理解，KPPQ各条目文字表述更简洁易懂，回答方式采用更简单的"是"或"否"。如回答"是"，则该条目得分计"1分"，反之则计"0分"，问卷总分为各条目得分之和。

（2）应用评价：尽管KPPQ与其他疼痛测量量表相关性不高，但作为对帕金森病患者疼痛的初步筛查问卷，KPPQ与KPPS总分较高的一致性说明KPPQ适用于对帕金森病患者疼痛的初步筛查。

7. 情绪障碍的评估。

1）帕金森病抑郁（Parkinson's disease depression）：我国2013年版《帕金森病抑郁、焦虑及精神病性障碍的诊断标准及治疗指南》推荐汉密尔顿抑郁量表（HAMD）和贝克抑郁量表（BDI）用于帕金森病抑郁的筛查和严重程度评价。

2）帕金森病焦虑（Parkinson's disease anxiety）：常用的有焦虑自评量表、贝克焦虑量表、汉密尔顿焦虑量表等。神经精神学调查表-焦虑子量表具有统计效度，但是其可靠性和区分效度尚未得到认可，还需要临床进一步研究。关于帕金森病焦虑的多项研究表明，目前所有的焦虑量表均达不到推荐用于帕金森病焦虑评价的标准，建议编制新的适用于帕金森病焦虑筛查的量表。

8. 自主神经功能障碍的评估。

帕金森病自主神经症状种类多且发病率各不相同,目前能对其进行客观评价的量表较少。

帕金森病自主神经症状量表(SCOPA-AUT)(表9-18)是用于评价帕金森病自主神经功能的专业量表,自2004年由 Visser 改进后,由于具有较好的信度和效度,被大家广泛应用。它包含6个自主神经系统,共23条症状,每条症状采用0~3分的4级评分法,总分为69分。分值越高,表示自主神经功能受损越严重。

表9-18 帕金森病自主神经症状量表(SCOPA-AUT)

评价内容		评分方式
Ⅰ. 消化系统	1. 是否有吞咽困难或反呛 2. 是否有流涎 3. 是否有食物卡住喉咙 4. 是否在吃饭时感到腹胀 5. 是否有便秘(每周≤2次) 6. 是否有便溏(指大便不成形,如溏泥) 7. 是否有大便失禁	0=无症状 1=轻度 2=中度 3=重度
Ⅱ. 泌尿系统	8. 是否有憋尿困难(尿急) 9. 是否有尿失禁? 10. 是否有排尿不尽感(排尿后感到未完全排空膀胱) 11. 是否有排尿时尿流变小(尿线无力) 12. 是否有排尿2小时内又要再次排尿 13. 是否有夜间不得不起床小便	0=无症状 1=轻度 2=中度 3=重度
Ⅲ. 心血管系统	14. 体位改变时(从平躺到坐位或坐位到站位)是否感到头晕或视物不清 15. 是否在站立一段时间后感到头晕 16. 在过去6个月中是否曾晕倒	0=无症状 1=轻度 2=中度 3=重度
Ⅳ. 体温调节	17. 是否有白天出汗特别多的时候 18. 是否有晚上出汗特别多的时候 19. 您有多少时候特别怕冷 20. 您有多少时候特别怕热	0=无症状 1=轻度 2=中度 3=重度
Ⅴ. 瞳孔	21. 您的眼睛有对强光特别敏感的时候吗	0=无症状 1=轻度 2=中度 3=重度
Ⅵ. 性功能障碍	22. 是否有勃起功能障碍/有时不能够射精(男性) 23. 性交时是否觉得阴道过于干燥/有困难达到性高潮(女性)	0=无症状 1=轻度 2=中度 3=重度

第二节 肌张力障碍常用评定量表

一、统一的肌张力障碍评定量表（UDRS）

1. 量表简介：该量表是于1997年由肌张力障碍专家小组开发的。UDRS对14个身体部位进行评估，包括眼睛和脸的上部、脸的下部、下颌和舌、咽喉、颈部、躯干、肩部/上臂（右侧和左侧）、前臂/手（右侧和左侧）、大腿（右侧和左侧）、小腿/足（右侧和左侧）。对于每个部位，UDRS均具有严重程度和持续时间的评分，其总分是112分（严重程度和持续时间的总和）。该量表中只有1个项目适用于痉挛性斜颈，即颈部评估部分。

2. 应用评价：该量表已经过验证，并显示出良好的评价者间和评价者内的可靠性和对变化的灵敏度，可作为简单评估不同形式局灶性肌张力障碍严重程度的工具。

二、伯克法恩马斯登肌张力障碍评级量表（BFMDRS）

1. 量表简介：该量表分为运动评分和功能障碍评分两部分。运动评分共120分，功能障碍评分共30分，总评分150分。评分越高，肌张力障碍症状越严重。伯克法恩马斯登肌张力障碍评级量表（BFMDRS）见表9-19。

表9-19 伯克法恩马斯登肌张力障碍评级量表（BFMDRS）

项目	评价内容	描述
运动评分	眼	0＝无肌张力障碍 1＝轻微，偶尔眨眼 2＝轻度，频繁眨眼，但无较长时间眼睑痉挛性紧闭 3＝中度，较长时间眼睑痉挛性紧闭，但多数时间为睁眼状态 4＝重度，长时间闭眼，至少占清醒状态下30%，影响生活
	嘴	0＝无肌张力障碍 1＝轻微，偶然噘嘴或其他嘴运动 2＝轻度，运动持续存在少于50% 3＝中度，中度的肌张力障碍性运动或收缩大部分时间持续存在 4＝重度，严重的肌张力障碍性运动或收缩大部分时间持续存在
	言语和吞咽	0＝正常 1＝轻微，言语表达易懂，偶尔停顿 2＝言语表达理解有些难度，频繁停顿 3＝言语表达较难理解，或不能吞咽固体食物 4＝完全构音障碍，很难吞咽软食或流食

续表9-19

项目	评价内容	描述
运动评分	颈	0＝无肌张力障碍 1＝轻微，偶尔出现肌肉抽动 2＝明显斜颈，但程度较轻 3＝中度肌肉抽动 4＝极度肌肉频繁抽动
	右上肢、左上肢	0＝无肌张力障碍 1＝轻微肌张力异常，无临床意义 2＝轻度，明显肌张力异常，但无功能障碍 3＝中度，能够完成抓握和一些简单的手操作 4＝重度，不能够完成抓握
	躯干	0＝无肌张力障碍 1＝轻微弯曲，无临床意义 2＝明显弯曲，但不影响站立或行走 3＝中度弯曲，影响站立或行走 4＝极度弯曲，不能站立或行走
	左腿、右腿	0＝无肌张力障碍 1＝轻微肌张力异常，但无功能障碍表现，临床无意义 2＝轻度异常，行走自如，不需辅助 3＝中度异常，严重行走障碍或需要帮助 4＝重度，受累侧腿不能站立或行走
功能障碍评分	言语	0＝正常 1＝轻微改变，易懂 2＝理解有些困难 3＝较难理解 4＝几乎或完全构音障碍
	书写（震颤或肌张力障碍）	0＝正常 1＝轻微困难，能够辨认 2＝几乎无法辨认 3＝无法辨认 4＝无法抬臂或握笔
	进食	0＝正常 1＝需要特殊动作，但能够独立完成 2＝能够进食，但不能切割食物 3＝只能用手进食 4＝无法独立进食
	咀嚼或吞咽	0＝正常 1＝偶尔呛噎 2＝频繁呛噎，吞咽困难 3＝无法吞咽固体食物 4＝无法进软食或流食

续表9-19

项目	评价内容	描述
功能障碍评分	个人卫生	0=正常 1=行动笨拙但能够独立完成 2=完成某些动作需要帮助 3=完成多数动作需要帮助 4=完全需要帮助
	穿衣	0=正常 1=笨拙，能够独立完成 2=完成某些动作需要帮助 3=完成多数动作需要帮助 4=完全需要帮助
	行走	0=正常 1=轻微异常，不易察觉 2=轻度异常，表现轻微 3=明显异常 4=行走时需要帮助 5=无法行走，需轮椅辅助

2. 应用评价：BFMDRS是目前评估肌张力障碍应用广泛的量表，主要用于评估肌张力障碍及其对运动功能的影响。和其他评估锥体外系疾病的量表一样，该量表评价身体不同部位运动障碍的严重程度，也就是评价运动障碍的剧烈程度以及诱发运动障碍的各种情况。该量表已经被证实并显示出不同评估者间良好的一致性和对变化的灵敏度。缺点包括身体部位的定义不同、分数分布不同，以及患者的言语和吞咽评估存在主观性。

三、多伦多西部痉挛性斜颈评定量表（TWSTRS）

1. 量表简介：该量表是由Consky等研制，用于评估颈部肌张力障碍的严重程度的工具。该量表主要由斜颈严重程度（0～35分）、致残程度（0～30分）及疼痛评分（0～20分）3部分组成，总分85分。得分越高，表示患者疾病程度越严重。该量表已经过验证，并显示出良好的评估者内部和评估者之间的可靠性。

2. 应用评价：该量表的不足包括评估复杂、评估运动范围的中线定义不明确，以及缺乏对张力障碍性震颤的单独评分。

综合颈部肌张力障碍评定量表是TWSTRS修订的第二版（TWSTRS-2），它解决了几个关键问题，包括增加头部震颤的评定和消除项目的可变比例。它还包括一个新开发的专门针对颈部肌张力障碍的精神病学量表（TWSTRS-PHYSIC）和一个用于评估生活质量的CDIP-58的未修改版本。

第三节 亨廷顿舞蹈病常用评定量表

一、统一亨廷顿舞蹈病评定量表（UHDRS）

1. 量表简介：该量表是由亨廷顿舞蹈病研究组制定的，用于描述亨廷顿舞蹈病患者的临床表现和功能水平。统一亨廷顿舞蹈病评定量表（UHDRS）见表9-20。

表9-20 统一亨廷顿舞蹈病评定量表（UHDRS）

项目	评价内容	描述
运动评估	1. 眼球追视（水平和垂直）	0=正常 1=急跳运动 2=间断追视 3=不能完全追视 4=不能追视
	2. 眼球快速扫视启动（水平和垂直）	0=正常 1=只有潜伏期延长 2=可控制眨眼或启动时伴有头动 3=不能控制头动 4=不能启动眼球快速扫视
	3. 眼球快速扫视速度（水平和垂直）	0=正常 1=轻度减慢 2=中度减慢 3=全程严重减慢 4=全程不能完成
	4. 构音障碍	0=正常 1=不清楚 2=不需要重复 3=必须重复才能理解 4=哑巴
	5. 伸舌	0=能够完全伸舌10秒 1=不能保持完全突出舌10秒 2=不能保持完全突出舌5秒 3=不能完全伸出舌头 4=舌头不能伸出超过嘴唇

续表9-20

项目	评价内容	描述
运动评估	6. 最大的肌张力障碍（躯干和肢端） 7. 最大的舞蹈动作（面部、口、躯干和肢端）	0=没有 1=轻微/间断 2=轻度/经常或中度/间断 3=中度/经常 4=明显/延长
	8. 后推试验	0=正常 1=自发恢复 2=如果不抓住摔倒 3=倾向于自发摔倒 4=不能站立
	9. 手指轻叩（右侧和左侧）	0=正常（≥15/5秒） 1=轻度减慢和或幅度减少（11-14/5秒） 2=中度受损。明确早期疲劳。可能偶然停止运动（7-10/5秒） 3=严重受损。启动困难或进行中停止（3-6/5秒） 4=几乎不能完成任务（0-2/5秒）
	10. 手旋前/旋后（右侧和左侧）	0=正常 1=轻度减慢和/或不规律 2=中度减慢和不规律 3=重度减慢和不规律 4=不能执行
	11. 拳－手－掌试验	0=≥4/10秒，无提示 1=<4/10秒，无提示 2=≥4/10秒，有提示 3=<4/10秒，有提示 4=不能执行
	12. 上肢强直（左侧和右侧）	0=无 1=轻微或活动时出现 2=轻度至中度 3=重度 4=重度，活动受限
	13. 运动迟缓	0=正常 1=最低限度减慢 2=轻度但是明显减慢 3=中度减慢，有些犹豫 4=明显减慢启动困难

续表9-20

项目	评价内容	描述
运动评估	14. 步态	0=正常步态，窄基底 1=宽基底和/或减慢 2=宽基底和走路困难 3=走路需要帮助 4=不能尝试
	15. 一前一后走路	0=正常走10步 1=偏离直线1-3个足宽 2=>3个足宽 3=不能完成 4=不能尝试
行为评定	1. 难过/心情：感觉难过，难过的话语/表情，害怕，不喜欢任何事情 2. 自尊心差/内疚感：自责，自我贬低，感到自己是个无价值的人，失败感 3. 忧虑：焦虑，最坏的预料、害怕的预料 4. 自杀的想法：感觉生命不值得，有自杀的想法、主动的自杀意图，对自杀有准备 5. 攻击性行为：威胁性行为，身体上的暴力，威胁、肮脏、辱骂的语言 6. 易激动的行为：不耐烦，有要求，固执，喋喋不休和冲动，不合作 7. 强迫症：反复和持续性的想法 8. 强制：重复、有目的和有意图的行为 9. 妄想：固定的错误信念，不是文化上共享的 10. 幻觉：没有物质刺激的感觉：听觉、视觉、触觉、味觉和嗅觉	严重程度： 0=无 1=轻微，可疑的 2=轻度 3=中度 4=重度 频率： 0=几乎没有 1=很少 2=有时 3=频繁 4=几乎经常
	调查者认为患者处于混乱状态 调查者认为患者处于发狂状态 调查者认为患者处于抑郁状态 患者需要药物治疗抑郁	0=否 1=是
功能评定	1. 患者在日常工作中能够进行有目的的活动吗？ 2. 患者能够进行任何有目的的活动吗？ 3. 患者能够进行任何随意或无目的的工作吗？ 4. 没有帮助患者能够理财吗？ 5. 没有帮助患者能够购物吗？ 6. 患者能够自己存款吗？ 7. 没有帮助患者能够照顾孩子吗？ 8. 没有帮助患者能够做家务吗？ 9. 没有帮助患者能够洗衣吗？ 10. 没有帮助患者能够做饭吗？ 11. 没有帮助患者能够打电话吗？ 12. 没有帮助患者能够吃药吗？ 13. 没有帮助患者能够吃饭吗？ 14. 没有帮助患者能够穿衣吗？ 15. 没有帮助患者能够洗澡吗？	0=否 1=是

续表9-20

项目	评价内容	描述
功能评定	16. 没有帮助患者能够乘坐交通工具吗？ 17. 没有帮助患者能够在社区行走吗？ 18. 患者走路不摔跤吗？ 19. 没有帮助患者能够走路吗？ 20. 没有帮助患者能够梳头吗？ 21. 没有帮助患者能够在椅子之间转移吗？ 22. 没有帮助患者能够起床吗？ 23. 没有帮助患者能够洗漱吗？ 24. 患者仍旧在家被照顾吗？	0=否 1=是
独立性评定	100：不需要特殊照顾 90：如果避免困难的工作，则不需要照顾 80：不能够达到病前水平，理财需要帮助 70：可以自己洗澡，可以做有限的家务劳动（做饭和使用刀叉），不能理财 60：在穿衣、洗漱和洗澡时需要较少的帮助，食物必须切开 50：24小时适当照顾，洗澡、吃饭和穿衣需要帮助 40：需要长期照顾，进食受限，吃流质 30：在进食、洗澡和洗漱时给患者提供最小的帮助 20：没有语言，必须喂食 10：鼻饲，完全卧床	
功能能力	1. 职业	0=不能 1=只有大部分工作 2=日常工作能力降低 3=正常
	2. 理财	0=不能 1=大量帮助 2=少量帮助 3=正常
	3. 家务劳动	0=不能 1=受损 2=正常
	4. 日常生活	0=完全照顾 1=大部分照顾 2=轻微受损
	5. 护理水平	0=全日护理 1=长期护理 2=家庭护理

2. 应用评价：尽管该量表很有价值，但它具有主观性和特异性，需要经过大量的培训才能正确使用，且只能在临床上针对损伤进行评估。

二、晚期患者亨廷顿舞蹈病 UHDRS 评分（UHDRS-FAP）

1. 量表简介：UHDRS 充分衡量了亨廷顿舞蹈病早期和中期患者的功能下降情况，UHDRS-FAP 则专门为晚期患者开发，它保留了 UHDRS 评分的运动功能、认知和行为部分，但用躯体功能部分替代了功能能力评估。运动部分评估了步态、吞咽困难、进食能力、洗漱、穿脱衣服、小脑或锥体损伤、连带运动和肌腱挛缩等。

2. 应用评价：UHDRS-FAP 运动评分可能比 UHDRS 运动评分更好，可以改善疾病监测，从而改善长期护理机构中晚期亨廷顿舞蹈病患者的护理。

第四节　震颤常用评定量表

因震颤表现为不同的复杂方式，临床上测量震颤是困难的。

一、Fahn-Tolosa-Marin 震颤量表（FTMTRS）

1. 量表简介：该量表于 1988 年由 Fahn 等首次发布。其使用量化的分数客观地评估震颤，包含三个部分：第一个部分评估震颤部位及严重程度，包含 9 个条目；第二个部分评估患者书写的能力，包含 4 个条目；第三个部分评估震颤导致的功能障碍，包含 7 个条目。每个条目的评分范围为 0~4 分，总分越高，表示震颤及震颤导致的功能障碍越严重。

2. 应用评价：该量表被广泛用于原发性震颤的临床研究。除原发性震颤外，在其他震颤疾病如帕金森病、多发性硬化等中的使用价值也逐渐得到验证。近十年在中国、美国、西班牙等国家仍有上百项研究采用该量表作为评估震颤严重程度的工具。其可靠性已得到了广泛验证，信效度良好，是 MDS 推荐的评估震颤严重程度的量表之一。

二、Bain-Findley 震颤评估量表

1. 量表简介：该量表于 1993 年由 Bain 等开发，通过对患者的动作、写字、画螺旋三个方面进行 0~10 的分级来评估患者的震颤严重程度。该量表将震颤等级分为 5 级，0 级定义为无震颤，1~3 级定义为轻度震颤，4~6 级定义为中度震颤，7~9 级定义为重度震颤，10 级定义为极重度震颤。

2. 应用评价：Bain-Findley 震颤评估量表操作简单，除纸、笔外不需使用其他道具，是 MDS 推荐的量表之一。除此之外，Bain 团队分别验证了该量表在帕金森病、多发性硬化临床研究中的应用价值。但其评估运动性震颤、声音震颤的可靠性较差。

三、WHIGET 震颤评估量表

1. 量表简介：该量表于 1997 年由 Louis 等专为原发性震颤研究设计。WHIGET 震颤评估量表有两个版本。版本 1 是为了在人群中初步筛查原发性震颤患者而开发，它列出了明确而严格的诊断标准，能够较完美地区分正常个体，但也易排除轻症患者，因此较适用于人群中原发性震颤患者的筛查，是 MDS 唯一推荐的用于原发性震颤筛查的量表。2018 年 WHIGET 震颤评估量表被荷兰一项研究作为评估原发性震颤患者 DBS 术后震颤改善情况的工具，在我国一研究中被用于评估原发性震颤患者震颤严重程度。

2. 应用评价：虽然该量表已被不同地区的研究者重复使用，但其仅评估上肢震颤，

针对版本 2 的信效度研究也较少，故近十年的使用频率也明显少于 Fahn-Tolosa-Marin 震颤评估量表。

四、震颤研究小组 ET 等级评估量表

1. 量表简介：该量表专为原发性震颤的临床评估设计。它包括两个部分：第一部分包含 12 个条目，用于评价原发性震颤患者的日常生活能力，每个条目的评分范围为 0~4 分。第二部分包含 9 个条目，用于评估头部、声音、四肢和躯干的震颤，每个条目的评分范围为 0~4 分。每个等级有明确的客观度量标准，总分越高，震颤越严重。

2. 应用评价：由于该量表的可行性、信效度、可重复性高，应用频率逐渐上升。但其不关注静止性震颤，因此不适用于其他震颤疾病如帕金森病、Holmes 震颤。

第五节　其他常用评定量表

一、日常生活活动能力量表

日常生活活动能力量表见表 9-21。

表 9-21　日常生活活动能力量表

ADL 项目	自理	稍依赖	较大依赖	完全依赖
进食	10	5	0	0
洗澡	5	0	0	0
修饰	5	0	0	0
穿衣	10	5	0	0
控制大便	10	5	0	0
控制小便	10	5	0	0
如厕	10	5	0	0
床椅移动	15	10	5	0
行走	15	10	5	0
上下楼梯	10	5	0	0

注：100 分表示日常生活活动能力良好，不需要依赖他人。>60 分评定为良，表示有轻度功能障碍，但日常生活基本自理。41~60 分表示有中度功能障碍，日常生活需要一定的帮助。21~40 分表示有重度功能障碍，日常生活明显需要依赖他人。

二、蒙特利尔认知评估量表

蒙特利尔认知评估量表见表 9-22。

表9-22 蒙特利尔认知评估量表

视空间与执行功能		得分
[交替连线测试图] 复制立方体	画钟表（11点过10分）（3分）	___/5
[ ]	[ ]	轮廓 [ ] 指针 [ ] 数字 [ ]

命名	得分
[狮子图] [犀牛图] [骆驼图]	___/3
[ ] [ ] [ ]	

记忆						
读出下列词语，然后由患者重复上述过程，重复2次，5分钟后回忆		面孔	天鹅绒	教堂	菊花	红色
	第一次					
	第二次					
						不计分

注意		得分
读出下列数字，请患者重复（每秒1个）	顺背 [ ] 21854 倒背 [ ] 742	___/2
读出下列数字，每当数字出现1时，患者敲1下桌面，错误数≥2不给分	[ ] 52139411806215194511141905112	___/1
100连续减7	[ ] 93 [ ] 86 [ ] 79 [ ] 72 [ ] 65	___/3
4～5个正确给3分，2～3个正确给2分，1个正确给1分，全部错误为0分		

语言	得分
重复：我只知道今天张亮是来帮过忙的人。[ ] 狗在房间的时候，猫总是躲在沙发下面。[ ]	___/2
流畅性：在1分钟内尽可能多地说出动物的名字。[ ]_____（N≥11个名称）	___/1

抽象	得分
词语相似性：如香蕉—橘子=水果 [ ] 火车—自行车 [ ] 手表—尺子	___/2

续表9-22

延迟回忆							得分
回忆时不能提醒	面孔 [ ]	天鹅绒 [ ]	教堂 [ ]	菊花 [ ]	红色 [ ]	仅根据非提示记忆得分	___/5
分类提示：							
多选提示：							
定向							得分
日期 [ ]　月份 [ ]　年代 [ ]　星期几 [ ]　地点 [ ]　城市 [ ]							___/6
总分							___/30

注：总分30分，≥26分为正常。

三、简易精神状态量表

简易精神状态量表见表9-23。

表9-23　简易精神状态评价量表

项目		得分					
定向力 (10分)	1. 今年是哪一年？					1	0
	现在是什么季节？					1	0
	现在是几月份？					1	0
	今天是几号？					1	0
	今天是星期几？					1	0
	2. 你住在哪个省？					1	0
	你住在哪个县（区）？					1	0
	你住在哪个乡（街道）？					1	0
	你现在在哪个医院？					1	0
	你现在在第几层楼？					1	0
记忆力 (3分)	3. 告诉你三种东西，我说完后，请你重复一遍并记住，待会还会问你（各1分，共3分）				3	2	1	0
注意力和计算力 (5分)	4. 100-7=？连续减5次（93、86、79、72、65，各1分，共5分，若回答错了，但下一个答案正确，只记一次错误）	5	4	3	2	1	0
回忆能力 (3分)	5. 现在请你说出我刚才告诉你让你记住的那些东西				3	2	1	0

续表9-23

项目				得分	
语言能力 (9分)	6. 命名能力： 出示手表，问这个是什么东西？ 出示钢笔，问这个是什么东西？				1 1	0 0
	7. 复述能力： 我现在说一句话，请跟我清楚地重复一遍（四十四只石狮子）				1	0
	8. 阅读能力： （闭上你的眼睛）请你念念这句话，并按上面意思去做				1	0
	9. 三步命令： 我给您一张纸，请您按我说的去做，现在开始："用右手拿着这张纸，用两只手将它对折起来，放在您的左腿上。"（每个动作1分，共3分）	3	2	1	0
	10. 书写能力： 要求你写一句完整的句子				1	0
	11. 结构能力： （出示图案）请你照下面图案画下来				1	0

（易小江　胡琳雪）

参考文献

[1] 肖雪洋，胡琳珍．帕金森发病机制及其最新治疗策略［J］．湖北大学学报（自然科学版），2021，43（05）：514-521．

[2] Van Munster M, Stümpel J, Thieken F, et al. Moving towards integrated and personalized care in Parkinson' disease: a framework proposal for training Parkinson nurses [J]. J Pers Med, 2021, 11 (07): 623.

[3] 陈一萍，张茹，杨辉．国外帕金森病高级实践护士发展现状与启示［J］．护理研究，2022，36（07）：1210-1214．

[4] 何凌霄，易小江，陈德智，等．帕金森病专科护士在英国的发展现状［J］．护理研究，2020，34（04）：666-668．

[5] 中华医学会神经病学分会帕金森病及运动障碍学组，中国医师协会神经内科医师分会帕金森病及运动障碍病专业委员会．帕金森病前驱期诊断研究标准中国专家共识［J］．中华老年医学杂志，2019，38（08）：825-831．

[6] 姜林秀，田玉玲．前驱期帕金森病临床表现概述［J］．中风与神经疾病杂志，2022，39（05）：476-480．

[7] 陈方政，刘军．帕金森病的诊断［J］．中华神经科杂志，2021，54（09）：957-962．

[8] 中华医学会神经病学分会帕金森病及运动障碍学组，中国医师协会神经内科医师分会帕金森病及运动障碍学组．中国帕金森病治疗指南（第四版）［J］．中华神经科杂志，2020，53（12）：973-986．

[9] 王巧红，乔彩虹，陈一萍，等．帕金森病病人随访研究进展［J］．护理研究，2022，36（16）：2949-2953．

[10] 吴玉芙，郝单单，王浩然，等．帕金森病多学科全程管理模式的构建及运行［J］．北京医学，2021，43（10）：994-996．

[11] 周东．神经病学（双语版）［M］．北京：高等教育出版社，2011．

[12] 杨蓉．神经内科护理手册［M］．2版．北京：科学出版社，2015．

[13] 杨艺，谢秋幼，何江弘，等．《慢性意识障碍诊断与治疗中国专家共识》解读［J］．临床神经外科杂志，2020，17（06）：601-604，610．

[14] 杨艺，何江弘，徐如祥．微意识状态的研究进展［J］．中华神经外科杂志，2018，34（11）：1185-1188．

[15] 孙莲花，张青，杨军．听觉失认症［J］．中国听力语言康复科学杂志，2021，19（05）：353-356．

[16] 冯丹彦，杨杨，李艳. 康复治疗肝豆状核变性构音障碍和吞咽障碍一例［J］. 上海医学，2020，43（08）：506-507.

[17] 马鹏飞. 当代临床神经外科学［M］. 长春：吉林科学技术出版社，2017.

[18] 冯新红，武刚. 神经性肌萎缩的研究进展［J］. 中华手外科杂志，2021，8（37）：309-311.

[19] 中华医学会儿科学分会康复组. 脊髓性肌萎缩症康复管理专家共识［J］. 中华儿科杂志，2022，9（09）：883-887.

[20] 马樱，姚妹，毛姗姗. 脊髓性肌萎缩症相关生存质量评估工具的研究进展［J］. 中华物理医学与康复杂志，2022，2（02）：176-180.

[21] 王飞，王健华，张丽娟，等. 虚拟现实游戏治疗小脑梗死共济失调疗效观察［J］. 中华物理医学与康复杂志，2018，40（05）：353-354.

[22] 郑彭，曾庆，黄国志，等. 双侧延髓内侧梗死患者吞咽及构音障碍康复一例并文献复习［J］. 中国脑血管病杂志，2020，17（08）：473-476.

[23] 中国医师协会神经内科医师分会. 新型冠状病毒肺炎疫情防控期间遗传性共济失调患者管理策略专家共识［J］. 中华医学遗传学杂志，2020，37（04）：359-366.

[24] 王涛，徐丽娜，李峰. 功能性构音障碍患者侧化构音特点分析及语音训练疗效观察［J］. 中华物理医学与康复杂志，2020，42（01）：40-43.

[25] 龚晓芹，钟平，曹立. 神经科疾病常用的步态评估方法［J］. 中华神经科杂志，2022，55（02）：174-180.

[26] 孙嫣，杨诚，周泓，等. 步态分析在帕金森病识别、鉴别诊断与评估中的应用［J］. 中华神经科杂志，2021，54（11）：1202-1207.

[27] 张琪，刘腊梅. 老年人步态与平衡评估工具的研究进展［J］. 中国慢性病预防与控制，2022，30（04）：307-310.

[28] 中国老年保健协会阿尔茨海默病分会. 阿尔茨海默病与帕金森病步态分析的中国专家共识［J］. 中华老年心脑血管病杂志，2021，23（11）：1141-1145.

[29] 高修明，郭琳，徐思维，等. 节律性谐振在异常步态中的应用及治疗进展［J］. 中华物理医学与康复杂志，2019，41（04）：317-320.

[30] 中华医学会神经病学分会帕金森病及运动障碍学组，中国医师协会神经内科分会帕金森病及运动障碍学组. 帕金森病非运动症状管理专家共识（2020）［J］. 中华医学杂志，2020，100（27）：2084-2091.

[31] 中华医学会神经病学分会帕金森病及运动障碍学组，中国医师协会神经内科医师分会帕金森病及运动障碍学组. 中国帕金森病睡眠障碍管理专家共识［J］. 中华神经科杂志，2022，55（05）：441-451.

[32] Joseph Jankovic. 帕金森病和运动障碍性疾病［M］. 王维治，译. 北京：北京体育大学出版社，2020.

[33] 刘春风，毛成洁. 帕金森病非运动症状的识别与处理［J］. 中华神经科杂志，2021（54）：1071-1082.

[34] 贾建平. 神经病学［M］. 北京：人民卫生出版社，2018.

[35] 张晓艳. 神经内科疾病护理及健康指导［M］. 成都：四川科学技术出版社，2022.

[36] 陈海波，陈生弟. 我国帕金森病及运动障碍性疾病研究的进程［J］. 中华神经科杂志，2019，11（52）：948-951.

[37] 石红琴，孟环宇，梁华峰，等. 免疫相关运动障碍临床研究进展［J］. 中国现代神经疾病杂志，2020，9（20）：766-772.

[38] 马俊，范思远，柳青，等. 快发病性肌张力障碍-帕金森综合征一例［J］. 中华神经科杂志，2017，50（12）：938-940.

[39] 左睿，许璐，庞华. 帕金森病神经影像学研究进展［J］. 中风与神经疾病杂志，2021，38（06）：574-576.

[40] 中华医学会神经病学分会，中华医学会神经病学分会神经肌肉病学组，中华医学会神经病学分会肌电图与临床神经生理学组. 肌电图规范化检测和临床应用共识修订版［J］. 中华神经科杂志，2015，11（48）：950-964.

[41] 中华医学会神经病学分会肌电图与临床神经电生理学组，中华医学会神经病学分会神经肌肉病学组. 中国肌萎缩侧索硬化诊断和治疗指南［J］. 中华神经科杂志，2012，45（07）：531-533.

[42] 中华医学会神经病学分会神经肌肉病学组，中华医学会神经病学分会肌电图及临床神经电生理学组，中华医学会神经病学分会神经免疫学组. 中国慢性炎性脱髓鞘性多发性神经根神经病诊疗指南［J］. 中华神经科杂志，2010，43（08）：586-588.

[43] 中华医学会神经病学分会肌电图与临床神经电生理学组，中华医学会神经病学分会神经肌肉病学组. 糖尿病周围神经病诊断和治疗共识［J］. 中华神经科杂志，2013，46（11）：787-789.

[44] 符颖，马佳，陈述，等. 经颅超声在帕金森病诊断与黑质回声及临床特征相关性研究［J］. 中国超声医学杂志，2021，8（37）：841-844.

[45] 王雪梅，曹振汤，柳竹. 原发性帕金森病与特发性震颤发展为帕金森病患者的临床分析［J］. 中华老年心脑血管病杂志，2019，2（21）：115-120.

[46] Radder DLM, de Vies NM, Riksen NP, et al. Multidisciplinary care for people with Parkinson's disease: the new kids on the block［J］. Expert Rev Neurother, 2019, 19（02）：145-157.

[47] Fox SH, Katzenschlager R, Lim SY, et al. International Parkinson and movement disorder society evidence-based medicine review: update on treatments for the motor symptoms of Parkinson's disease［J］. Mov Disord, 2018, 33（08）：1248-1266.

[48] Titova N, Chaudhuri KR. Personalized medicine in Parkinson's disease: time to be precise［J］. Mov Disord, 2017, 32（08）：1147-1154.

[49] Liu G, Chen H, Su D, et al. Risk thresholds of levodopa dose for dyskinesia in Chinese patients with Parkinson's disease: a pilot study［J］. Neurol Sci, 2020,

41（01）：111-118.

[50] Bressman S, Saunders-Pullman R. When to start levodopa therapy for Parkinson's disease [J]. N Engl J Med, 2019, 380 (04)：389-390.

[51] Okun MS. Management of Parkinson disease in 2017：Personalized approaches for patient-specific needs [J]. JAMA, 2017, 318 (09)：791-792.

[52] Antonini A, Moro E, Godeiro C, et al. Medical and surgical management of advanced Parkinson's disease [J]. Mov Disord, 2018, 33 (06)：900-908.

[53] Armstrong MJ, Okun MS. Diagnosis and treatment of Parkinson disease：a review [J]. JAMA, 2020, 323 (06)：548-560.

[54] Debu B, De Oliveira Godeiro C, Lino JC, et al. Managing gait, balance, and posture in Parkinson's disease [J]. Curr Neurol Neurosci Rep, 2018, 18 (05)：23.

[55] Weintraub D, Mamikonyan E. Impulse control disorders in Parkinson's disease [J]. Am J Psychiatry, 2019, 176 (01)：5-11.

[56] Vargas AP, Cardoso FEC. Impulse control and related disorders in Parkinson' disease [J]. Arq Neuropsiquiatr, 2018, 76 (06)：399-410.

[57] Aarsland D, Creese B, Politis M, et al. Cognitive decline in Parkinson disease [J]. Nat Rev Neurol, 2017, 13 (04)：217-231.

[58] 中华医学会神经外科学分会功能神经外科学组，中华医学会神经病学分会帕金森病及运动障碍学组，中国医师协会神经内科医师分会帕金森病及运动障碍学组，等. 中国帕金森病脑深部电刺激疗法专家共识（第二版）[J]. 中华神经外科杂志，2020，36（04）：325-337.

[59] Ffytche DH, Creese B, Politis M, et al. The psychosis spectrum in Parkinson's disease [J]. Nat Rev Neurol, 2017, 13 (02)：81-95.

[60] 中华医学会神经病学分会帕金森病及运动障碍学组，中国医师协会神经内科医师分会帕金森病及运动障碍专业委员会. 中国血管性帕金森综合征诊断与治疗专家共识 [J]. 中华神经科杂志，2017，50（05）：326-331.

[61] 孙玲，贺诗佳，王晓明，等. 药源性帕金森综合征临床特征及诊断进展 [J]. 中华神经科杂志，2021，54（03）：276-280.

[62] 王丽娟，聂坤，张玉虎. 血管性帕金森综合征的诊治 [J]. 中华神经科杂志，2021，54（08）：833-837.

[63] 梁肖迪，周润津，曾婧纯，等. 167例进行性核上性麻痹患者的临床特征及诊治分析：近十年文献分析 [J]. 实用心脑肺血管病杂志，2022，5（30）：89-94.

[64] 郁金泰，谭辰辰，谭兰. 进行性核上性麻痹诊断与治疗新进展及新诊断标准解读 [J]. 中国现代神经疾病杂志，2018，1（18）：1-6.

[65] Schrag A, Ben-shlomo Y, Quinn NP. Prevalence of progressive supranuclear palsy and multiple system atrophy：a cross-sectional study [J]. Lancet, 1999, 354 (9192)：1771-1775.

[66] Burns MR, Mcfarland NR. Current management and emerging therapies in multiple system atrophy [J]. Neurotherapeutics, 2020, 17: 1582-1602.

[67] 中华医学会神经病学分会帕金森病及运动障碍学组, 中国医师协会帕金森病及运动障碍专业委员会. 皮质基底节变性诊断标准及治疗中国专家共识 [J]. 中国神经免疫学和神经病学杂志, 2019, 26 (04): 240-245.

[68] 中华医学会神经病学分会神经遗传学组. 中国肝豆状核变性诊治指南 2021 [J]. 中华精神科杂志, 2021, 54 (04): 310-319.

[69] 中华医学会肝病学分会遗传代谢性肝病协作组. 肝豆状核变性诊治指南（2022 年版）[J]. 中华肝脏病杂志, 2022, 30 (01): 9-20.

[70] 雷晶, 张艳, 马建华, 等. 亨廷顿舞蹈病的临床特征（附 4 家系报道）[J]. 临床神经病学杂志, 2018, 31 (04): 291-293.

[71] 刘佳, 王鲁宁. 舞蹈症的临床分类和诊疗思路 [J]. 中华内科杂志, 2019, 58 (09): 692-695.

[72] 潘雪瑶, 姜孟. 亨廷顿症患者的言语障碍及其治疗 [J]. 听力学及言语疾病杂志, 2020, 28 (03): 346-350.

[73] 袁媛, 高乐虹, 李宁, 等. 亨廷顿舞蹈病相关睡眠障碍特征 1 例报告及文献复习 [J]. 中风与神经疾病杂志, 2020, 37 (01): 41-44.

[74] 刘军, 王纯意. 重视神经退行性疾病中的睡眠障碍 [J]. 中国神经免疫学和神经病学杂志, 2022, 29 (03): 181-183.

[75] 中华医学会神经病学分会帕金森病及运动障碍学组, 中国医师协会神经内科医师分会帕金森病及运动障碍专业委员会. 脑组织铁沉积神经变性病诊治专家共识 [J]. 中华医学会杂志, 2016, 7 (27): 2126-2133.

[76] 王媛媛. 1 例帕金森叠加综合征伴吞咽功能障碍反复肺部感染患者的护理体会 [J]. 老年医学研究, 2022, 6 (03): 29-32.

[77] Svetel M, Dragašević N, Petrović I, et al. NBIA syndromes: a step forward from the previous knowledge [J]. Neurology India, 2021, 69 (05): 1380-1388.

[78] 中华医学会神经病学分会帕金森病及运动障碍学组, 中国医师协会神经内科医师分会帕金森病及运动障碍学组. 中国原发性震颤的诊断和治疗指南（2020）[J]. 中华神经科杂志, 2020, 53 (12): 987-995.

[79] 中华医学会, 中华医学会杂志社, 中华医学会全科医学分会, 等. 特发性震颤基层诊疗指南（2021）[J]. 中华全科医师杂志, 2021, 20 (10): 1030-1036.

[80] Bhatia KP, Bain P, Bajaj N, et al. Consensus Statement on the classification of tremors. From the task force on tremor of the International Parkinson and Movement Disorder Society [J]. Mov Disord, 2018, 33 (01): 75-87.

[81] Ong YL, Deng X, Tan EK. Etiologic links between environmental and lifestyle factors and Essential tremor [J]. Ann Clin Transl Neurol, 2019, 6 (05): 979-989.

[82] Louis ED, Faust PL. Essential tremor pathology：Neurodegeneration and reorganization of neuronal connections [J]. Nat Rev Neurol，2020，16（02）：69-83.

[83] Louis ED, Bares M, Benito-Leon J, et al. Essential tremor-plus：a controversial new concept [J]. Lancet Neurol，2020，19（03）：266-270.

[84] 甘蓉，陈洁玲，何雪桃，等. 特发性震颤患者认知功能的特点 [J]. 临床神经病学杂志，2019，32（02）：13-16.

[85] 冯鹏，史正刚，孙治前，等. 神经递质与抽动秽语综合征 [J]. 重庆医科大学学报，2021，46（05）：516-521.

[86] 王喜喜，万新华. 迟发性运动障碍的临床诊治进展 [J]. 协和医学杂志，2022，13（04）：644-651.

[87] 宿长军，王玉平，刘春风，等. 中国不宁腿综合征的诊断与治疗指南（2021版）[J]. 中华医学杂志，2021，101（13）：908-925.

[88] 李哲，周苗苗，蔡巧娣，等. 不宁腿综合征的神经影像学改变及其机制 [J]. 中华神经科杂志，2019，52（03）：231-237.

[89] 尹豆，王含，张玉虎，等. 功能性运动障碍的诊断与治疗中国专家共识 [J]. 重庆医科大学学报，2021，46（07）：732-736.

[90] Lafaver K, Lang AE, Stone J, et al. Opinions and clinical practices related to diagnosing and managing functional (psychogenic) movement disorders：Changes in the last decade [J]. Eur J Neurol，2020，27（06）：975-984.

[91] Harris SR. Psychogenic movement disorders in children and ado lescents：an update [J]. Eur J Pediatr，2019，178（04）：581-585.

[92] 孙上奇，余婷，张振涛. 功能性运动障碍的研究进展 [J]. 卒中与神经疾病，2021，28（06）：709-712.

[93] Espay AJ, Aybek S, Carson A, et al. Current concepts in diagnosis and treatment of functional neurological disorders [J]. JAMA Neurol，2018，75（09）：1132-1141.

[94] 王刚，陈生弟. 心因性运动障碍诊治的现状、挑战及展望 [J]. 重庆医科大学学报，2017，42（06）：659-661.

[95] 李海江，雷春艳，杨丹，等. 遗传性痉挛性截瘫常见亚型的表型特征及致病基因 [J]. 国际遗传学杂志，2022，45（03）：227-232.

[96] 李星，胡风云. 遗传性痉挛性截瘫诊断进展 [J]. 国际遗传学杂志，2019，41（02）：161-164.

[97] Jocson A, Lew M. Use of botulinum toxin in Parkinson's disease [J]. Parkinsonism Relat Disord，2019，59：57-64.

[98] Cardoso F. Botulinum toxin in parkinsonism：The when, how, and which for botulinum toxin injections [J]. Toxicon，2018，147：107-110.

[99] 吕阿兰，范宇欣，汤璐璐，等. 应用A型肉毒毒素治疗帕金森病合并抑郁症患者

的疗效和安全性的临床研究[J]. 中华神经科杂志, 2019, 52 (09): 745-751.

[100] 徐心然, 魏倩倩, 商慧芳. 肉毒毒素治疗帕金森病难治性症状的临床应用[J]. 中国神经精神疾病杂志, 2018, 44 (10): 628-632.

[101] 肉毒毒素治疗应用专家组, 中华医学会神经病学分会帕金森病及运动障碍学组. 中国肉毒毒素治疗应用专家共识[J]. 中华神经科杂志, 2018, 51 (10): 779-786.

[102] 陈丽娟, 余震. 帕金森病流涎症的研究进展[J]. 中国临床神经科学, 2020, 28 (02): 224-228.

[103] 古帅鑫, 陈立杰. 帕金森病患者便秘治疗的研究进展[J]. 临床神经病学杂志, 2021, 34 (03): 230-232.

[104] 索一君, 程淑华, 聂红兵. 帕金森病相关膀胱功能障碍[J]. 中国实用神经疾病杂志, 2018, 21 (24): 2781-2784.

[105] Khosravani S, Buchanan J, Johnson MD, et al. Effect of neck botulinum neurotoxin injection on proprioception and somatosensory-motor cortical processing in cervical dystonia[J]. Neurorehabil Neural Repair, 2020, 34 (04): 309-320.

[106] Yang C, Guo Z, Peng H, et al. Repetitive transcranial magnetic stimulation therapy for motor recovery in Parkinson's disease: a meta-analysis[J]. Brain Behav, 2018, 8 (11): e01132.

[107] 林嘉琪, 吴桂丽. Morse跌倒风险评估量表的临床应用研究进展[J]. 护理学报, 2018, 25 (13): 42-45.

[108] 易艳芝, 郑博文, 唐景芳, 等. 汉化版STRATIFY跌倒风险评估表的临床应用研究[J]. 护理研究, 2018, 32 (17): 2764-2766.

[109] 刘丽香, 何文静, 莫蓓蓉, 等. 老年住院患者跌倒风险评估工具的系统评价[J]. 中国护理管理, 2019, 19 (08): 1146-1153.

[110] 中国老年保健医学研究会老龄健康服务与标准化分会,《中国老年保健医学》杂志编辑委员会. 中国老年人跌倒风险评估专家共识（草案）[J]. 中国老年保健医学, 2019, 17 (04): 47-48, 50.

[111] Raîche M, Hébert R, Prince F, et al. Screening older adults at risk of falling with the Tinetti Balance Scale[J]. Lancet, 2000, 356 (9234): 1001-1002.

[112] 北京医院, 国家老年医学中心, 中国老年保健医学研究会老龄健康服务与标准化分会, 等. 居家（养护）老年人跌倒干预指南[J]. 中国老年保健医学, 2018, 16 (03): 32-34.

[113] 郑醒醒. 帕金森病患者跌倒风险及其危险因素的研究[D]. 合肥: 安徽医科大学, 2022.

[114] 秦鸿利, 赵震, 王艳芳, 等. ICU患者压力性损伤预防的最佳证据总结[J]. 护理学报, 2021, 28 (10): 45-51.

[115] 黄秋霞, 王建宁, 汤利萍, 等. 支撑用具预防压力性损伤的研究现状[J]. 护理学杂志, 2018, 33 (01): 97-100.

[116] 刘欢，丁乾容，尹万红，等. 床旁超声用于压力性损伤评估的研究进展 [J]. 护理学杂志，2022，37（01）：95-99.

[117] 杨剑，张明，蒋朱明，等. 营养筛查与营养评定：理念、临床实用及误区 [J]. 中华临床营养杂志，2017，25（01）：59-63.

[118] Weimann A, Braga M, Carli F, et al. ESPEN practical guideline: Clinical nutrition in surgery [J]. Clin Nutr, 2021, 40（07）：4745-4761.

[119] 逄慧敏. 帕金森病患者营养干预方案的构建 [D]. 沈阳：中国医科大学，2022.

[120] 中国吞咽障碍膳食营养管理专家共识组. 吞咽障碍膳食营养管理中国专家共识（2019版）[J]. 中华物理医学与康复杂志，2019，41（12）：881-888.

[121] 中国吞咽障碍康复评估与治疗专家共识组. 中国吞咽障碍评估与治疗专家共识（2017年版）第二部分 治疗与康复管理篇 [J]. 中华物理医学与康复杂志，2018，40（01）：1-10.

[122] 王萍，王波，熊冰，等. 帕金森病患者吞咽障碍评估的研究进展 [J]. 中华神经科杂志，2023，56（03）：351-358.

[123] 谢开红，金孔军. Caprini血栓风险评估模型应用研究进展 [J]. 护理研究，2020，34（11）：1979-1982.

[124] 中华医学会呼吸病学分会肺栓塞与肺血管病学组，中国医师协会呼吸医师分会肺栓塞与肺血管病工作委员会，全国肺栓塞与肺血管病防治协作组. 肺血栓栓塞症诊治与预防指南 [J]. 中华医学杂志，2018，98（14）：1060-108.

[125] 中华护理学会外科护理专业委员会，中华医学会外科学分会护理学组. 普通外科患者静脉血栓栓塞症风险评估与预防护理专家共识 [J]. 中华护理杂志，2022，57（04）：444-449.

[126] 宫蓓蕾，许启霞，庞颖颖，等. 静脉血栓栓塞症患者临床特征：10年177例病例分析 [J]. 中华危重病急救医学，2019，31（04）：453-457.

[127] 罗宝林，罗泽槟，陈森芸，等. 老年人衰弱预防与延迟或逆转干预的证据总结 [J]. 护理学杂志，2021，36（14）：32-37.

[128] 王斗，丛雪，周雅静，等. 衰弱老年人管理循证指南的质量评价 [J]. 中华护理杂志，2020，55（02）：237-242.

[129] 刘盼，潘一鸣，马丽娜. 衰弱识别和管理国际临床实践指南解读 [J]. 中华老年医学杂志，2022，41（03）：245-249.

[130] 余姜璇，单雪琪，王俊杰，等. 老年肌少症患者营养管理的最佳证据总结 [J]. 中华护理杂志，2022，57（18）：2261-2268.

[131] 沈睿，王茜茜，徐霓影，等. 老年肌少症患者运动干预的最佳证据总结 [J]. 中华护理杂志，2021，56（10）：1560-1566.

[132] 中华医学会老年医学分会，《中华老年医学杂志》编辑委员会. 中国老年人肌少症诊疗专家共识（2021）[J]. 中华老年医学杂志，2021，40（08）：943-952.

[133] Nascimento D. Clinical features associated with drooling in Parkinson's disease [J]. Neurol Sci, 2021, 42（03）：895-903.

［134］Van Wamelen DJ，Leta V，Johnson J，et al. Drooling in Parkinson's disease：prevalence and progression from the non-motor international longitudinal study［J］. Dysphagia，2020，35（06）：955-961.

［135］许梦圆，陈涛，孟徐，等. 帕金森病运动症状量化评估的研究进展［J］. 中华神经科杂志，2020，53（10）：845-854.

［136］Hoehn MM，Yahr MD. Parkinsonism：onset，progression and mortality［J］. Neurology，1967，17（05）：427-442.

［137］Martinez-Martin P，Rizos AM，Wetmore J，et al. First comprehensive tool for screening pain in Parkinson's disease：The King's Parkinson's Disease Pain Questionnaire［J］. Eur J Neurol，2018，25（10）：1255-1261.

［138］Winder JY，Achterberg WP，Marinus J，et al. Assessment scales for patients with advanced Huntington's disease：Comparison of the UHDRS and UHDRS-FAP［J］. Mov Disord Clin Pract，2018，5（05）：527-533.